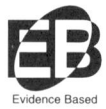
Evidence Based

統合失調症の臨床心理学

横田正夫・丹野義彦・石垣琢麿――[編]

東京大学出版会

Clinical Psychology of Schizophrenia
(Evidence-based Clinical Psychology, 1)
Masao YOKOTA, Yoshihiko TANNO and Takuma ISHIGAKI, editors
University of Tokyo Press, 2003
ISBN4-13-011113-2

統合失調症の臨床心理学――目　次

第1章　はじめに・本書のねらいと今後の展望
……………………………………丹野義彦・横田正夫・石垣琢麿　1

1. 統合失調症とは　1
2. 世界の統合失調症研究の動向――生物–心理–社会の統合モデル　1
3. 統合失調症患者を研究参加者とする研究のかかえる困難　5
4. 本書のねらいと特徴　9
5. 本書の構成　11

I ● 集団へのアプローチ

第2章　生活技能訓練からのアプローチ ……………皿田洋子　17

1. はじめに　17
2. 生活技能訓練の概要　18
3. 生活技能訓練の実際　19
4. 生活技能訓練の導入　26
5. 生活技能訓練の効果研究　32
6. 今後の展望　37

第3章　心理劇からのアプローチ ……………………茨木博子　41

1. はじめに　41
2. 統合失調症患者への心理劇的アプローチ　42
3. 心理劇の治療効果――実証的研究から　51
4. 類型化の意味と「見立て」――研究から再び臨床へ　57
5. 統合失調症に対する心理劇研究の課題　59

第4章　集団療法からのアプローチ ………………杉山恵理子　63

はじめに　63
1. 世界の動向と日本の現状　64
2. 治療メカニズムの解明に向けて　66

3. 臨床実践と研究の協働を目指して　78
  4. これからの統合失調症集団療法と臨床心理学　79
  おわりに　80

第5章　認知行動療法からのアプローチ……………石垣琢麿　85

  1. はじめに　85
  2. 陽性症状に対する認知行動療法　86
  3. 日本の現状　94
  4. 筆者の臨床実践　96

II ● 個人へのアプローチ

第6章　心理検査法からのアプローチ………………空井健三　109

  1. 統合失調症研究に至るまでの経緯　109
  2. 筆者の統合失調症研究　113
  3. 統合失調症患者の入院治療効果の検討　118
  4. クレペリン精神作業検査による院内経過の検討　122
  5. 描画テストによる院内経過の検討　126
  6. 心理治療その他について　128

第7章　描画からのアプローチ ……………………………横田正夫　131

  1. はじめに　131
  2. 横断的検討　132
  3. 縦断的検討　140
  4. おわりに　150

第8章　「心の理論」からのアプローチ ………………井村　修　155

  1. 「心の理論」とは　155
  2. Baron-Cohenらの自閉症児の研究　159
  3. 統合失調症と「心の理論」　159
  4. CorcoranとFrithらの研究　163
  5. わが国での研究　165

第9章　心理物理学からのアプローチ　……………………丹野義彦　175

1. はじめに　175
2. 認知障害をどのようにとらえるか　176
3. きめ弁別障害は感覚レベルか判断レベルか　177
4. きめ弁別障害は感覚レベルである　180
5. 等判断への偏好は重量弁別でもみられる　180
6. 「処理の深さ」理論からモデル化する　182
7. 容易な課題における等判断への偏好　183
8. 困難な課題における2つの判断スタイル　184
9. 2つの対人認知スタイル　185
10. パーソナリティと症状を構造化する　186
11. 判断スタイルを「処理の深さ」理論から考える　187
12. 「処理の深さ」理論から得られる治療的示唆　188
13. 判断の偏りは変わるか　189
14. 強化的教育と認知的教育ではどちらが効果的か　190

第10章　記憶と神経心理学からのアプローチ　……松井三枝　195

1. はじめに　195
2. 統合失調症の認知障害のプロフィール　195
3. 特殊な認知機能の探求の必要性と検査バッテリーの精錬　198
4. 記憶のどの側面が障害されているか　199
5. 脳画像と神経心理学的機能　206
6. 認知リハビリテーション　209
7. おわりに　211

あとがき　219

索　引　223

第 1 章

はじめに・本書のねらいと今後の展望

丹野義彦・横田正夫・石垣琢麿

1. 統合失調症とは

　統合失調症は，以前は「精神分裂病」と呼ばれていた．2002年に日本精神神経学会は，"Schizophrenia"の訳語を，「精神分裂病」から「統合失調症」に変更することを決めた．本書でも「統合失調症」という用語で統一した．

　統合失調症は，出現率の高さや治療の困難さ，思春期に発病し慢性化しやすいことなどにより，臨床上問題とされることの多い精神病である．統合失調症の引き起こす障害はきわめて多様である．図1・1は，統合失調症による「機能障害」「能力低下」「社会的不利」を示したものである．これら3つはしばしば混同されている．機能障害は，統合失調症の症状と呼ばれるものであり，脳の疾患によると考えられている．アメリカ精神医学会（American Psychiatric Association, 1994）のDSM-IVによる診断基準を表1・1に示す．ただし，DSMの統合失調症の症状論は平板すぎるという批判も多く聞かれる．たとえば，自我障害の症状はDSM-IVにはあまり取り上げられていない．DSMはアメリカの精神医学の考え方が強いため，ヨーロッパの精神病理学の伝統的な考え方は軽視されている．

　機能障害によって2次的に引き起こされるのが能力低下と社会的不利である（図1・1参照）．これらは統合失調症に特異的なものではなく，社会的・文化的な環境によっても違ってくる．

2. 世界の統合失調症研究の動向——生物-心理-社会の統合モデル

　統合失調症は，生物学レベルだけでなく，心理学レベル，社会学レベルと，広範な障害を示す．こうした3つのレベルを統合して考える枠組みを，生物-

```
┌─────────────────────────────────────┐
│   ① 機能障害（impairment）            │
│   統合失調症に固有で，中核をなす症状    │
├─────────────────────────────────────┤
│   幻聴・妄想・思考障害などの中核症状    │
│   感情平板化・意欲低下・自閉           │
│   再発しやすさ                       │
│   注意・記憶・問題解決などの認知の障害  │
└─────────────────────────────────────┘
                  ↓
┌─────────────────────────────────────┐
│   ② 能力低下（disability）            │
│   機能障害の結果，日常の社会生活能力が低下すること │
├─────────────────────────────────────┤
│   労働能力・対人関係能力，自立生活能力などの低下 │
│   社会やコミュニティで生きていくスキルの低下 │
│   自己イメージの低さ・抑うつ・自殺への危険 │
│   残遺症状がもたらす苦痛               │
└─────────────────────────────────────┘
                  ↓
┌─────────────────────────────────────┐
│   ③ 社会的不利（handicap）            │
│   上の結果として社会的な不利益をこうむること │
├─────────────────────────────────────┤
│   社会的地位の低下，就労・住居確保の制約 │
│   高い失業率，社会階層の低下           │
│   対人ネットワークの減少               │
│   家族との不仲，家族からの拒絶         │
│   施設への収容                       │
└─────────────────────────────────────┘
```

図1・1　統合失調症の機能障害・能力低下・社会的不利（Birchwood & Preston, 1991）

表1・1　DSM-IVによる統合失調症の診断基準

A. **特徴的症状**：以下のうち2つ（またはそれ以上），各々は，1カ月の期間（治療が成功した場合はより短い）ほとんどいつも存在．
   (1) 妄想
   (2) 幻覚
   (3) 解体した会話（例：頻繁な脱線または減裂）
   (4) ひどく解体したまたは緊張病性の行動
   (5) 陰性症状，すなわち感情の平板化，思考の貧困，または意欲の欠如
B. **社会的または職業的機能の低下**：障害のはじまり以降の期間の大部分で，仕事，対人関係，自己管理などの面で1つ以上の機能が病前に獲得していた水準より著しく低下している．
C. **期間**：障害の持続的な徴候が少なくとも6カ月間存在する．
D. **分裂感情障害と気分障害の除外**
E. **物質や一般身体疾患の除外**

心理−社会モデル (bio-psycho-social model) という．1990年代から，欧米の臨床心理学では生物−心理−社会モデルが強調されるようになっている．統合失調症に対する治療介入や研究は，精神科医・臨床心理士・ソーシャルワーカーなど幅広い協力が必要とされる．

アメリカ精神医学会の治療ガイドライン (American Psychiatric Association, 1997) を見ると，統合失調症に対する治療介入としては，生物−心理−社会モデルに合わせて，①生物学的治療，②心理社会的介入，③社会的・地域的介入があげられている．心理社会的介入としては，個人療法，家族介入，集団療法，早期介入プログラムがあげられている．社会的・地域的介入として，ケースマネジメント，コミュニティ療法，生活技能訓練，職業リハビリテーション，認知療法，自助グループなどがあげられている．

最近の欧米では，統合失調症に対する心理療法や研究は，臨床心理士の手に委ねられるようになっている．これは，精神医学の関心が薬物療法や生物学的研究に移っていく過程と重なっている．統合失調症の臨床心理学の最先端にあるのはイギリスである．2002年に，編者のひとり（丹野）が文部科学省の在外研究によって，統合失調症の認知行動療法の世界的な中心であるロンドン大学精神医学研究所心理学科に留学し，イギリスの臨床心理学研究をつぶさに観察する機会を得た．イギリスにおいては，体制・臨床活動・治療・研究・教育などの点で，統合失調症に対する臨床心理士の仕事はきわめて活発である．

第1に，体制という点からみると，イギリスのメンタルヘルス政策は，日本の厚生労働省や国民健康保険にあたるNHS (National Health Service：国民保健サービス) が大きな力を持っており，このNHSが臨床心理士を後押ししている．したがって，精神科の最大の問題である統合失調症に対する治療は，臨床心理士の中心課題となってきた．彼らは長い間統合失調症に真剣に取り組んできたのである．その中心となったのは，ロンドン大学・マンチェスター大学・バーミンガム大学などの臨床心理学者であった（丹野・森本，2001）．

第2に，実際の臨床活動をみても，統合失調症に対する臨床心理士の仕事は幅広いものがある．イギリスの病院では各職種の分業が成り立っている．医師は，クライエントの全体的な管理責任を持ち，薬物療法と身体面の管理を担当する．臨床心理士は，クライエントの心理面の管理を担当し，心理療法を行なう．ソーシャルワーカーは，職業などの社会的な面を担当する．このように前

述の生物–心理–社会モデルの分業が成り立っているのである．臨床心理士の仕事は多岐にわたる．すなわち，クライエントの心理状態の把握（心理アセスメント）や，クライエントの病理の理論的説明（異常心理学），心理療法（認知行動療法や家族介入など）などが臨床心理士の仕事となる．心理的治療の方針を決めるときには医師と対等の立場にある．日本では，統合失調症の治療方針について，臨床心理士が関与することは少ないであろう．イギリスでも，1980年ころまでは，現在の日本と同じように，病院の臨床心理士の仕事は，知能検査や人格検査などの心理テストが中心だったという．ところが，1980年ころから，認知行動療法や家族介入などの心理学的介入法が確立し，臨床心理士が統合失調症の治療に直接かかわるようになった．こうした活動に耐えるだけの実力を臨床心理士は持つようになったのである．

　第3に治療という点からみても，臨床心理士は，認知行動療法や家族介入法といった統合失調症に対する治療技法を持っている．こうした技法は臨床心理士の最大の武器となっている．その治療効果も確かめられている．1996年には，イギリス政府の要請を受けて，精神分析学者のRothとFonagyが，さまざまな治療効果研究をレビューし，「どの治療法が誰にきくのか（What Works for Whom?）」という報告書を出した（Roth & Fonagy, 1996）．それによると，統合失調症に対しては，家族介入法と認知行動療法が効果があり，力動的心理療法や一般的なカウンセリングは効果が証明されていない．この研究がイギリス政府のメンタルヘルス政策に大きな影響を及ぼし，政府は臨床心理士を積極的に後押しするようになった．このように臨床心理士は治療効果の大きい技法を自らの技術として持っているので，医師と対等に治療に参加していけるのである．

　第4に，研究という点からみても，臨床心理士による統合失調症の研究がきわめてさかんである．前述のように，臨床心理士は，クライエントの心理面の管理を担当するので，クライエントの心理状態の把握（心理アセスメント）や，クライエントの病理の理論的説明（異常心理学）が常に求められる．その際に，心理学的な研究は大きな武器になる．研究で使われるアセスメント技法や，異常心理学の理論がそのまま臨床現場でも用いられている．研究が臨床活動を支えているのである．また，逆に，臨床活動から得られたアイディアが，実験心理学的研究や臨床研究によって実証されることも多い．研究と臨床活動

は車の両輪である．NHSからの研究費も莫大なものがある．統合失調症についての心理学的理論も多く提出され（丹野，2001），妄想や幻覚の研究は1990年代の心理学で最も発展したホットな領域となっている（Garety, Kuipers, Fowler, Freeman & Bebbington, 2001）．

第5に，教育という点をみても，統合失調症への対応能力を育てる訓練システムが整っている．臨床心理学の博士課程コースの学生は統合失調症に対するシステマティックな臨床訓練をみっちり受ける．科学者-実践家モデルにもとづいて研究の訓練もしっかり行なわれる．入学時の選抜は厳しい．認知行動療法や家族介入法については，学会などでのワークショップやスーパーバイズの体制も整い，学生への訓練コースも多い．このような訓練システムは，教育される側だけでなく，教育する側の臨床能力も高めている（丹野，2002）．統合失調症の治療マニュアルやアセスメントツールやクライエント教育用のツールも豊富にそろっており，臨床心理士の活動をバックアップしている．さらには，看護師やソーシャルワーカーなど他の職種に対する認知行動療法の訓練コースや，病棟スタッフ教育用の教材なども豊富である．

以上のように，いろいろな点で，統合失調症に対するイギリスの臨床心理学はさかんである．イギリスでは，統合失調症の治療や研究は，臨床心理学の中心課題である．ただし，イギリスと日本の状況はやや異なる．日本では，臨床心理士を後押ししているのは文部科学省であり，臨床心理士の関心は学校現場へと移っている．また，日本の精神科の病院は，公立よりも私立の病院が多く，精神科の臨床心理士を政府が後押しする状況にはない．とはいえ，イギリスの臨床心理学，とりわけ認知行動療法や家族介入法などを学び，それを実践していくことには大きな意味があるだろう．その恩恵を受けるのは，何よりも統合失調症に悩む多くの人だからである．

3. 統合失調症患者を研究参加者とする研究のかかえる困難性

以上のような海外の状況とくらべると，日本の臨床心理学においては，統合失調症の臨床や研究はきわめて低調であったといわざるをえない．日本では，統合失調症に対する治療介入や研究は，精神科医の仕事であるという先入観がある．たとえば，東京大学出版会のシリーズ『分裂病の精神病理』は，精神科

医の手によるものであり，臨床心理士の貢献はきわめて少なかった．

　これまでの日本の臨床心理学を考えると，統合失調症患者を研究参加者とする研究にはいくつかの困難がある．それらは臨床心理側の困難，医療との連携に伴う困難，参加者側の困難の3つの側面から考えられる．

（1）　臨床心理側の困難

　臨床心理士の要件のひとつとして研究があげられている．しかし心理臨床学会の学会誌『心理臨床学研究』において研究論文は事例研究が中心であり，調査研究は少ない（津川・近藤，1993）．その中でも統合失調症を扱った論文はさらに少ない．統合失調症の研究の困難さが示されている．過去においてはどうであったのだろうか．1960年代の臨床心理学研究を繙いてみると統合失調症（当時は精神分裂病）を扱った研究がいくつか見出される（たとえば，小林，1969；林，1969；渡辺，1969；松田，1965；森川，1967）．これらは時代精神を反映した行動学的研究であり，臨床心理テストの応用例であり，また思考障害の検討であった．いずれにしてもこれらの研究はその後継続されず単発的なもので終わっている．統合失調症の認知障害に関する研究は，その後本書の編者らの臨床心理学的研究が現れるまで乏しいものであったといえよう．

　では最近の臨床心理学の研究に対する考えを『心理臨床学研究』の巻頭言にみてみよう．創刊号において成瀬（1983）は心理臨床学会を「心理臨床に関して専門的な科学的研究を目的とするわが国唯一の全国規模の学術団体」と定義したあとで「この学会では心理臨床の科学的研究を志向し，それを重視する」と述べている．しかしこうした立場は心理臨床学会ではむしろ一部の考えであったようで，村山（1990）は「本学会ではリサーチは発表しにくい雰囲気があったようにおもわれる」とコメントしている．たとえば，欧米では統合失調症の認知障害の指標として使用される知覚の範囲（span of apprehension）の課題などは，病院へパーソナルコンピューターを持ち込み，適切に統制された条件のもとでおこなわれなければならないが，これなども同誌の方針からすれば「実験的すぎる」とでも言われようか．その後，上里（1992）は，同誌への多くの投稿論文に関して，研究法を学んでいないのではないかと苦言を呈している．彼は引き続いて結果の解析の不備，先行研究の展望の不十分さも指摘している．このように成瀬が創刊号で述べたことは10年以上経過した時点で達

成されていなかった．最近になって『心理臨床学研究』誌上で臨床心理士養成についてのカリキュラムが論議され，科学的研究の必要性が語られ，心理学一般の研究方法論を知っている必要性が述べられている（大学院カリキュラム委員会，2001）．しかしそうはいうものの心理臨床学で重視されている研究法は事例研究であり，治療者の主観的体験である点は不変である．治療者の主観的体験は，統合失調症を対象にするときに大きな困難にであう．佐藤（1963）が指摘するように統合失調症患者にはテストが実施できなかったり，コミュニケーションがむずかしい対象者が多いからである．精神医学では精神病理学的検討のなかで治療者側の主観的体験の特徴がさまざまに語られてきているが，臨床心理士のなかではそうした研究のアプローチは乏しい．言い換えれば，統合失調症に関しての臨床心理学的事例検討において治療者の主観的体験を研究法のなかに取り込む困難さをもっているといえよう（念のためにいうと，困難さにもかかわらず主観的体験を生かしている治療者も多くいると思われる．ここではあくまで研究法上の困難さを言っている）．このように統合失調症の研究を行なうにあたって，学会レベルでの科学的研究への馴染みのなさ，そして一方には主観的体験の方法論を応用することが難しいといった2つの面から研究上の困難さが指摘される．

（2） 医療との連携における研究実施の困難

病院臨床において臨床心理士がかかわりをもつ対象は統合失調症が多いと思われる．特に単科の精神病院では入院患者の多くが統合失調症によって占められているのが実情であろうから，その傾向はより顕著であろう．しかし，かかわる対象者が多いことが必ずしも統合失調症の研究を多くすることにつながっていないのは，『心理臨床学研究』誌上で統合失調症を扱った論文が少ないことからも明らかである（津川・近藤，1993）．このことの理由のひとつに臨床心理士が置かれている病院の状況があげられよう．

通常，病院において臨床心理士の人数はきわめて限られたものである．しかも精神医学の知識に乏しいまま病院に勤務を始めるのが実情であろう（たとえば細野（1985）参照）．そのため精神医学の知識の吸収，病院のシステムへの適応，そして病院スタッフとの関係づくりといった多くの背景的努力を行ないながら，臨床業務をこなしていく必要がある．臨床業務には心理テストの実施

ならびにその解釈，カウンセリング，その他の病院内での日常業務があろう．こうした膨大な業務に追われ，研究したいと思ってもその余力が残されていない．よしんば残されていても，どこから統合失調症に取り組んでよいのかわからない，といったことになる．さらに病院のスタッフ構成が，医師を中心としたピラミッド型になっていることによる困難が生ずる．すなわち主治医の了解なしに患者を参加者とした研究はできない．それは心理テスト，カウンセリングなどのかかわりが主治医の指示によるものであり，そうしたかかわりを越えて，勝手にかかわることは病院システム上できないのが一般的である（鈴木，1971）．そして最近では臨床心理士の位置づけがチーム医療の一翼を担う専門家として期待されるようになってきた（武井，2000）のだが，臨床心理士がチーム医療のなかで重要な役割を担うようになると，治療上のマイナスの影響を考えて自身の自由な研究活動を差し控えることにもつながろう．

（3） 参加者側の困難

統合失調症患者で研究への参加者は，通常外来患者か入院患者である．場合によってはデイ・ホスピタルに参加しているものを対象にすることもあろう．このことは医療にのらない，しかし社会に生活している統合失調症患者について検討を加えることができていないことを意味する．統合失調症の予後研究における鋏状現象（宮ほか，1984）の指摘にもあるように，経過にしたがって社会で安定して生活できる患者は全体の3分の1程度と予測されている．こうした3分の1程度の患者を除外して統合失調症の検討が行なわれているとすれば，それは統合失調症の実態を悪い方向へ歪めるおそれをもつ．しかし寛解患者に参加者になってもらっての研究は，実施するのが困難である．その際，統合失調症スペクトラムを明確に定義し，健常者のなかにおけるそのスペクトラムに沿った検討が望まれよう．このように入院や外来の参加者が統合失調症を代表しているかという点で研究上の困難さがある．

（4） 困難を乗り越える方法

かつて藤掛（1971）は臨床心理学の研究実践にあたって提言を行なった．それを引用してみると「まずその第一は，現場の心理臨床家と大学や研究所などで働いている臨床心理学者との提携による共同研究を，慣行的なものにするこ

とであり，第二点は同じく研究体制として，精神科医，ソーシャルワーカー，教育者など，いわゆる臨床チームによる共同研究の進展をはかるということである」(p. 26). この提言は30年以上経った現在においてもそのまま通用する提言である．いいかえれば30年以上にわたって実現されてこなかった提言である．さらに現在の状況を考えるならば，この提言だけでは明らかに不十分である．いくつか付け加えるとするならば，研究計画を熟知した臨床心理学者が研究を指導し，仮説演繹的研究計画をたてること，得られた結果を発表しその成果に対する的確なコメントが得られる場を確保することがあげられよう．後者の場については，かつて「分裂病の精神病理」シリーズが泊まりがけの研究発表会の成果をまとめたものであったのと同様な形式で研究発表が行なわれる場をつくり，そこでの成果を基にした出版物が公刊されるスタイルの確保が望まれよう．

4. 本書のねらいと特徴

　以上述べたように，世界の臨床心理学と日本の臨床心理学のレベルは大きな隔たりがある．世界の臨床心理学はここ10年で大きな様変わりを迎えている．科学者−実践家モデルにもとづいて，一方では臨床実践の志向を強めながら，他方では，実証にもとづく（Evidence-based な）志向を強め，科学的な基礎心理学との連携はいっそう密になりつつある（丹野, 2001）．これに対して，残念ながら，わが国の臨床心理学の研究は科学的な志向が弱すぎて，世界的な動向から取り残されるかたちになっている．こうした危機を克服するためには，日本の統合失調症研究の活性化をはかる必要があるだろう．このような趣旨から，本書を企画した．
　本書のねらいと特徴は次のようなものである．
　第1に，執筆者はすべて臨床心理士の資格を持っており，本書は，日本の臨床心理士が共同して書いた統合失調症の研究書としては最初の本ではないかと思われる．このことはけっして精神医学との乖離や対立を意図するものではなく，むしろ精神医学との真の連携をめざすゆえに，臨床心理士のアイデンティティを明確にしたいという意図によるのである．
　第2は，世界標準を視野に入れた高度な内容をめざしたことである．欧米の

臨床心理学では，統合失調症に対する治療介入は大きく進歩し，前述のように，新しい心理学的介入法がたくさん出てきている．そうした新しい動向を日本の臨床心理士に伝えたいと考えた．こうした受信型の発想とともに，本書は発信型の発想を重視した．前述のように，編者らは，日本の研究を世界に向けて発信する必要性を痛感している．2004年の国際心理学会（北京）や国際認知行動療法学会（神戸）では，統合失調症に関する国際シンポジウムを開く予定である．そうした機会に，日本の研究を世界に向けて発信したい．このように，世界の臨床心理学の受信と発信の両方の契機となることを願いつつ，本書を編集した．

第3は，臨床研究と基礎研究のバランスを考慮したことである．臨床場面における治療介入研究と同時に，基礎的な研究を大きく取り上げた．議論をかみ合わせるために，各章は以下のような内容を含むようにした．

a) その分野の世界的動向と日本の現状．
b) 各執筆者の研究紹介．
c) 研究を臨床にどう生かすか（基礎研究をどう現場に生かすか，援助や治療にどう生かせるか）．
d) 日本の統合失調症研究にはどのような問題点があり，これからの研究には何が必要か．

ただし，どの項目に重点を置くかについては，執筆者によって幅がある．

第4は，統合失調症研究の各世代から執筆者を選んだことである．かつて日本では，統合失調症を研究の中心に据えて体系的に研究を行なう傾向は乏しかった．しかしそのなかでも，輝かしい先駆者は存在した．空井健三，秋谷たつ子，浜治世，細木照敏の諸氏がそれである．この方たちを第1世代と呼んでおこう．空井の多方面にわたる研究は本書の6章で詳しく紹介されている．秋谷は投映法による疾患の特徴について数多くの研究を発表し，知覚実験についても詳細なレビューを行なっている（秋谷，1978）．また，1973年には，Weiner（1966）の『精神分裂病の心理学』を日本に紹介し，臨床家・研究者に多大な影響を与えた．同じように大きな影響を与えたのは，浜（1969）の『実験異常心理学』である．コンフリクトの問題を中心に，神経症と統合失調症の詳細で実証的な比較分析が展開されている．細木はロールシャッハ・テストにおける統合失調症患者の反応特性について詳細な分析を行なった（細木，

1973；細木，1992)．4者に共通するのは，投映法による所見と実験結果を有機的につなぐという，きわめて心理学的な手法によって統合失調症の明確な全体像を導き出していることである．彼らの研究が現在も意義を失わず，後輩である私たちが多くを学ぶことのできる理由がそこにある．

このように，1960年代には研究もさかんであったが，60年代後半から，統合失調症の研究はほとんどタブーのような扱いをうけるようになった．1980年代に，編者の横田や丹野が認知障害の研究を始めたころは，統合失調症の心理学研究はほとんど空白状態であった．この空白のなかで奮闘した第2世代には針塚進氏（九州大学）が含まれる．幸いなことに90年代に入ると，本書に登場する井村・石垣・松井・杉山・皿田・茨木といった第3世代の研究者が活躍するようになった．本書は，第1～第3世代の研究者が，これまでの流れを振り返るとともに，これからの研究を語り，来るべき第4世代に向けてのメッセージとすることを心がけた．これまでの研究成果を伝えるだけではなく，新しい流れをつくっていくための本としたいと願ったのである．

5. 本書の構成

本書の章立ては，第2章から順に，集団的アプローチにもとづいた実践的研究から，個人データにもとづく研究へと向かうように構成されている．これは，本書の読者の多くが，統合失調症の臨床に，なんらかの形で実際に携わっている方々であろうと推測され，また，現場における臨床心理士の統合失調症への関与は集団的アプローチによって行なわれることが多いという現実をふまえて，読者諸氏の理解がスムーズに進むことを期待したものである．

第2章では，皿田によって生活技能訓練における研究と実践が紹介されている．生活技能訓練は，現在では多くの施設で実践されているが，皿田は日本における創成期から研究と実践に取り組み，その教育・啓蒙活動の恩恵を受けた臨床家は数知れない．本書においても，著者の臨床家としての包容力と，冷静な研究者の視点がいかんなく発揮された論文が展開されている．

第3章は茨木による心理劇にもとづく研究と実践である．心理劇の持つ時間芸術性と臨床心理学的分析を融合させるには非常に困難な作業が必要とされるが，茨木は長年の充実した実践のなかで，無理なく両者を結びつける方法論を

発展させており，本論文はすべての臨床家に対して多くの示唆を与えるだろう．

　杉山は第4章で，集団療法に関する丁寧なレビューと将来への展望について報告している．集団療法の持つ可能性と限界についての冷静な分析は，集団療法のエキスパートである筆者でなければ書き得ないものである．

　第5章では，幻覚・妄想などの陽性症状に対する認知行動療法について石垣が報告している．これまではあまり臨床心理士がかかわることのなかった領域への，将来の発展性と実証的臨床研究の方法が示唆されている．

　第6章の空井論文は，筆者の研究史であり，それはすなわち日本における統合失調症研究の歴史でもある．日本においても先駆的な臨床心理研究が行なわれてきた証拠であり，筆者の研究が現在でもその輝きを失っていないことは驚嘆に値する．

　第7章で展開される横田の描画に関する研究は，患者の負担にならない容易な課題であっても，結果は科学的に分析可能であることを示し，また，臨床研究にとって最も重要な縦断研究への可能性に示唆を与えている．

　第8章の井村の研究は，自閉症で注目された「心の理論」を統合失調症で検討したものである．認知障害の基盤について，生物学的なさまざまな研究が行なわれているが，そうした，いわばハードな面からだけでなく，ソフトの視点からも研究が可能なことを示し，臨床への示唆も大きいものとなっている．

　第9章の丹野論文は，心理物理学という，一見すると臨床になじまない実験心理学的手法が，病理現象の把握や治療メカニズムの解明にいかに役立つか，という点を示している．臨床心理学の教育課程において，なぜ実験的手法を学ばねばならないのかという問いへの答えがここに出ている．

　第10章では，記憶と神経心理学からのアプローチが松井によって展開されている．疾患の基底にある認知障害を科学的方法によって明らかにしつつ，それゆえに「認知リハビリテーション」が必要なのだとする筆者の主張は，臨床心理学における新しい分野の黎明を告げるものである．

引 用 文 献

上里一郎　1992　心理臨床学における「研究」を考える．心理臨床学研究, **10**(2), 1-

3.

秋谷たつ子　1978　知覚の病理——分裂病者を対象とした知覚実験—. 現代精神医学体系10B 精神分裂病Ⅱ. 中山書店. pp. 195-220.

American Psychiatric Association　1994　*Diagnostic and Statistical Manual of Mental Disorders*. Fourth Edition. APA.

American Psychiatric Association　1997　*Practice Guideline for the Treatment of Patients with Schizophrenia*. APA.（日本精神神経学会（監訳）1999　米国精神医学会治療ガイドライン精神分裂病. 医学書院.）

Birchwood, M. & Preston, M.　1991　Schizophrenia. Dryden, W. & Rentoul, R. eds., *Adult Clinical Problems: A Cognitive-Behavioural Approach*. Routledge（丸田伯子訳　1996　認知臨床心理学入門. 東京大学出版会.）

大学院カリキュラム委員会　2001　臨床心理士養成システムと大学院カリキュラムの検討. 心理臨床学研究, **19**(特別号), 5-46.

藤掛永良　1971　学会を実践の学の場に. 臨床心理学研究, **9**(4), 215-218.

Garety, P., Kuipers, E., Fowler, D., Freeman, D. & Bebbington, P.　2001　A cognitive model of the positive symptoms of psychosis. *Psychological Medicine*, **31**, 189-195.

浜　治世　1969　実験異常心理学. 誠信書房.

林　庸二　1969　分裂病患者における言語条件づけ. 臨床心理学研究, **7**(4), 223-228.

細木照敏　1973　ロールシャッハ・テストにおける立体反応（Vista）の精神医学的意味. 精神医学, **15**, 29-37.

細木照敏　1992　ロールシャッハ研究（自費出版）.

細野正美　1985　私と心理臨床：病院臨床11年目の発言. 心理臨床学研究, **3**(1), 84-86.

小林重雄　1969　慢性分裂病患者への行動療法的アプローチ：サイコドラマ法および運動療法. 臨床心理学研究, **7**(4), 229-241.

松田伯彦　1965　正常者および精神分裂病者における精神作業の因子分析的研究. 臨床心理, **4**(3), 17-23.

宮　真人・渡会昭夫・小川一夫・中沢正夫　1984　精神分裂病者の長期社会適応経過（精神分裂病の長期経過研究第一報）. 精神神経学雑誌, **86**(9), 736-767.

森川士朗　1967　精神分裂病者の概念形成についての研究（第1報）. 臨床心理学研究, **6**(1), 21-29.

村山正治　1990　心理臨床家養成の"Scientist-Professional Model"をどう考えるか. 心理臨床学研究, **7**(3), 1-4.

成瀬悟策　1983　心理臨床学の今日的課題：本誌の創刊に寄せて. 心理臨床学研究, **1**(1), 1-6.

Roth, A. & Fonagy, P.　1996　*What Works for Whom?: A Critical Review of Psychotherapy Research*. Guilford.

佐藤忠司　1963　精神病院勤務の臨床心理学者として. 臨床心理, **2**(3), 170-174.

鈴木伸治　1971　精神病院勤務者の立場から. 臨床心理学研究, **9**(4), 202-206.

武井妙子　2000　精神病院における臨床心理専門職の現状と課題. 松下正明（総編集），

臨床精神医学講座 S5 精神医療におけるチームアプローチ．中山書店．pp. 100-110.
丹野義彦　2001　エビデンス臨床心理学．日本評論社．
丹野義彦（編）　2002　認知行動療法ワークショップ．金子書房．
丹野義彦・森本幸子　2001　精神分裂病の心理学的マネジメントの普及．臨床心理学，**1**, 841-843.
丹野義彦・横田正夫（企画・司会）　2001　心理臨床学会大会企画シンポジウム　精神分裂病の臨床心理学――最前線からの報告とこれからの課題．日本心理臨床学会第20回大会発表論文集，p. 72.
津川律子・近藤幸子　1993　『心理臨床学研究』にみる臨床心理学研究の現状：創刊号から8年半の掲載論文から．心理臨床学研究，**10**(3), 82-87.
Weiner, I. B.　1966　*Psychodiagnosis in Schizophrenia*. Lawrence Erlbaum.（秋谷たつ子・松島淑恵（訳）　1973　『精神分裂病の心理学』医学書院）
渡辺雄三　1969　ある分裂病者の挫折と崩壊：心理学的諸検索法による人間学的考察．臨床心理学研究，**7**(4), 211-221.

I

集団へのアプローチ

第2章

生活技能訓練からのアプローチ

皿田洋子

1. はじめに

「精神分裂病」という病名が「統合失調症」に変更になった．これは，呼び名だけではなく，病気の概念が変わってきていることを意味する．ここ数年，副作用の少ない，さらに陰性症状，認知障害の改善が期待できる非定型精神病薬の開発によって，統合失調症治療は大きく進歩しており，多くの患者は回復し，社会参加が可能になっている．アメリカ精神医学会が1997年に発表した「分裂病」の臨床指針では，生物学的アプローチと心理社会的アプローチの統合が提言された（井上ら，1998）．それによると，入院治療はごく限られた期間だけにとどめ，地域の中で適切なフォローケアがなされることが盛り込まれている．今や統合失調症の治療の常識は"入院"でなく"地域"である．わが国もようやくこの流れを受け入れはじめ，厚生労働省は「今後10年間で精神病院に入院している7万人の退院・社会復帰を目指す」と発表した（2002年8月）．病院から地域へと治療の重心が移るに従い，病状が安定し地域での生活が順調に送れること，特に人との関係の中で安心していられる居場所を得ること，つまりリハビリテーションが重要課題となってくる．その一端を担う援助技法が生活技能訓練である．筆者は大学病院で長年臨床心理士として統合失調症のリハビリテーションに取り組み，生活技能訓練をいち早く導入してきたが，多くの患者はその必要性を認め，日常生活に役立つととらえているようだ．本章ではこれまでの経験，研究を紹介し，生活技能訓練が統合失調症の治療になぜ必要かを示したい．

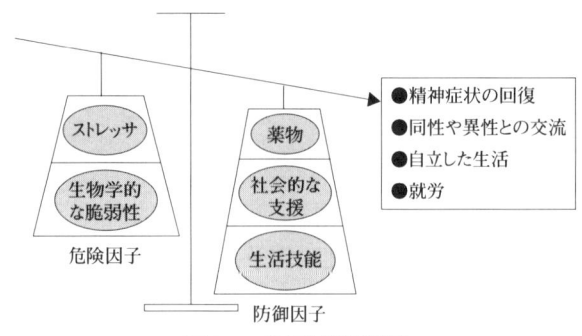

図2・1 良好な適応状態
Liberman, R. P. et al. (1989) から引用.

2. 生活技能訓練の概要

(1) 生活技能訓練とは

　生活技能訓練（SST）は学習理論と認知行動療法を基盤にし，対人技能をはじめとし自立した生活が送れるために必要な生活の技能の獲得をめざす治療法である．1960年代からアメリカで起きた脱施設化運動から発展しはじめ，わが国には，1988年のLibermanのワークショップによって紹介された．1994年には「入院生活技能訓練療法」として診療報酬化され，現在では，入院治療だけでなく，外来，デイケア，地域支援（作業所・職業準備訓練）においても実施されている．

(2) 理論的背景

　生活技能訓練の理論的背景は，ストレス-脆弱性-対処技能モデル（Liberman et al., 1989）（図2・1）である．慢性精神障害者の社会適応度を危険因子と防御因子の関係からとらえ，脆弱性，つまり病気になりやすさと環境におけるストレスとの相互作用によって危険因子が強まれば発病や再燃の危機にみまわれる．しかし，家族，友人，職場などの支えがあり，さらに本人の社会生活技能が十分で，しかも適切な薬物が投与され防御因子が機能すればよい状態を維持できるという考えである．脆弱性とは，統合失調症になりやすい心理機能とそれを形成する脳の機能の脆さであり，その大きな要素が認知障害と考えられている（丹羽，2002）．最近の認知心理学，神経心理学の研究は，認知障害

の基本に注意障害，記憶障害があることを示しそれらが重篤であればあるほど学習は進まず，同時に生活技能の形成にも支障をきたすことを明らかにしている．生活技能訓練は，この認知障害に焦点をあてながら防御因子の一つである生活技能を向上させていく援助技能である．

3. 生活技能訓練の実際

（1） 生活技能訓練の方法

　生活技能訓練の方法には，「基本訓練モデル」，「注意焦点づけ訓練」，「問題解決技能訓練」，「モジュール」があり，いずれも社会のなかでの生活を維持し，互いに助けあえるような人間関係を作り上げることを目標としている．対人的コミュニケーションには，相手の言葉，気持ちを正確に受け止める"受信技能"，受け取った情報を理解し，どう対応していくかを考える"処理技能"，そして自分で考えた行動反応を相手に正しく伝える"送信技能"が必要である(Wallace, 1982)．「注意焦点づけ訓練」では受信技能を，「基本訓練モデル」では送信技能が，「問題解決技能訓練」では処理技能が重点的に扱われているが，患者の障害に応じて，あるいは課題の内容に応じてそれぞれの方法を適宜用いることが大事である．

　モジュールとは，地域の中でよい状態を維持し，生活を安定させていくために必要な技能を課題領域別にまとめたもので，他の技法と違って学習教材（ビデオ，テキスト，ワークブック）を使って行なわれる．わが国では「服薬自己管理モジュール」，「症状自己管理モジュール」，「基本会話モジュール」，「余暇の過ごし方モジュール」，「地域生活への再参加プログラム」教材が翻訳されているが，諸外国に比べまだ十分に活用されているとはいえない．

（2） セッションのすすめ方

　生活技能訓練は，集団で行なわれるものと考えられがちだが，個人療法のなかでも，あるいは日常の看護のなかでも実践できる．しかし，集団で行なうと多くの利点があることも確かで，筆者の経験から特に次の5点を強調したい．①メンバーから褒めてもらうことは特別の価値があり，自尊感情を高める．②他のメンバーのよいところを探して伝えるフィードバックを通して注意集中力

がつく．③いつも同じメンバーで行なうことで仲間意識が芽生え，セッション外のかかわりにまで広がっていく．④1つの問題を解決するのにたくさんの解決策があることに気づき，考え方の幅が広がる．⑤ロールプレイの相手役になることで"役に立つ"という体験をする．

　集団で行なうときはグループのサイズが重要である．効果的な人数は3～8人のメンバーに，リーダーとコ・リーダーの合計10人前後と考えている．生活技能訓練だけに限ったことではないが，統合失調症患者にとって"治療構造"はとても重要で，同じ顔ぶれ，同じ場所，同じ時間帯，同じ順序ですすめられることは安心感を与える．特に障害のレベルが重い患者ほど治療構造に注意したい．1セッションの時間は，患者が集中力を維持できる60分が適当と思われる．

基本訓練モデルの流れ

　これから説明する各技法は，認知障害を前提として考えられているので学習しやすく，効果的に生活技能を高めていくことができる．

(1) ウォーミングアップ

　ウォーミングアップはセッションのはじめに緊張をほぐすことを目的に，簡単なゲームを行なったり，"好きな食べ物""七夕でお願いしたいこと"を言ってもらったりする．

(2) 宿題の報告

　各セッションでは宿題が出されるが(7)，前回の宿題の結果を報告してもらう．実行できたという報告であれば即「できた！　すごい！」とその努力を誉める．「できなかった」という報告のときは，チャンスがなかったのか，それともまったく忘れていたのか，勇気がでなかったのかを聞くとよい．もし，まだ実施することに不安を感じているようなら，もう一度練習することを提案する．

(3) 練習課題を決めてロールプレイ

　練習課題は参加者から出されることが大事で，けっしてリーダーが押しつけてはならない．しかし，長期入院患者の場合は自分から課題を考えつくことはごくまれなので，個別に会って目標を立てることが大切である．目標が決まれば，それが達成されるために何を練習すればよいかが見えてくる．また，日常の行動観察からも課題はみつかる．たとえば，家族が面会に来てもほとんど自

分から話をしていないことが観察されていれば，家族は元気かどうか一言尋ねる練習を提案してみることもできる．20年以上入院している65歳の男性患者にリーダーは「今日練習してみたいことはないですか？　希望でもいいですよ」と問いかけた．すると「東大にいきたい．親が大学にいかせてくれなかった」と返ってきてリーダーは一瞬困惑したようだったが，彼がほとんど人と話さないで朝から晩まで英語を紙に書いていることを思い出した．大学に行きたいというのと英語が結びつき，「英語をよく勉強していますね．その英語を使って同じ部屋の人に朝のあいさつをしてみませんか？」と提案した．即座に「いいですよ」と返事がかえってきて，「Good Morning!」と同室の人にあいさつをするロールプレイができて，本人は非常に満足そうであった．

　課題設定には他に共通課題を使う方法もある．さらにシナリオを用いることも可能である．しかし，これらは患者から課題がでないときであって，練習したいことがありそうな素振りを見せるときは，それをうまく引き出していくことが大切である．

(4)　よいところを褒める（正のフィードバック）

　ロールプレイが終わるとすぐによかった点を褒める．ここで大切なのは"拍手"という形式ではない．もし，形式的に褒めると患者は「嘘っぽい感じ」と受け止めてしまい，練習への意欲をなくしていく．褒めるということは，ささいな変化をとらえ，それに喜びを感じて「すばらしい！」「うまい！」とその感動を伝えることである．そして，どういう点がよかったか具体的に示すことが大切である．なぜなら統合失調症患者は自分の行動について適切な評価ができにくいモニタリングの障害があるので，リーダーから的確なフィードバックを受けることは効果的である．人が新しいことを学んで一歩前進していくためには，重要な人から"褒められること"は非常に有効なポイントであるが，それが効果的に作用するためには1人1人の患者の気持ちをよく把握し，患者が納得するフィードバックでなければならない．

(5)　さらによくする点をあげて，再度ロールプレイ

　1回練習した後，改善のためのフィードバックを行なって一歩一歩技能を高めていく．さらによくする点をあげることについて，"今のはだめだ"と言っていることにならないかと懸念する人もいるが，これもモニタリング機能に働きかける効果的な技法である．前述の「Good Morning」とあいさつをした男

性に対して他のメンバーから「手をちょっとあげて言った方がいいよ」と改善点があげられた．本人も納得してもう一度練習をすると，手を使うことで確かに表情も明るくなり，親しみも感じられるようになった．

(6) モデリングを示す

モデリングは学習の基本形の1つであると同時に，認知障害のため行動の枠組みを作っていくことが苦手な統合失調症患者にとって，欠かせない技法でもある．筆者がモデリングの効果を実感したデイケアの女性患者Kさんを紹介する．

　　K：「今日の午後の活動はボーリングだけど行きたくない」
　　リーダー：「どうして？」
　　K：「ボーリング場から家に帰るのにバス停がどこにあるか知らないもん」
　　B：「Kさん，聞けばいいじゃない」
　　K：「どんなふうに聞いたらいいかわからないもん」
　　リーダー：「B君，やってみてあげてよ」
　　B：「いいですよ」
　　モデリング　B：「ちょっとすみません．この近くにバス停はありますか？」
　　K：「あっ，そうか．それならできる．ボーリングに行こう」
　　リーダー：「Kさん，ここで練習して自信つけておこう」
　　K：「はい，やってみます」

Kさんはこの練習をきっかけに，さらに駅の売店で「お手洗いはどこにありますか」と聞く練習に取り組み，1人でショッピングに出かけることができるようになり生活を楽しみはじめた．1つのモデリングから次の挑戦へと生活の技能が広がっていった例である．

(7) 宿題の設定

宿題は練習したことが日常の生活で応用できるようになるために出される．宿題は学校の嫌な思い出と結びつくのではないかという声を聞くこともあるが，練習したことが新しい生活技能として身につくために欠かせない技法なのである．統合失調症患者は"変化"がストレスになりやすく，新しいことに挑戦することを非常に躊躇する傾向があるので，宿題がうまく実行されているか常にリーダーは気を配っていなければならない．必要に応じて病棟スタッフ，家族などの協力を求め，場合によってはリーダーが付き添って宿題を実行する

ことも必要だ．「練習はしたけど，まだちょっと……」と躊躇している場合は，繰り返し練習し，やってみようという気持ちになるまで待つことだ．その例を1つ紹介する．

　○何度も同じ練習をして宿題を実行したＮ氏

　　Ｎ氏はデイケアの27歳の男性メンバーである．非常に自信を喪失していて，何事にも用心深くなかなか新しいことに挑戦しようとしなかった．目標は立てるものの「今日よりも明日」という具体性のないものであった．その彼が「夏休みに家族で旅行に行く」という話をした．列車を利用すると聞いて「駅で家族全員の切符を買ってみたら」と提案した．Ｎ氏は16歳で発症し，自分で切符を買う経験などまったくなかった．筆者の提案にはじめは躊躇したが，「練習だけでもいいから」と誘うと，「練習だけなら」と応じた．旅行好きのメンバーが駅員の役を引き受けてくれて切符を買う場面をロールプレイした．すると思ったほど難しくなかったのか，「まだ自信はない」と宿題をやってもいいような口振りだったので，「何度も練習していいのよ」と励まし，3週続けて同じ練習に取り組んだ．ようやくＮ氏から「買ってみようかな」という言葉が出た．しかし，何も知らない家族がさっさと切符を買ってしまっては練習したことが水の泡になると考え，今度は母親に「旅行の時の切符は僕が買うから」と伝える練習をした．家族の協力を得て，駅で切符を買うことを実現したＮ氏は，「旅行はとても楽しかった」と報告し，その後デイケアの活動でも新しいことに挑戦しはじめた．

　ごく小さなことのように思えることが実は大きな一歩の原動力になること，はじめから大きなことを狙わず，小さなことを1つずつ実行していくことがどんなに大切かを教えてくれた事例であった．

　以上(1)から(7)まで簡単に，課題の設定，正のフィードバック，モデリング，宿題の設定と流れを説明したが，動機付けが乏しい患者や脆弱性が強い患者など困難なケースにはさまざまな工夫がいる．それらの工夫については，皿田(2003)を参照されたい．

　それでは，実際のセッションの中で生活技能訓練はどのようにすすめられているか，慢性の長期入院患者のグループから見ていきたい．

療養型病棟での生活技能訓練

　ここに紹介するセッションは，筆者が月1回スーパーバイズしている民間病院での生活技能訓練である．リーダーとコ・リーダーは看護師が担当しているが，非常勤の臨床心理士がメンバーの間を動き回りながら積極的にサポートしている．参加メンバーは，看護計画のなかで10〜12名が選ばれ週1回60分6ヵ月実施される．時間前になると，訓練室の壁に色とりどりのポスターが貼られ，1人1人が宿題帳をもって食堂から椅子を抱えて集まってくる．見学席にはいつも3〜4人の病棟の患者がいて，時折「うまい」と賛辞があがる．ウォーミングアップではよく季節にあったものが取り上げられ，「皆さんの夏休みの思い出を聞かせてください」とリーダーが促すと1人1人が「小学校の頃，遠泳をした」とか「ラジオ体操に毎日行った」など楽しそうに語る．こうして緊張がほぐれると，宿題の報告に入っていく．宿題はなかなか1人で実行できないので，病棟スタッフが様子を見ながら協力している．宿題の報告が終わるとリーダーは「なにか練習してみたいことはありませんか？」「希望でもいいですよ」と呼びかける．ある女性患者が「私，特別食なんだけどいつもメニューが同じで食事が楽しくない」と不満をもらした．リーダーはそれを聞いてゆっくりと男性患者に「あなたも特別食だけど，どう？」と投げかけ，この問題をみんなで共有しようとする姿勢をみせた．すると尋ねられた男性患者は「おいしいです」とポツリと答え，みんな大笑いしたが，リーダーは「人それぞれなんですね．でもメニューに変化があるとおいしく食事ができるなら，栄養士さんに希望を伝えてみませんか？」と言って不満を言った女性患者をロールプレイに導入していった．1ヵ月後のセッションでその女性患者は「毎日メニューが変わるようになって，それにデザートまでついてきて食事の時間が楽しみです」とうれしそうに報告し，それを聞いたみんなは「本当！　よかったね！」と驚きの気持ちを示した．リーダーはその場の雰囲気を大事にして「そのうれしい気持ちを栄養士さんにも伝えてあげませんか」ともちかけた．即，賛成の声があがりお礼を言うロールプレイが行なわれた．それを見ていた年輩の女性患者が「私も誰かにお礼が言いたい」と言い出し，看護助手さんに「いつもありがとう」と言う練習が行なわれた．その日の感想では「すごく感動した」「気持ちがよかった」ということばが飛び交い，リーダーとコ・リーダーも日常の看護のなかでは想像すらできなかった患者の心に接することができたと感動して

いた．

　生活技能訓練のなかでは，何度もよい点をさがして褒める，正のフィードバックが行なわれるが，この技法は長期入院患者に非常に大きなインパクトを与える．ほとんど誰とも話をしない男性患者のロールプレイを見て，女性患者が「すごくハキハキと話していて別人のようでびっくりした」と褒めた．それを聞いた彼ははじめてニコッとして表情をゆるませ，さらに驚いたことにはその後病棟の中ですれ違った時にも笑顔を見せるようになったのだ．

　10年以上の長期の，しかも退院の見込みがほとんどない入院患者に生活技能訓練をしていったいどんな意味があるのだろうかと，疑問をもつ読者もおられるだろう．退院に直結してはいないが，しかし着実に病棟内の対人交流はひろがり，生活の質があがっていることは間違いない．それ以上に注目すべきことは，看護者の患者に対する態度の変化であるといえよう．

個別に行なわれる生活技能訓練

　生活技能訓練はグループで行なわれるのが一般的であるが，緊張の高い患者などには最初は個別に実施する方が望ましい．また，個人療法や日常の看護のなかでも生かすことができる．筆者は個人療法のなかで適宜取り入れているのでその例を紹介する．

　Fさんは39歳の主婦で夫と子どもの3人家族である．4年前に興奮状態になったが，入院せずに外来で症状の安定を得て家庭生活を送っている．一人息子が少年野球に入りたいと言い出したが，親が手伝いに出ることが多いと聞いて困っていた．「主人は忙しいし，私はそんなことをするとストレスがたまって病気が悪くなる．でもせっかく息子がやりたいというのだから……」と葛藤を語った．そこでいろいろと考えた末，Fさんは世話役に事情を話して，仕事を軽くしてもらう方法を選んだ．うまく説明できるかを心配していたので筆者が世話役になって練習した．

　　F：「すみません，ちょっとご相談があるのですが」
　　世話役：「何でしょうか」
　　F：「実は私，不眠症で病院にかかっているんです．先生から疲れすぎな
　　　　いために長時間の外出は避けるように言われていまして，日曜日の試
　　　　合のつきそいができなくて，主人も休みがほとんどなくて，週1回の
　　　　お茶当番はできるだけ致しますからよろしくお願いします」

表 2・1　対人関係の問題解決の手段

1. あいさつをする	13. 後の約束をとりつける
2. 自分の立場・状況を説明する	14. あやまる
3. 情報を伝える	15. 相手を褒める
4. 情報や説明を求める	16. 感謝の気持ちを言葉にあらわす
5. 自分に手助けが必要であることを強調する	17. 素直にがっかりした態度を示す
6. 相手の立場・感情を理解し，自分の立場・感情を主張する	18. 困った態度を示す
	19. 批判を受け流す
7. 要求する	20. 曖昧な表現をする
8. 人の要求に応じる	21. 言い訳をする
9. 人の要求を丁寧に断る	22. 話題を変える
10. 提案や誘いをする	23. 丁寧に話を終わらせる
11. 調子をあわせる	24. その場を離れる
12. 歩み寄る	25. 間をおく

　　　　世話役：「そうですか，仕方ないですね」
　　　　Ｆ：「すみません．よろしくお願いします」

4. 生活技能訓練の導入

（1）当事者に実施した生活技能訓練の効果

①心理テストなどを用いての評価

　筆者が生活技能訓練をはじめたのは1986年のことで，*Social skills training* (Wallace, 1982) 1冊を頼りに手探りで取り組んだ．1992年には，論文「精神分裂病を対象とした生活技能訓練とその効果」を報告したのでここに紹介する（皿田，1992）．

　対象は，筆者が勤務していたＦ大学病院精神科デイケアおよび同病院入院患者のうち，6ヵ月間の生活技能訓練を継続できた患者30名（SST群）で，コントロール群として生活技能訓練の導入を停止した時期の患者30名（非SST群）をあてた．生活技能訓練は，受信技能，処理技能に重点をおいた認知能力の改善を狙った技法を用い，フィードバックにビデオを導入した．ビデオは患者自身が自分の言語的，非言語的コミュニケーションを客観的に見ることができ，他者からのフィードバックを理解しやすくするのである．よかった点を褒めた後，正確に状況を認知していたかどうか（受信技能）を確かめるためにいくつかの質問を行ない，さらに処理技能を高めるために．「目標がうま

表 2・2　WAIS：評価点平均値と平均 IQ

	SST 群 (N=30)		非 SST 群 (N=30)	
	開始時	終了時	1 回目	2 回目
言語性 IQ	92.67±12.42**	103.73±13.56	91.88±10.60**	94.28±10.66
一般的知識	10.67± 2.90**	12.47± 2.67	9.84± 3.37	9.92± 2.96
一般的理解	9.87± 1.98**	11.50± 2.00	9.36± 2.02	10.08± 1.71
算数問題	9.57± 3.27**	10.83± 3.28	9.36± 2.60	9.56± 2.36
類似問題	9.73± 2.59**	11.73± 2.73	10.00± 2.40	10.16± 2.51
数唱問題	9.50± 1.66	10.10± 2.54	9.32± 1.82*	10.20± 2.74
単語問題	8.07± 3.51**	10.73± 2.70	8.68± 3.16	9.16± 3.06
動作性 IQ	90.47±11.58**	100.47±10.32	91.64±14.62**	96.44±13.43
符号問題	10.43± 1.68**	11.27± 1.82	10.60± 1.94	11.00± 1.96
絵画完成問題	8.83± 1.60**	9.80± 1.73	8.72± 1.86*	9.48± 2.24
積み木問題	10.60± 3.45**	11.77± 2.96	10.80± 3.33	11.04± 3.47
絵画配列問題	10.20± 2.64*	11.20± 2.23	9.76± 2.74	10.32± 1.82
組み合わせ問題	9.10± 2.66**	11.80± 2.86	9.56± 3.63**	10.80± 3.71
全検査 IQ	90.67±12.14**	102.37±12.82	90.88±12.06**	94.36±11.99

Wilcoxon 検定：＊P＜0.05，＊＊P＜0.01．皿田（1992）

く達成されるためには"対人関係の問題解決のための手段"（表 2・1）のなかからどの方法がいいと思いますか？」と質問した．この対人関係の問題解決のための選択肢は Wallace（1982）を参考に筆者が付け加えて作成したものである．こうした技法を用いて 3〜8 人のグループで毎週 1 回 6 ヵ月間実施し，その効果を知能検査の"WAIS"，性格検査の"ロールシャッハ・テスト"，筆者らが作成した"社会生活技能評価尺度"，"ロールプレイに見られる行動観察"にもとづいて評価した．

　WAIS を用いて，生活技能訓練が認知面，すなわち状況把握力，現実処理能力，注意力，記憶力にどのような効果をもたらすかを検討した．平均得点を表 2・2 に示す．SST 群の開始時と終了時の比較では言語性 IQ，動作性 IQ ともに顕著な改善を示し，その下位項目でも 11 項目中 10 項目の得点があがった．「絵画完成」「算数問題」「符号問題」の得点が上昇したことは，生活技能訓練によって集中力がつき，相手の言葉を正確に理解し応答できるようになったなど注意機能の改善を意味している．「単語問題」「一般的理解」の改善は相手にわかるように伝えることが可能になったと考えられ，すなわちモニタリング機能（Frith, 1992）がよくなったと推論される．「組み合わせ」「積み木」

表 2・3　ロールシャッハ・テスト反応得点の平均値

反応記号の内容		SST 群		非 SST 群	
		開始時	終了時	1 回目	2 回目
R	反応数	17.33±10.22	17.43± 7.71	18.64± 7.16	15.84± 6.81
Rej	反応拒否	0.83± 1.76*	0.40± 0.81	0.20± 0.50	0.48± 1.26
$\Sigma F+\%$	1次的良形態反応率	77.25±10.84	80.39±10.48	73.80±14.78	78.36±13.75
$R+\%$	総良形態反応率	72.88±12.08*	76.67± 9.40	67.03±17.05	70.91±16.18
修正 BRS	基礎ロールシャッハ得点法	−22.87±14.28 **	−14.33±15.93	−19.08±11.77	−18.84± 9.09
P	平凡反応	4.22± 1.65	4.55± 1.46	4.30± 1.70	4.36± 1.62
CR	反応内容の種類	4.20± 1.77	4.40± 2.04	5.64± 1.93 **	4.76± 1.88
W%	全体反応の率	57.16±16.68	58.45±15.11	53.10±18.17	56.55±18.69
D%	部分反応の率	39.69±16.31	39.29±16.37	42.67±17.60	39.94±18.19
F%	形態反応の率	57.96±17.86*	53.55±17.79	56.65±18.25*	50.00±22.32
M	人間運動反応	2.73± 2.60	3.13± 2.90	2.20± 1.78	2.28± 1.40
FM	動物運動反応	2.12± 2.44	2.28± 2.52	1.84± 1.93	1.62± 1.39
m	非動物運動反応	1.05± 2.47	0.75± 0.97	0.52± 0.59	0.62± 0.82
FC	形態彩色反応	0.57± 0.90	0.78± 0.96	0.88± 1.16	0.66± 0.75
CF+C	彩色形態反応と純粋彩色反応	1.00± 1.02	1.60± 1.14	1.50± 1.90	1.22± 1.42
ΣC	色彩反応総計	1.22± 1.80	1.43± 1.46	2.02± 2.26	1.59± 1.67
Fc	材質反応	0.36± 0.85	0.38± 0.67	0.28± 0.41	0.30± 0.54
C'	無彩色反応	0.50± 0.92	0.68± 0.90	0.82± 1.18	0.58± 0.69
FK	立体（通景）反応	0.33± 0.53	0.25± 0.41	0.42± 0.76	0.18± 0.38
H%	人間反応の率	29.48±16.91	28.58±18.93	22.57±11.93	24.40±12.19
A%	動物反応の率	49.95±17.64	49.19±21.19	47.64±14.03	47.71±17.34
	不安の指標		−1.57± 2.90　　　*		0.12± 3.09

*p<0.05, **p<0.01. 皿田（1992）

「絵画配列」の改善は，全体を把握できるようになり，作業の段取りがつけられるようになったことと結びつく．融通がきかず，応用ができないという行動特性をもつ統合失調症患者にとって「類似問題」はかなり困難であるが，「対人関係の問題解決の手段」を使うことで概念形成や抽象能力を高めたのではないかと推測される．ただ1つ「数唱問題」に有意な改善がみられなかった．この「数唱問題」は記憶機能，特に1次記憶によってなされるもので，統合失調症ではこの障害が顕著であると多くの研究者が報告している．WAIS の評価点も言語性の下位項目の中で「単語問題」に次いで低く，生活技能訓練による効果があらわれにくいといえる．

　次にロールシャッハ・テストを用いて，生活技能訓練によって現実検討力，

統合機能,対人関係への関心の広がりに改善がみられるかを検討した(表2・3).SST群(生活技能訓練を行なった群)は,現実検討力を表わす総良形態反応率,自我の適応レベルを示す修正BRSに改善が認められた.さらに反応拒否と形態反応率が減少し,不安の軽減も認められた.一方,非SST群では改善が認められたのは形態反応率のみであった.これらの指標の変化から,生活技能訓練は統合力,常同的思考,自発性,注意集中力に効果を発揮すると考えられる.

次にロールプレイ中の行動を録画したビデオをもとに開始時と6ヵ月後の終了時で比較した.評価項目は非言語的コミュニケーションを中心に,視線,あいづち,姿勢,表情,身振り手振り,声の大きさ,話のなめらかさ,間のとり方,抑揚,内容の豊かさの10項目である.その結果,間のとり方,話のなめらかさの2項目を除く8項目で顕著な改善が見られた.統合失調症患者の陰性症状の1つに感情の平板化がある.Frith(1992)は「感情の平板化は,非言語的コミュニケーションの手法として微妙な感情変化を生み出すことの障害で,身振り,表情の貧困と言い直すことも可能である.感情の変化はコミュニケーションを豊かにしたり,促進させたりするのに重要な役割を果たす」と述べているが,ロールプレイでのこうした行動の変化は,コミュニケーションがとりやすくなったことをあらわすといえよう.さて,その効果がセッション外にまで波及するかどうかである.

そこで,社会生活技能評価尺度を作成し,生活技能訓練の成果がデイケア,病棟生活,家庭そして地域での実際の生活にどう反映したか,社会の中で役割がとれるようになったかを検討した.この尺度は47項目から構成されているが,因子分析によって,①コミュニケーションスキル,②身だしなみへの配慮,③社会資源の利用,④身体活動性,⑤生活環境の整備,⑥身体の清潔維持の6因子が抽出された.因子別に開始時と終了時を比較すると,第3因子の社会資源の利用と第5因子の生活環境の整備に改善が認められた.第1因子のコミュニケーションスキルは有意な改善には至らなかった.ロールプレイでの変化が日常生活に般化されるには6ヵ月という期間は短すぎることが立証された.

②PANSSを用いての評価

最近,統合失調症患者の認知障害に焦点があてられ,生活技能訓練がこの認

知障害の改善にどのように貢献するかが注目されている．この点に注目して，細美・皿田（1999）は，デイケアに通所中の統合失調症患者9名を対象に生活技能訓練を週1回90分のセッションで行ない，症状評価尺度のひとつであるPositive and Negative Syndrome Scale（陽性・陰性症状評価尺度PANSS）（Kay et al., 1991）を用いて評価を行なった．この評価尺度を用いたのは，Lindenmayer et al.（1994）がPANSSの項目に"cognitive component 認知構成要素"の因子を抽出したからである．この因子には，「概念の統合障害」，「抽象的思考の困難」，「衒奇症と不自然な姿勢」，「失見当識」，「注意の障害」の5項目が含まれている．5ヵ月の間隔をおいて評価したところ，5項目とも有意な改善はみられなかった．ただ，「注意の障害」は，対照群に比べてより改善した．

(2)　家族に実施した生活技能訓練の実際とその効果

　慢性の統合失調症患者が再発をしないでよい状態を維持できるためには家族の支援は不可欠とされ，心理社会的治療の柱として位置づけられている．

　筆者らは10年前から病気の説明と患者との適切なかかわり方を組み合わせた家族介入をはじめた．きっかけは，患者が生活技能訓練で家族とのことを練習しても家族の協力がないと練習の効果があがらないことからだった．ただひたすら家族の変化を待つのでなく，こちらから家族に働きかけてみようと考えた．しかし，参加してほしい家族は，「もういいです．病気になって10年ですよ．あきらめました」と拒否的だった．「お願いします．一緒に勉強しましょう」と必死で頼むと，「そう言われるのなら」と渋々応じてもらえた．こういうあきらめかけている家族をいかに治療の協力者としていくかがわれわれの腕の見せどころだ．結局この母親が参加者の中で一番変化し，父親までが参加するようになった．家族介入は，6〜7名の家族と医師，心理士のメンバーで週1回90分のセッションを連続12回行なった．最初の4セッションは病気の原因，症状，経過，治療について正しい情報を提供し，さらに質疑応答で家族のさまざまな不安に答える形式をとった．残りの8セッションでは生活技能訓練の技法を取り入れ，患者とのコミュニケーション技能を高め，さらに1人1人が抱えている具体的な問題をグループで取り組むことによって対処技能を高めた．8回という短い期間なので，最初はスタッフ側から「患者のよいところを

さがす」ことを課題にし，次は「よいところを褒める」ことを課題にして生活技能訓練に導入した．ある母親が「よいところはありません．欠点ばかりで」と不機嫌そうに語ると，他の母親が「きっとあるわよ」と励ました．すると次の週にその母親は「やっぱり，よいところがみつからないんです．こんなことはできて当たり前と思ってしまうんですね」と娘のことから自分の方に目を向けるようになった．3回目のセッションでは「よいところなんかまったくないと思いこんでいましたけど，探そうと思って見ていると今まで気がつかなかったことが見えてきますね．私が家に帰ると必ず"お帰り"と言ってくれます．下の子は言いませんものね」とうれしそうに報告することができた．別の母親は，「娘が台所を手伝うと言うんですけど，すぐ疲れたというし，きちんとしないので"しないでいい"と言っているんですよ」と話しはじめた．すると他の家族が「この病気は疲れやすいのが特徴ですよ．だから，1つだけ頼むといいですよ．たとえば，"このタマネギの皮をむいて"と具体的に1つですね」というアドバイスがあった．それに対して「そうですね．私は具体的に言うことをしませんね」と自らの接し方を振り返り，その場面をロールプレイし，宿題として娘にタマネギの皮むきを頼んだ．最後のセッションでこの母親は「娘が"この頃お母さんと喧嘩しないね"と言うんです．この会に参加するようになって，娘と言い合うことが少なくなったようで」と変化を語った．

表 2·4 FMSSで評定したEEの変化 ($N=29$)

	開始時	終了時
高 EE	15(51.7%)	7(24.1%)
低 EE	14(48.3%)	22(75.9%)

この2例はどちらも母親であるが，父親はまた別の態度を示す．夜遊びをしなくなったことを褒めるロールプレイを見て，ある父親が「褒めるばかりでは進歩しない」と意見を出した．その父親のやり方をロールプレイで見せてもらうと，「この頃は夜遊びしていないようだけど，生活のリズムが狂わないようにせんといかんな」であった．他の母親から「それでは褒めることになっていないのでは」と指摘があり，「なるほど，私のやり方はいつもこうなんですな」と娘とのコミュニケーションを振り返ることができた．

こうした家族への介入で得られるメリットは，①安心して話せる場を得て，悩んでいるのは自分だけでないことに気づく，②ロールプレイやよかったところを褒めあうことを通じて仲間意識を強め，立ち向かう力を得ること，③正しい知識を持つことで無闇に不安にならないですむ，具体的なかかわり方を学習

することで子どもとの関係がよくなる，④最後に家族が生活を楽しめるようになること，などである．

こうした家族アプローチの1つのねらいは，患者に向けられる家族の高い感情表出（高 EE）を改善することであるが，筆者らは FMSS（Five Minutes Speech Sample 5分間スピーチサンプル）を用いて介入の前後で家族の感情表出がどのように変化するかをみてみた（表2・4）．FMSS とは，批判的，過干渉，情緒的巻き込まれなどの高い感情表出の評価法である．評価できたのは3グループの参加者29名である．介入前に高感情表出を示したのは15例（51.7%）であったが，終了時には7例（24.1%）に減少した．高感情表出から低感情表出への変化は家族の心の状態が否認から抑うつそして受容と変化していったと考えられる．小石川ら（2000），平賀ら（2001）は再入院防止，遅延効果を報告しているが，家族への心理的・社会的介入は統合失調症治療にもっと積極的に組み込まれるべきである．

5. 生活技能訓練の効果研究

慢性の精神障害者を対象にした生活技能訓練の効果研究は非常に多い．ここ20年の研究を表2・5にまとめてみた．Bellack et al.（1984）のデイケアの患者を対象にした研究では，6ヵ月後の追跡調査において一般的なデイケア治療群より生活技能訓練群の方が精神症状の減少，社会適応の改善が顕著であったが，1年後の追跡調査では再発率に差は認められなかった．Wallace & Liberman（1985）は28人の入院患者を生活技能訓練群と健康教育群に振り分けて比較した結果，社会生活技能の獲得，般化，維持において，さらに地域における適応性において生活技能訓練群の方が良好であることを明らかにした．Liberman et al.（1986）は，入院患者を対象に生活技能訓練と健康教育群に振り分けて行ない，2年後の追跡調査で生活技能訓練群の方がいくつかの症状と社会適応に有意な改善が見られたが，再発率を下げる点に関しては両群に差はみられなかった．1990年代に入ってからは，Hogarty et al.（1991）は，新規入院患者で家族が高い感情表出を示す103例を4群に振り分けて治療効果をみている．4群とは，①家族心理教育＋薬物療法群，②生活技能訓練＋薬物療法群，③家族心理教育＋生活技能訓練＋薬物療法群，④薬物療法のみである．

2年後の再発率を比較した結果，家族心理教育＋生活技能訓練＋薬物療法が最も効果的であった（図2・2）．Eckman et al.（1992）は，外来患者を生活技能訓練（症状自己管理モジュール，服薬自己管理モジュール）と支持的精神療法に振り分けて12ヵ月後まで追跡した結果，両群ともに精神症状の改善がみられ差はなかったが，知識度テストによる評価では生活技能訓練群の方が得た知識は1年後までも保持されていた．Marder et al.（1996）の研究は，他の研究に比べて2年間という長期であることから注目され，集団療法と比べ実際の生活の中での適応性が改善することを明らかにした．Kopelowicz et al. (1998)，Liberman et al.（1998）の研究はモジュールを用いて行なわれ，服薬に関する知識度を検討した結果，対照群である作業療法のグループより有意に高得点を示した．

わが国では，池淵ら（1996），安西ら（2002）らが効果研究を行なっている．池淵らの研究では評価法の1つに日本版ロールプレイテスト（池淵ら，1994）が用いられており，生活技能訓練群はコントロール群に比べ，「明晰さ」「目的の達成」「状況の把握」が有意に改善していた．安西らの研究は，わが国の生活技能訓練研究ではじめての無作為割付臨床試験である．社会復帰病棟入院患者を対象に「地域生活への再参加プログラム」を実施している．対照群との比較のなかで一番注目される点は，プログラム終了後1年間の退院率である．生活技能訓練群は71.4％と対照群の20％に比べて有意に多く，地域で生活するための情報と技能を提供し，訓練することによって退院促進を可能にすることを実証している．

効果研究を振り返ると，生活技能の獲得，社会生活の適応度の改善は明確である．さらに服薬自己管理モジュール，症状自己管理モジュールの実施によって病気に関する"知識度"があがることも確かである．これは再発を完全に防ぐことはできないにしても，薬の中断や，負荷のかかることへの挑戦をある程度防ぐことができることを示すと考えられる．

研究方法の点からみると，どの研究も訓練期間が短期間であり，長期にわたって実施されると新たな効果が明らかにされるのではないだろうか．統合失調症の患者の変化は薄皮を剝ぐようなものである．そうした患者を対象とする研究であればやはりMarder et al.（1996）のように1年以上実施される必要があろう．筆者の経験からいえば，長期にわたって生活技能訓練を続けた患者の

表 2・5 生活技能

研究者	対象者	治療形態	人数	頻度	期間
Brown et al. 1983	入院患者 慢性	生活技能訓練 リハビリプログラム(対照群)	14 14	週20時間	7週間
Spencer et al. 1983	入院患者 慢性	生活技能訓練 remedial drama (対照群) 集団討議 (対照群)	8 8 8	週2回 (1回60分)	8週間
Bellack et al. 1984	デイケア	生活技能訓練 通常の治療 (対照群)	44 20	週3時間	12週間
Wallace et al. 1985	入院患者	生活技能訓練 健康教育 (対照群)	14 14	週5回	9週間
Liberman et al. 1986	入院患者	生活技能訓練 健康教育 (対照群)	14 14	週10時間	9週間
Hogarty et al. 1991	入院患者 高EE家族	生活技能訓練 家族心理教育 家族＋生活技能訓練 通常の治療 (対照群)	23 22 23 35	週1回 隔週1回	12ヵ月 12ヵ月
Eckman et al. 1992	外来患者	生活技能訓練 集団療法 (対照群)	20 21	週2回	6ヵ月
Wallace et al. 1992	入院患者 慢性	生活技能訓練 待機群 (対照群) 前後の比較検討群	37 31 40	週2〜3回	13〜20週間
皿田 1992	入院患者 デイケア	生活技能訓練 通常の治療 (対照群)	30 30	週1回 (1回60分)	6ヵ月
池淵ら 1994	デイケア	生活技能訓練 通常の治療 (対照群)	8 7	週1回 (1回60分)	6ヵ月
Dobson et al. 1995	デイケア	生活技能訓練 環境療法 (対照群)	15 13	週4回 (1回60分)	9週間
Hayes et al. 1995	外来患者 亜急性	生活技能訓練 集団療法 (対照群)	36 27	週2回 (1回75分)	18週間
Halford et al. 1995	外来患者 慢性	生活技能訓練 前後の比較	22	週2回 (1回60分〜90分)	14週間
Marder et al. 1996	外来患者	生活技能訓練 支持的集団精神療法(対照群)	43 37	週2回 週1回	6ヵ月 18ヵ月
Smith et al. 1996	入院患者 慢性	生活技能訓練 前後の比較	44	週6回 (1回60分)	3週間

訓練効果研究

生活技能訓練の方法	生活技能訓練特有の効果
モジュール（対人場面，食生活，金銭管理　等）	対人技能・地域生活技能 健康と身だしなみ 金銭管理
基本訓練モデル	ロールプレイテスト上の行動レベル
基本訓練モデル （会話の開始・維持，断り方）	ロールプレイテスト上の行動レベル 症状
問題解決訓練	生活技能の獲得・般化・維持 社会適応性 再発・再入院
問題解決訓練	社会的機能
ストレスへの対処技能訓練 問題解決訓練 家庭内での関係改善， 家庭外での対人関係づくり	症状 社会機能 再発率
服薬自己管理モジュール 症状自己管理モジュール	ロールプレイテストでの行動レベル
服薬自己管理モジュール 余暇の過ごし方モジュール 身だしなみ	学習による技能の獲得・維持
基本訓練モデル 問題解決訓練	認知面（WAISから） ロールプレイにおける行動レベル
基本訓練モデル	ロールプレイテスト：明晰さ， 　　　　　　目的の達成，状況の把握
基本会話技能訓練 自己主張訓練 個別の課題	陰性症状
対人関係技能訓練 問題解決訓練	社会生活技能
服薬・症状自己管理モジュール 余暇の過ごし方モジュール 基本会話モジュール　等	陰性症状 生活の質 社会的機能
服薬・症状自己管理モジュール 問題解決訓練 基本訓練モデル	社会適応性
地域生活への再参加プログラム	学習による技能の獲得 陽性・陰性症状

表 2・5（つづき）

Liberman et al. 1998	外来患者	生活技能訓練 作業療法（対照群）	42 42	週4回 (1回3時間)	6ヵ月
Kopelowicz et al. 1998	入院患者 急性期	生活技能訓練 作業療法（対照群）	28 31	週8回 (1回45分)	2週間
Tarrier et al. 1998	外来患者 慢性	認知行動療法 支持的精神療法 通常の治療	23 21 26	週2回	10週間
Spaulding et al. 1999	入院患者 慢性	認知療法 支持的精神療法（対照群）	49 42	週3時間	6ヵ月
Smith et al. 1999	入院患者 慢性	生活技能訓練 支持的集団療法（対照群）	16 16	週5回 (1回60分)	3週間
安西ら 2000	入院患者	生活技能訓練 作業療法（対照群）	16 16	週2回 (1回60分)	
Tsang et al. 2001	外来患者 慢性	生活技能訓練＋追指導 生活技能訓練のみ 通常の治療	30 26 41	週1回 (1回90分〜 120分)	10週間

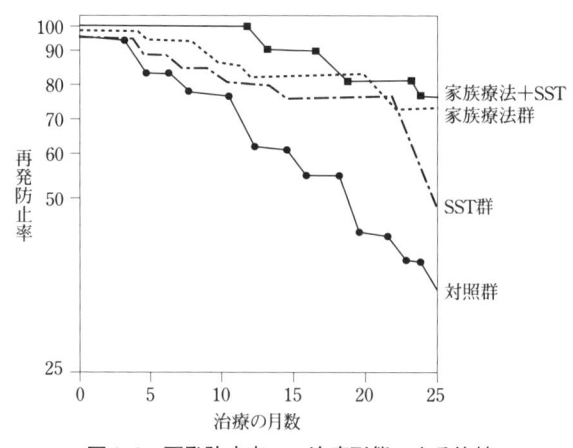

図 2・2 再発防止率――治療形態による比較

Hogarty, G. E. et al. (1991) から引用.

服薬・症状自己管理モジュール 基本会話モジュール 余暇の過ごし方モジュール	服薬に関する知識
地域生活への再参加プログラム	学習による知識の獲得 学習した技能の実行
対処技能の強化 問題解決訓練	陽性・陰性症状の改善が 　1年間維持
統合心理治療プログラム (IPT)	社会的機能 服薬・症状の自己管理 注意機能
地域生活への再参加プログラム	技能獲得
地域生活への再参加プログラム	病気に関する知識 活動性 退院率
基本的生活技能 就労への技能訓練	就職 職場定着

多くは症状の大きな揺れがほとんどなく，家族関係も安定している．そういう視点から考えると，今後の研究は障害のレベルと関連させながら訓練期間と効果の関係をみていくことが大事である．そうした研究ができれば，それにもとづいてより効果的な働きかけができると考える．

6. 今後の展望

慢性の統合失調症患者を対象とした生活技能訓練が研究されて約30年が経過し，わが国に導入されて15年を迎えようとしている．この間，生活技能訓練の普及はさまざまな学会，研修会，ワークショップを通じて積極的になされ，診療報酬化の後押しもあって民間の精神科病院のなかにも徐々に浸透しはじめている．精神科病院の入院患者を7万2000人減らそうとする政策が示された今，生活技能訓練の役割も大きくなり，これからは病院から地域への架け橋の役を担っていくことになるであろう．そのためには，地域生活での生活技能，就労への準備に焦点をあてた援助技法の整備が必要で，わが国の社会事情

に即したモジュールの開発も急務となるであろう．さらにこれからの統合失調症へのアプローチは，Heinssen et al. (2000) も指摘しているように，生活技能訓練と他の援助技法とを統合させたものでなくてはならない．そのひとつがHogarty et al. (1991) の研究が示唆するように，患者だけを対象とした介入だけでなく家族への心理教育を含めたアプローチである．

引用文献

安西信雄・熊谷直樹・池淵恵美 2002 Training long-term schizophrenic patients in illness self-management: A randomized controlled trial. H. Kashima, I. R. H. Falloon, M. Mizuno et al. (eds.), *Comprehensive treatment of schizophrenia: Linking neurobehavioral findings to psychosocial approaches.* Springer. pp. 186-195.

Bellack, A. S., Turner, S. M., Hersen, M. & Luber, R. F. 1984 An examination of the efficacy of social skills trainig for chronic schizophrenic patients. *Hospital Community Psychiatry,* **35**, 1023-1028.

Brown, M. A., Munford, A. M. 1983 Life skills trainig for chronic schizophrenics. *Journal of Nervous and Mental Disease,* **171**, 466-470.

Dobson, D. l. G., McDougall, G., Busheikin, J. & Aldous, J. 1995 Effect of social skills training and social milieu treatment on symptoms of schizophrenia. *Psychiatric Services,* **46**, 376-380.

Eckman, T. A., Wirshing, W. C., Marder, S. R., Liberman, R. P., Johnston-Cronk, K., Zimmermann, K. & Mint, J. 1992 Technique for training schizophrenic patients in illness self-management: A controlled trial. *American Journal of Psychiatry,* **149**, 1549-1555.

Frith, C. D. 1992 *The cognitive schizophrenia.* Lawrence Erlbaum Associates Publishers. 丹羽真一・菅野正浩（監訳）1995 分裂病の認知神経心理学．医学書院．

Heinssen, R. K., Liberman, R. P. & Kopelowicz, A. 2000 Psychosocial skills training for schizophrenia: Lessons from the laboratory. *Schizophrenia Bulletin,* **26**, 21-46.

Halford, W. K., Harrison, C., Kalyansundaram, M. B., Moutrey, C. & Simpson, S. 1995 Preliminary results form a psychoeducational program to rehabilitate chronic patients. *Psychiatric Services,* **46**, 1189-1191.

Hayes, R. L., Halford, W. K. & Varghese, F. T. 1995 Social skills training with chronic schizophrenic patients: Effects on negative symptoms and community functioning. *Behavior Therapy,* **26**, 433-449.

平賀正司・大塚直尚・井上幸代・石毛奈緒子・林　直樹・江畑敬介・風祭　元　2001 心理教育的家族講座の精神分裂病患者の再入院予防効果についての検討．日本社会精神医学会雑誌，**10**(1)，1-9.

Hogarty, G. E., Anderson, C., Reiss, D. J., Kornblith, S. J., Greenwald, D. P., Ulrich, R. F. & Carter, M. 1991 Family psychoeducation, social skills training, and maintenance chemotherapy in the aftercare treatment of schizophrenia. II : Two-year effects of a controlled study on relapse and adjustment. *Archives of General Psychiatry*, **48**, 340–347.

池淵恵美・宮内 勝・安西信雄・熊谷直樹・畑 哲信・本荘幾代・天笠 崇・前田ケイ 1994 ロールプレイテストによる慢性精神障害者の生活障害の評価. 精神神経学雑誌, **96**, 157–173.

池淵恵美・中込和幸・津川律子・浅田義孝・森 一和・高橋倫宗・高沢 悟・市川邦夫・赤穂理絵 1996 精神分裂病の生活障害への生活技能訓練 (Social Skills Training) の効果について. 精神科治療学, **11**, 627–637.

井上新平・岡田和史・泉本雄司・掛田恭子・西原真理・喜井 大 1998 APA分裂病治療の臨床指針. 精神医学, **40**, 321–330.

Kay, S. R., Opler, L. A. & Fiszbein, A. 1991 *Positive and negative syndrome scale rating manual*. Multi-Health Systems Inc. 山田 寛・増井寛治・菊本弘次(訳) 1991 陽性・陰性症状評価尺度 (PANSS) マニュアル. 星和書店.

小石川比良来・塚田和美・富山三雄・伊藤順一郎・大島 巌・内山 真・浦田重治郎 2000 高EEと心理教育的家族介入と薬物療法. 精神神経学雑誌, **102**, 1061–1066.

Kopelowicz, A., Wallace, C. J. & Zarate, R. 1998 Teaching psychiatric inpatients to re-enter the community: A brief method of improving the continuity of care. *Psychiatric Services*, **49**, 1313–1316.

Liberman, R. P., Mueser, K. T. & Wallace, C. J. 1986 Social skills training for schizophrenic individuals at risk for relapse. *American Journal of Psychiatry*, **143**, 523–552.

Liberman, R. P., De Risi, W. J. & Mueser, K. T. 1989 *Social skills training for psychiatric patients*. Pergamon Press. 池淵恵美(監訳) 1992 精神障害者の生活技能訓練ガイドブック. 医学書院.

Liberman, R. P., Wallace, C. J., Blackwell, G. A., Vaccaro, J. V. & Mintz, J. 1998 Skills training versus psychosocial occupational therapy for persons with persistent schizophrenia. *American Journal of Psychiatry*, **155**, 1087–1091.

Lindenmayer, J. P., Bernstein-Hyman, R. & Grochowski, S. 1994 Five-factor model of schizophrenia: Initial validation. *Journal of Nervous and Mental Disease*, **182**, 631–633.

Marder, S. R., Wirshing, W. C., Mintz, J., McKenzie, J., Johnston, K., Eckman,T. A., Lebell, M., Zimmermann, K. & Liberman, R. P. 1996 Two-year outcome of social skills training and group psychotherapy for outpatients with schizophrenia. *American Journal of Psychiatry*, **153**, 1585–1592.

Mueser, K. T., Drake, R. E. & Bond, G. R. 1997 Recent advances in psychiatric rehabilitation for patients with severe mental illness. *Havard Review of Psychiatry*, **5**, 123–137.

丹羽真一 2002 記憶の精神生理学. 精神療法, **28**, 39–44.

細美直彦・皿田洋子　1999　精神分裂病者の認知機能に対する SST の効果の可能性：PANSS 評価尺度を用いた研究から．九州神経精神医学，**45**, 92-100.

皿田洋子　1992　精神分裂病を対象とした生活技能訓練とその効果．精神神経学雑誌，**94**, 171-188.

皿田洋子　2003　生活技能訓練の技術の現場での応用．行動療法研究，(印刷中)．

Smith, T. E., Hull, J. W., MacKain, S., Wallace, C. J., Rattenni, L. A., Goodman, M., Anthony, D. T. & Kentros, M. K.　1996　Trainig hospitalized patients with schizophrenia in community reintegration skills. *Psychiatric Services*, **47**, 1099-1103.

Smith, T. E., Hull, J. W., Romanelli, S. et al.　1999　Symptoms and neurocognition as rate limiters in skills training for psychotic patients. *American Journal of Psychiatry*, **156**, 1817-1818.

Spaulding, W. D., Reed, D. R., Sullivan, M., Richardson, C. & Weiler, M.　1999　Effects of cognitive treatment in psychiatric rehabilitation. *Schizophrenia Bulletin*, **25**, 657-676.

Spencer, P. G., Gillespie, C. R. & Ekisa, E. G.　1983　A controlled comparison of the effects of social skills trainig and remidial drama on conversational skills of chronic schizophrenic inpatients. *British Journal of Psychiatry*, **143**, 165-172.

Tarrier, N., Wittkowski, A., Kinney, C., Mccarthy, E., Morris, J. & Humphreys, L.　1999　Durability of the effects of cognitive-behavioural therapy in the treatment of chronic schizophrenia: 12-mouth follow-up. *British Journal of Psychiatry*, **174**, 500-504.

Tsang, H. W. H. & Pearson, V.　2001　Work-related social skills training for people with schizophrenia in Hong Kong. *Schizophrenia Bulletin*, **27**, 139-148.

Wallace, C. J.　1982　The social skills trainig project of the mental health clinical research center for the study of schizophrenia. In J. P. Curran & R. M. Monti (eds.), *Social skills trainig: A practical handbook for assessment and treatment*. Guilford Press. pp. 57-89.

Wallace, C. J. & Liberman, R. P.　1985　Social skills trainig for patients with schizophrenia: A controlled clinical trial. *Psychiatry Research*, **14**, 239-247.

Wallace, C. J., Liberman, R. P., MacKain, S. J., Blackwell, G. & Eckman, T. A.　1992　Effectiveness and replicability of modules for teaching social and instrumental skills to the severely mentally ill. *American Journal of Psychiatry*, **149**, 654-658.

第 3 章

心理劇からのアプローチ

茨木博子

1. はじめに

　精神科臨床に従事する臨床心理士にとって，統合失調症に対する臨床心理学的援助はきわめて重要であり，避けてはとおれない課題である．その際，どの技法をいかに用いていくかが問題であるが，筆者（茨木ら，1977）は，Moreno, J. L. (1972, 1978) が創始した心理劇（Psychodrama）を「対人的な触れ合いを通しての働きかけ」ととらえ，その視点から一貫して入院中の統合失調症患者に心理劇を行なってきた．

　心理劇は，しばしば精神分析と対比される．Moreno, J. L. (1982) は，精神分析の現実原則，転移に対して，心理劇的原則（psychodramatic principle），余剰現実（surplus reality），および個人間を結びつける感情の交流，すなわちテレ（tele）を重視し，さらには補助自我（auxiliary ego）の存在を心理劇の一要素に加えることによって精神病独自の宇宙へとかかわっていった．しかし，Moreno, J. L. の死にともない，重い精神病者に心理劇を実践する者はいないようである（Moreno, Z. T., 1978）．

　他方，わが国においては，筆者が慢性の統合失調症患者に心理劇を適用する以前は，小林（1969）が彼らに心理学のウォーミング・アップを用いた研究を行ない，あわせて心理劇の問題点を述べている．したがって当時は，慢性統合失調症に対する心理劇は発展途上段階にあったといえる．しかしその後，迎（1979）は「間接誘導」を，台（1981）は「プリドラマ」を導入することにより，統合失調症に対する心理劇の有効性を報告した．また増野（1979）は，統合失調症に対する心理劇の治療的メカニズムや実施上の注意点を指摘している．筆者も時を同じくして慢性の統合失調症患者に心理劇を適用し，有効な治療技法であることを事例研究（成澤，1982），および実証的研究（茨木，1993，

1995) により明らかにした.

　本章では，はじめに治療論として筆者の統合失調症患者に対する心理劇のアプローチのしかたを述べ，つづいて心理劇の治療効果を実証的研究にもとづいて論じる．さらにはこれらの研究から得られた知見をいかに臨床に役立たせるかを「見立て」との関係から述べ，臨床心理士の果たす役割と今後の課題について論じたい．

2. 統合失調症患者への心理劇的アプローチ

(1) 心理劇の方法

　心理劇は，即興劇形式の集団精神療法である．以下にその構造，すすめ方，基本技法について述べる．

　構　造　スタッフは監督，補助自我（後出），記録係として，最低 3 名は必要である．メンバーは主役，相手役，観客役をとり，10 名前後の人数が望ましい．場所は Moreno の言う舞台ということになるが，参加者が軽く動き回れる程度の空間があれば十分である．また 1 回のセッションの時間は，1 時間から 1 時間半が適当である．なお，小道具として，人数分の椅子（持ち運びが容易なもの）が必要である．

　すすめ方　3 つの手続きがある．最初のウォーミング・アップは，心身の緊張を解きほぐして自己表現しやすくし，ドラマへ向けて準備をする段階である（主にどの患者を主役にするかを考える）．次のドラマでは，監督は，主役が自らの問題を整理し，ときには解決の緒が見出せるよう，さまざまな技法を用いて主役のためのドラマを演出する．最後のシェアリングは，主役のドラマについて共感したことなどを語る場である．

　基本技法　主に「鏡」(mirror)，「二重自我」(double)，「役割交換」(role-reversal) がある．これらの技法は，監督が主役のために補助自我，場合によっては他の患者に演じさせる役割である．「鏡」は，主役の姿を補助自我が鏡となって映し出すことにより，主役が鏡を見るように自分の姿を客観視する．「二重自我」は主役のそばに寄り添い，いわゆる「分身」として主役を補助する．そして「役割交換」は，主役が相手の役割をとることによってその相手の立場や気持ちを理解し，さらには相手役から自分自身を見られるようにする技

3 心理劇からのアプローチ　　　　　　　　　43

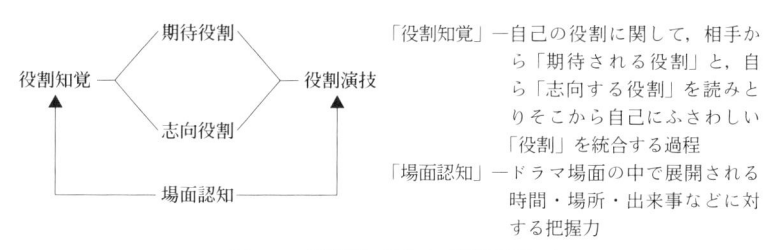

```
役割知覚 ← 期待役割 → 役割演技
       ← 志向役割 →
       ← 場面認知 →
```

「役割知覚」—自己の役割に関して，相手から「期待される役割」と，自ら「志向する役割」を読みとりそこから自己にふさわしい「役割」を統合する過程

「場面認知」—ドラマ場面の中で展開される時間・場所・出来事などに対する把握力

図3・1　「役割知覚」と「場面認知」

法である．

（2）　心理劇における役割演技の理論的背景

人は，役割にもとづいてやりとりし，役割において社会参加することから，役割は，社会心理学（Mead, 1934; Sarbin, 1954）や文化人類学（Linton, 1946），精神医学（大森，1977; Kraus, 1979）といった分野ではきわめて重視される概念である．Moreno J. L.（1972, 1978）は，心理劇の中で独自の役割理論を発展させたが，彼の役割理論は，「役割」が「自己」から出現するのではなく，「自己」が「役割」から出現するという仮説にもとづいている．すなわち，「自我」として知られているものの現実的側面が「役割」であり，「自我」は「役割」の中で働くとして，自我やパーソナリティよりも「役割」に言及することの有益性を考えた．

ところで，社会生活とは，言ってみれば「役割」を担った自発的な言語的，非言語的コミュニケーションの連続であり，「相手」と「状況」の変化に応じて即興的に演じる役割演技の連続であるととらえることができる．したがって，役割および役割理論に着目することは，Arieti（1957）が言うように，理性からも社会からも後退している統合失調症患者への治療的アプローチにおいてきわめて重要である．そこで，以下に筆者の「役割演技」に対する考えを紹介する．

図3・1は，「役割知覚」と「場面認知」との関連を示したものである．筆者は，ある個人が役割をとったとき，そこには大森（1977）が指摘しているように，その役割に対して自らが「志向すること」（志向役割）と他者から「期待されているであろうこと」（期待役割）の相互作用が働いていると考える．「自己にふさわしい役割」は，この期待役割と志向役割との間の相互作用にもとづ

いて統合されるが，筆者はこの統合過程を「役割知覚」と呼んでいる．「役割演技」はこの「知覚」を通して行なわれるが，さらにこの知覚過程には当然「場面認知」が関与してくる．「場面認知」とは「時間」，「場所」，「人物」，「人間関係」，「出来事」などに対する把握力を意味する．したがって，そのつど状況を見極め，「自己にふさわしい役割」を判断していけるとき，適切な役割演技，または対人接触が営まれるものといえる．

そこで次にこの考えにもとづき，心理劇における統合失調症患者の役割演技を提示し，それと補助自我との関係を述べることにする．

（ 3 ） 統合失調症患者の役割演技と類型

統合失調症患者の対人接触様式における偏りについては，Sullivan（1947）やFromm-Reichmann（1950）らの新フロイト主義の精神療法的視点や，Binswanger（1957），Trüb（1951）らの人間学的考察など，多くの観点からその特徴が指摘されてきている．確かに，統合失調症という病が奇異な存在様式と体験構造を伴って発症するとき，その多くは対人接触における失敗が契機になっており，かつ，対人接触様式の偏りが存在し続けているという事実を指摘できることが多い．こうしてみると，統合失調症患者への治療的接近においても，彼らの対人接触様式への理解と関与のしかたが大きな比重を占めてくると考えられる．

ところで，彼らの対人接触様式の歪みは，病棟場面よりも，むしろ心理劇という特殊な治療状況においてより明確にされると思われる．筆者は，統合失調症患者に関与しながら観察を続けていくうちに，彼らの対人接触のあり方として，「べたべた」と過剰な接触を求める傾向のある患者がいれば，「おずおず」と接し，他者とのつながりがきわめて稀薄な者，あるいはまたどことなく「ぎすぎす」していて表面的なかかわりしかもたない傾向のある患者がいることに気づいた．

そこで筆者は，心理劇における対人接触様式の歪みの相違によって統合失調症を，接触過剰型（C型：Close Interpersonal Contact Type），接触稀薄型（W型：Weak Interpersonal Contact Type），接触防御型（D型：Defensive Interpersonal Contact Type）の3型に分類した．分類にあたっては，主に心理劇の中での患者の現象的な側面にもとづいて7項目（対人的距離，話

表 3·1　対人接触様式の分類基準

	接触過剰型（C型）	接触稀薄型（W型）	接触防御型（D型）	健常者型
対人的距離	時に治療者の手を握るなどの身体接触を求める	治療者が寄っていくと遠ざかる	治療者と視線が合うと挨拶に来る	相手に応じて距離を調節する
話し方	なれなれしい応答	自信のない応答	畏まった応答	自然な応答
声の大きさ	そのときによって大きくなったり小さくなったりする	低くて聞こえない	普通の大きさだが，どかかぎこちない	普通の大きさ
表情	笑っていたかと思うと平板になるなど急変することがある	無表情	笑っても感情が伴わず全体に固い	その場に応じた喜怒哀楽があり自然
自己表現	自己主張的	同調的	観念的	自立自律調和的
話題	自分自身のこと	曖昧	世間話	豊富
生活態度	能動	受動	固定	柔軟

し方，声の大きさ，表情，自己表現，話題，生活態度）の分類基準（表3·1参照）を設け，これらの7項目のうち最も多くチェックされた類型をその患者のタイプとした．また，患者の対人接触の歪みを筆者の役割演技の考えから「自己にふさわしい役割を演じることの失敗」としてとらえ，3型の役割演技の特色を明らかにした．

　表3·2は，3型の役割演技の様式を示し，黒丸はその類型の患者を表している．まず接触過剰型「C型」は，治療者に限らず他のメンバーにも「1対1」の関係を強く求め，しかもしばしば相手の手を握り，あるいは肩に腕を回すなどの「べたべた」した接触が目立つ．ドラマでは他の患者の問題に無関心でもっぱら自分自身を演じることが多く，そこでは「両親に甘えたい自分」（志向役割）と両親の期待に沿った「大人としての自分」（期待役割）との間に葛藤が認められる．したがって，C型の役割演技の様式をまとめると，場面認知は「自己中心性」で動揺が目立ち，そして役割知覚は，他者からの期待役割と自らの志向役割との間で「混乱」し，その結果，役割演技では「自己にふさわしい役割」が「定まらない」と考えられる．

　次に接触稀薄型「W型」だが，このタイプは，治療者や他メンバーとのつながりを回避する傾向が強く，その結果，周囲と「おずおず」接するのが目立つ．ドラマでは「その他大勢」を演じることが多く，ときに「自分自身」を演

表 3・2　3型の役割演技の様式

	接触過剰型 （C型）	接触稀薄型 （W型）	接触防御型 （D型）
対人接触様式	「べたべた」	「おずおず」	「ぎすぎす」
場面認知	自己中心性 （動揺する）	依存性 （同調する）	常同性 （無視する）
役割知覚	混乱 期待役割と志向役割の葛藤	曖昧 期待役割が志向役割を圧倒	硬化 期待役割と志向役割が固定
役割演技	役割が「定まらない」 （目立ちたがる）	役割が「とれない」 （ひきこもる）	役割に「なりきらない」 （表面的になる）

●＝その類型の患者，○＝相手役の患者．

じることがあっても相手のペースに巻き込まれてしまい，なかなか自分の欲求を表出できない．それゆえ，このタイプの場面認知は，「依存性」があって周囲に同調しやすく，そして期待役割が志向役割を圧倒するため，志向役割がより貧困化し，役割知覚は「曖昧」になるものと考えられる．その結果，役割演技では役割が「とれない」といった状況に陥ると思われる．

　最後に，接触防御型「D型」の患者は，自分の周りに「壁」を築き，「壁」の外で他者とつながりをもつため「ぎすぎす」した接し方が目立つ．ドラマでは他メンバーから「権威者」の役割を選ばれる傾向があるが，その演じ方は紋切型が多い．このタイプの役割演技の様式を考えると，場面認知は「常同性」がみられ，場面の流れを無視する傾向がある．しかも，期待役割と志向役割との間に本来あるべき相互作用が放棄され，役割知覚が「硬化」している状態にあると思われる．したがってあっさり役割取得するわりには，役割演技においてその役割に「なりきらない」と考えられる．

（4）　各類型と補助自我との関係

　以上，各類型の特色を対人接触様式と役割演技の理論から述べた．筆者は，

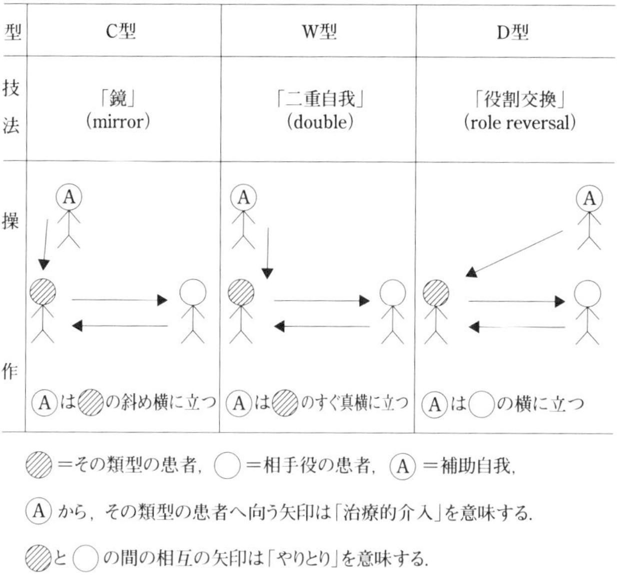

3 心理劇からのアプローチ

型	C型	W型	D型
技法	「鏡」 (mirror)	「二重自我」 (double)	「役割交換」 (role reversal)
操作	Ⓐは▓の斜め横に立つ	Ⓐは▓のすぐ真横に立つ	Ⓐは○の横に立つ

▓＝その類型の患者，○＝相手役の患者，Ⓐ＝補助自我．

Ⓐから，その類型の患者へ向う矢印は「治療的介入」を意味する．

▓と○の間の相互の矢印は「やりとり」を意味する．

図 3・2 補助自我（Auxiliary Ego）の技法と操作

このような特色をもつ各類型の患者に対して，原則としては図 3・2 に示すように，C 型には「鏡」(mirror) を，W 型には「二重自我」(double) を，そして D 型には「役割交換」(role-reversal) を用いて補助自我を演じるスタッフを参加させることが治療上最も有効であると考えている．そこで次に，各類型と補助自我との関係について事例を呈示しながら述べることにする（名前，性別，年齢については，事例が特定できないよう配慮した）．

事例 1：清司（C 型，独身男性，28 歳）

清司は 17 歳で発病し（高校 2 年で中退），入院中は思考のまとまりに欠け，他の患者の食事を勝手に取って食べては周囲を困らせていた．このような生活態度を改善し，他者との適切な距離がとれるよう，また両親からの自立を図るために心理劇への参加を促した．

心理劇のウォーミング・アップでは乗り過ぎと無関心を相互に表し，ドラマでは自分自身を演じることが多く，逆に観客のときは他のメンバーの問題に無関心だった．清司が選ぶテーマは「自分の人生」で，「輝かしい歌手」を志望していた．しかしドラマでは，より現実志向的な両親や教師の期待役割を読み

取り，中途半端な自分を演じて不満足感を残す傾向があった．このような彼に対して，監督は主に清司を映す「鏡」を補助自我を演ずる者に演じさせ，中途半端な清司を映すことによって清司に「現在の自分」を客観視させた．さらに補助自我が，「鏡」として期待役割にとらわれない「新しい清司」を演じることによって，彼の内的欲求を表出し，そこから「新たな自分」を発見できるよう働きかけた．

　回を重ねていくなかで清司は，あるセッションで父親役の補助自我と堂々対決し，「歌手の道」を歩むことを決意した．観客の前で歌手として思いっきり歌った後，シェアリングでは「さっぱりした」と感想を述べていた．このセッション以降，多様な役割をとり，他者の問題にも関心を示すなど，場面認知においても変化が認められた．また将来についてもより現実的に考えられるようになった．

　約4年間，145回のセッションに参加し，対人接触の改善などから軽快退院した．2年後の転帰は，1週間ほどの休息入院を自ら希望したほかは，特に悪化せずに通院している．

　以上から，C型の患者へのアプローチとして大切なことは，補助自我が「鏡」として患者の「みせかけの理想」や志向役割と期待役割の「葛藤」を具現化，客観化すると同時に，患者の内的欲求を先取りする形での「新しい自己」を役割演技してみせることである．こうして患者は，「鏡」の中に新しい自己像を発見し，そこから徐々に現実に即した「自己にふさわしい役割」を見つめ直すことができるものと考えられる．

事例2：晴夫（W型，独身男性，34歳）

　中卒後，職を転々としてきた晴夫は，精神変調から28歳のとき入院となった．入院後は硬い表情で人を寄せつけず，寝てばかりいる生活態度がずっと続いた．言語的接触をもつことは難しく，心理劇に誘ったが，しばらくは頭から布団をかぶって抵抗していた．しかし，毎回病室を訪れる筆者の働きかけによりようやく参加の姿勢を見せはじめた．

　心理劇では，おずおずと接するのが目立ち，他者に同調的で，役割を指示しても「わかんない」といって拒否することが多かった．このような晴夫に対して，監督は，補助自我の演者に晴夫の「二重自我」を演じさせた．補助自我は，晴夫が何を望んでいるのかを彼の表情やわずかな言動から感じ取ってあた

かも「分身」であるかのように振舞うことに心がけた．さらに彼のとった「役割」に対して，他者から「期待されていること」と自ら「志向すること」を明確にし，期待される役割でなく自ら志向する役割をとれるようにサポートした．たとえば，クラブ活動の勧誘場面で無言だったとき，補助自我は新入生役の晴夫の「二重自我」として参加し，先輩が彼に「期待していること（入部）」を明確にした．また先輩のこの期待に圧倒されずに自らの志向役割が演じられるよう，期待役割を抑えることにも努めた．すると晴夫は「クラブに入らないです」と断り，その場面から退いてしまった．監督は，彼のこの精一杯の演技に励ましを送るとともに，それで十分であることを伝え，勧誘を断った時点でドラマを終えた．深く追求しすぎないことは，監督，補助自我との「触れ合い」によって引き出された彼のわずかな「可能性の芽」を摘み取らないためにきわめて大切と思われる．

心理劇のセッションに137回参加し，最後は「自己実現する」時期を迎え，他のメンバーからは「グループの中でいちばん存在感のある人」と評価され，退院していった．2年後も外来継続している．

W型へのアプローチの着眼点は，患者が常に一個の「人格」として他者とつながりをもてるよう，補助自我は患者の内面に潜む本来の自己像を二重自我として役割演技することである．こうした触れ合いの結果得た自信によって，患者は「自分にふさわしい役割」をとることができるようになると考えられる．

事例3：喜雄（D型，独身男性，42歳）

喜雄は家業を継ぐため，一度は高校進学を断念したが諦めきれなかった．そのうち空笑が出現し，興奮するなどから，23歳のとき入院となった．心理劇への参加は5回目の入院時だが，勉強以外の娯楽にはまったく興味を示さず，むしろ否定的だった．このような遊びのない喜雄の病棟生活に少しでも潤いを与えようと心理劇に誘った．

最初は心理劇の参加に消極的で，ぎすぎすと接するのが目立った．「外泊」というテーマではじめて自分自身を演じたとき，父親役のメンバーがビールを勧めると，「身体に悪いからジュースでも」と言って断り，自分を崩すまいとしていた．シェアリングでは，「人の気持ちを大切に」とか，「その人の立場に立って考える」と，かしこまった態度で語っていた．結局この患者は，一見他

者の気持ちを察しているようにみえるが，場面認知は表3・2に示したように常同性がみられ，「場面の流れ」を無視していた．

　このような喜雄に対して，監督は，「役割交換」を用いて父親役の患者（相手役は必ずしも補助自我とは限らない）と役割交換させ，彼が期待役割と志向役割との関連に気づくよう働きかけた．さらに監督は，補助自我を喜雄の弟役として参加させ，「同一の役割」に対する期待が状況の変化に応じて変わることを体験できるように心がけた．たとえば補助自我は，「ここは自宅で，久しぶりの外泊であること，したがって寛ぐように」と話しかけ，姿態を崩しても構わないことを保証した．こうした触れ合いを続けていくうちに，その後のあるセッション場面で，劇中，喜雄は昔一緒に働いていた友達に出会い，「ボーナスもらったから一杯飲もう」と誘った．そして自発的に手をふらふらと上げ，お酒に酔った仕草で店を出，友達と別れた．

　以上のように，喜雄は対人関係でくだけてきたが，同時に病棟内のレクリエーションにも参加するなどの改善がみられ，14回目のこのセッションを最後に心理劇を卒業し，退院した．

　D型の患者へのアプローチの着眼点は，「役割交換」によって期待役割と志向役割との間に関連があり，しかも役割演技が「場面」の変化に応じて変わっていくことに気づかせることである．それによって，徐々に「自己にふさわしい役割」の取得が可能になるものと考えられる．

　以上，対人接触様式の歪みに応じて，補助自我が監督の指示のもとに3つの技法を使い分けることが，役割知覚や場面認知の改善，および患者の内的成長の促進に有効であることを述べた．統合失調症患者に対する補助自我の治療的意味については，Moreno, Z. T. (1978) も補助自我が精神病者に対して「現実へのかけ橋」という重要な機能を果たすと述べている．

　ところで，類型によって3つの技法を使い分けるといっても，C型には「鏡」以外の技法を用いないということではない．Karp (1998) は，目的をもった技法の使用を実践上の留意点として指摘しているが，治療の進行具合や，その時の必要性に応じてそれ以外の技法も柔軟に使っていくことが大切である．

3. 心理劇の治療効果——実証的研究から

これまでは，統合失調症の患者に心理劇を適用するための治療的アプローチを中心に述べてきた．ではこのような治療的介入によって，心理劇は，彼らのどこに有効に働くのかを，その限界と危険性にも着目しながら次に述べる．

ところで筆者は，ある技法に「治療効果がある」という場合，それはその治療場面のポジティブな変化が日常生活の場としての病棟内になんらかの形で及んではじめていえることであると考えている．そこで筆者は，入院中の患者に対する心理劇の治療効果を心理劇場面と病棟場面とで調べた（茨木，1993，1995）．ここでは紙幅の関係からその要点を述べ，そこから得られた知見にもとづき，統合失調症患者への客観的理解を深めることにする．

（1） 対象と方法

「心理劇参加群」の患者は，筆者が従事していたH病院でX年6月からX＋10年9月まで心理劇のみに参加していた統合失調症患者41名である．男21名，女20名で，治療開始時の平均年齢は35.0歳，平均罹病年数は13.3年である．また心理劇の平均参加期間は1年10ヵ月，セッション回数の平均は57回である．各型の人数は，C型18名，D型9名，W型14名であった．

方法は，心理劇場面では，筆者が独自に作成したⅠ式（茨木式）心理劇評価表（茨木，1994；以下，これを心理劇評価表と呼ぶ）を用いて心理劇開始時，終了時で比較した．また病棟場面では慶大式精神症状評価尺度（融，1977；以下，これを慶大式尺度と呼ぶ）を用いて同様の比較を行なった．さらには，心理劇以外の治療（絵画療法，作業療法など）を受けていた統合失調症患者を「心理劇非参加群」とし，2群間の比較も行なった．その際，非参加群は参加群と条件があまり異ならないよう，人数（40名），性差（男20名，女20名），治療開始時平均年齢（38.6歳），罹病年数（15.3年）の4点が類似するように，また臨床症状もあまり異ならないように選別することを主治医に依頼した．

（2） 評価尺度について

心理劇評価表は，個々の統合失調症患者の対人接触の歪みや歪みの改善度が

表 3・3　I 式（茨木式）

項目	評価段階	評価基準	寡動		
			4	3	2
ウォーミング・アップ	動作（体操など）	状況に応じて自発的に適度に体操などを紹介できるかどうか	指名されても体操を紹介できない、またはしない	指名されてようやく体操を紹介する	指名されてすぐに体操を紹介する
	やりとり	自ら相手と相互に適度なやりとりができるかどうか	無言のまま立っている	相手に話しかけられると多少話す	自分から相手に話しかけるが、話が続かない
ドラマ	役割のとり方	状況に応じて役割をとるか、また選ばれると速やかに快く役割をとるかどうか	役割取得拒否	選ばれてやっと役割をとる	選ばれると即座に役割をとる
	かかわり方	場面へ積極的に関与し、状況に応じて場面展開がはかれるかどうか	終始戸惑い気味でかかわりが持てず、無言のまま立っている。話すときは蚊の鳴くような声	同調的、依存的かかわり。声の調子は一本調子で聞き取りにくい	積極的にかかわるが、場面を展開させるといった振舞いはない
	補助自我の関与	役割演技の際、補助自我の関与を必要とするかどうか	補助自我の全面的な援助が必要	補助自我の部分的援助が必要	補助自我の若干の援助が必要
	観客態度	観客としてドラマに関心を向けているかどうか	終始うつむいている	時折場面を見る	だいたい場面を見ている
シェアリング	言葉（感想）	セッション中に感じたことを自発的に語るかどうか	指名されて「わからない」と言う、または無言	指名されたり順番が回ってくると、しばらく考え込み、その後一言二言話すか、前の人の感想を繰り返す	指名されたり、順番が回ってきて、自分の感じたことを語る
全体	表情	その場その場に応じた自然な表情をみせるかどうか	どのような状況においても無表情で硬い	全体に無表情であるが、状況によっては、ニコッと笑う	その場に応じた表情をみせることが多い
	感情表出	状況に応じた感情表出を適度にするかどうか	感情をまったく表さない	感情をわずかに表す	状況に応じた感情を表すことが多い
	場面認知	今ここですること、またはしていることを的確に理解しているかどうか	まったく理解できない	少し理解できる	だいたい理解できる

心理劇評価表

氏名＿＿＿＿＿＿＿＿＿＿＿＿

（実施年月日　　年　　月　　日）

適応		多動	
1	2	3	4
自発的に体操を紹介する	一度に2つの体操を紹介する	一度に次々と体操を紹介する	奇妙な動きやオーバーな動作で調子に乗りすぎる
自ら相手と相互にやりとりをする	相手に対してやや一方的な話をする	相手をほとんど無視して一方的に話す	相手を無視し、テーマと無関係の話をする
状況に応じて自発的に役割をとる	自発的だかやや一方的なところがある	自分の都合のよい役割は積極的にとるが、そうでない時は拒否的	やたらと役割をとりたがる
積極的にかかわり、必要に応じて場面を展開させる	積極的にかかわるがやや一方的に振舞う	自分の関心のあるテーマの時は、積極的にかかわり、それ以外は消極的	どの場面も自分の都合のよいかかわりをし、時には不自然で、オーバーな演技をする
補助自我の援助を必要としない	補助自我の若干のコントロールが必要	補助自我のコントロールが適宜必要	補助自我のコントロールが常に必要
関心をもって場面を見る	関心をもって場面を見ているようだが、やや落ち着きがない	窓の外を見たり、キョロキョロする、手足をもてあそびながら場面を見る	私語を始めたり、離席することが多く、場面への関心はない
自発的に自分の感じたことを語る	自発的ではあるが、ドラマを批評したり、優等生的道徳的なことを得意げに語る	ドラマとあまり関係のないことを話す	ドラマと無関係なことをしゃべり、まとまらない
その場に応じた自然な表情をみせる	表情はあるが、少し場にそぐわない	表情はあるが、場にそぐわない	明るいと思うと険しくなるなど表情が急変する
状況に応じた感情を表す	感情の表し方がやや強く情緒不安定が若干認められる	感情の表し方がかなり強く、情緒的に不安定気味	感情の表し方が強く、情緒不安定が顕著
的確に理解できる	自分の都合のいい受け止めが少し見られ、的確な理解に若干欠ける	自分の都合のいい受け止めが時々みられ、的確な理解が乏しい	自分の都合のいい受け止めをし、的確に理解できない

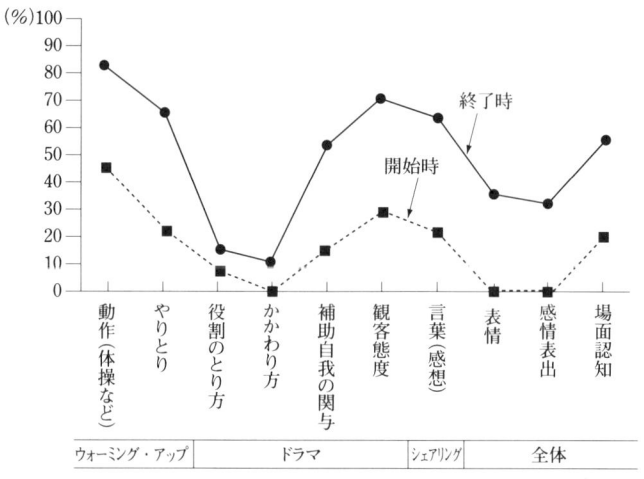

図 3・3 評価段階〔1〕をとった参加者の割合──開始時,終了時の比較 ($N=41$)

客観的に明らかになるように作成したものである.10 項目 4 段階評価で構成され,評価段階は〔1〕を〈適応〉として中央にすえ,左に〈寡動傾向〉,右に〈多動傾向〉を示すことによって,どの程度〈寡動〉または〈多動〉に傾いているかを明らかにするように工夫した(表 3・3).

慶大式尺度の評価項目は,下位分類の項目を含めて全部で 16 項目である.評価は 5 段階で,1 段階がいちばん良いのだが,項目によっては 6 段階のところもある.また治療前との比較により,改善度を判定できるようになっている.

(3) 結　果

はじめに心理劇場面での評価だが,統合失調症患者の対人接触様式の歪みは,C 型が〈多動〉傾向,W 型が〈寡動〉傾向,そして D 型が,その防衛のしかたによって〈多動〉または〈寡動〉傾向として現れる.

開始時,終了時を全体で比較してみると,開始時は,〈適応〉からの逸脱が大きく,評価段階の中央値は〔2〕か〔3〕だったが,終了時は〔1〕,〔2〕に変化し,いずれも 0.1 % の水準で改善が認められた.ただし,ドラマでの〈役割のとり方〉と〈かかわり方〉においては,終了時に〈適応〉の〔1〕をとる患

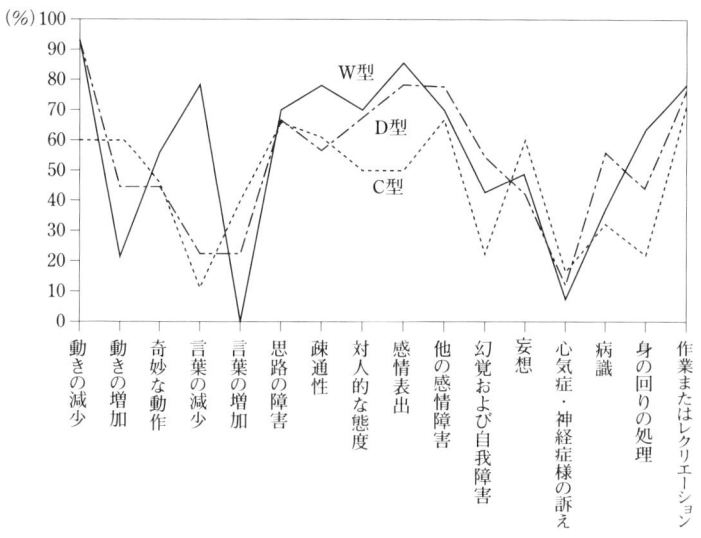

図3・4　3型における心理劇の有効率

(横軸項目、左から) 動きの減少／動きの増加／奇妙な動作／言葉の減少／言葉の増加／思路の障害／疎通性／対人的な態度／感情表出／他の感情障害／幻覚および自我障害／妄想／心気症・神経症様の訴え／病識／身の回りの処理／作業またはレクリエーション

者の割合は他の項目より低かった（図3・3参照）．したがって，自発的に役割をとって積極的に場面にかかわっていくことができるようになるまでの改善はなかなか難しく，ここに心理劇の限界があることがわかった．

次に3型間の比較では，対人接触の歪みの大きい方からW型，C型，D型と続くが，改善度の大きさもこの順番だった．このことから，心理劇はW型の患者に最も有効に働くことがわかった．

それでは，心理劇場面での治療効果は，病棟内での彼らの精神症状にどのように反映されるのだろうか．心理劇参加群，非参加群の開始時の精神症状は，①心気症の訴えは軽いが，自分は正常だと信じており，②作業レクリエーションはいわれてやっとやるが，行動はまとまったことは何もしない，③幻覚は軽いが，日常行動が時に支配され，妄想は確信あるものの，日常生活に支障はない，そして④情緒不安定である，といった共通の臨床症状が認められた．終了時は，参加群が非参加群に比べて作業レクリエーションや日常行動，感情表出などに明らかな改善が認められた．

また，心理劇参加群3型の精神症状の改善度を「心理劇の有効率」（慶大式16項目に改善および軽度改善を示した患者の割合）から比較してみた（図3・4参照）．その結果，心理劇開始時に最も精神症状の重かったW型に大きな回

復が認められた．具体的には，寡黙，寡動傾向の強かった患者の言動が多くなるほか，感情表出も豊かになり，対人的なつながりもでてきて，作業レクリエーションへの参加意欲が高まってきた．ただし，本研究における心理劇への参加期間とセッション数は，C型で1年3ヵ月，44.1回であり，D型で1年4ヵ月，24.9回なのに対し，W型では2年9ヵ月，101.9回であった．すなわち，W型は，C型，D型に比べて倍の治療期間を要し，治療効果が現れるのにかなりの時間を必要とすることがわかった．また改善とは逆に，〈妄想〉，〈身の回りの処理〉など4項目にW型全体の7%の患者が軽度悪化を示した．

W型の次に心理劇の治療効果が認められたのはD型だった．このタイプの主な改善項目は，〈対人的な態度〉，〈感情表出〉，〈作業またはレクリエーション〉などである．笑っても感情の伴わないD型特有の防衛的な部分が心理劇によって改善されたと言える．なお〈幻覚および自我障害〉や〈病識〉といった病理的側面についての回復は，D型が最も大きかった．悪化については，〈作業またはレクリエーション〉の1項目にD型全体の1%の患者が軽度悪化を示した．

最後にC型は，他の2つのタイプに比べて治療効果は低い．それでもC型特有の〈動きの増加〉，〈言葉の増加〉といった多動傾向の項目に改善がみられた．ただしC型は，〈動きの増加〉，〈対人的な態度〉，〈幻覚および自我障害〉など6項目にC型全体の10%以上の軽度悪化もみられた．〈幻覚および自我障害〉や〈病識〉といった病理的側面の回復はいちばん小さかった．ここにC型に対する心理劇の危険性が指摘できる．

終了時と2年後の予後についてみると，心理劇終了者30名のうち18名（44%）が退院し，8名（20%）が外勤作業療法（以下「外勤」という）に従事するなど，社会へ向けて歩みだした（図3・5）．しかし2年後は，C型とW型に再入院がみられ，D型は，退院した5名全員が再発せずに外来継続し，そのうち3名が結婚した．この結果から，心理劇はW型の対人接触様式の改善に最も有効に働くが，予後を考えるとD型に対する効果が最も良好であることがわかった．この理由としては既述したように，D型は，〈幻覚および自我障害〉や〈病識〉の改善がC型やW型に比べて大きいため，良い意味で外圧から自分を守ることができるからではないかと考えられる．

心理劇中断者は，41名中11名（27%）である（図3・5）．そのうちC型は6

3 心理劇からのアプローチ

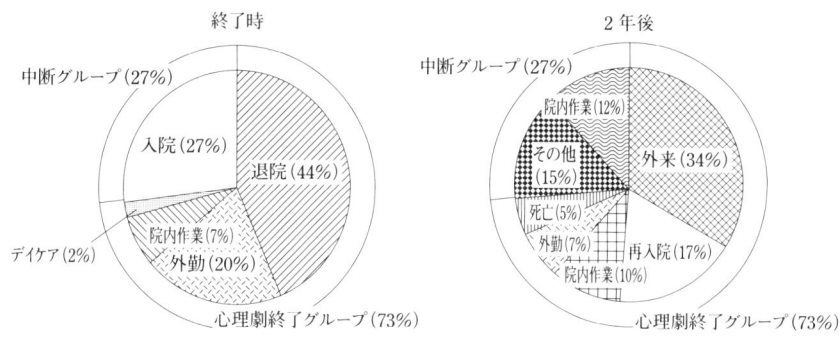

終了時
- 中断グループ (27%)
- 入院 (27%)
- デイケア (2%)
- 院内作業 (7%)
- 外勤 (20%)
- 退院 (44%)
- 心理劇終了グループ (73%)

2年後
- 中断グループ (27%)
- 院内作業 (12%)
- その他 (15%)
- 死亡 (5%)
- 外勤 (7%)
- 院内作業 (10%)
- 再入院 (17%)
- 外来 (34%)
- 心理劇終了グループ (73%)

図 3・5　心理劇終了時と 2 年後の転帰比較　($N=41$)

名で，精神症状の悪化（自殺未遂，症状悪化，セッション中の行動化）により，また W 型は 4 名で，身体疾患により中断する傾向が認められた．D 型は 1 名だが，心理劇そのものに対する抵抗が強いためだった．

ところで，非参加群については，10％前後の患者が慶大式尺度の 16 項目すべてに軽度改善を示す程度で，ほとんどが不変だった．また終了時の予後についても，退院，外勤があわせて 40 名中 4 名（10％）で，33 名（83％）の患者が特に変化のない入院生活を送っていた．

以上の結果から，心理劇の治療効果が心理劇場面だけではなく，病棟内でも客観的に認められ，またタイプの違いによって両尺度の改善度や改善項目に相違があることがわかった．このことは，統合失調症患者の理解を深めるとともに，治療的介入をしていくうえでの新たな留意点や指針を提供してくれたといえる．

そこで次節では，これまでの実証にもとづいた知見を臨床にいかに活用するかについて述べることにする．

4. 類型化の意味と「見立て」——研究から再び臨床へ

心理療法を行なうにあたっては，その対象が「個人」であれ，「集団」であれ，「見立て」が必要となる．すなわち，何のために，どのくらいの期間，どのように援助を続けてゆくかについて，ある程度の見通しを持つ必要がある．土居（1996）によれば，「見立て」は，治療的見通しを立て，具体的にどのよ

うに語りかけるかを含むものであってきわめて個人的なものであると述べている．筆者の提示した「類型化」は，個人をあるタイプにあてはめるので個人的なものとはいえない．しかし「各類型と補助自我との関係」のところで述べたように，類型化は個々の患者に対して具体的にいかに語りかけ，働きかけたらよいのか見通しを与えるという点で，「見立て」としての意味があるといえる．

　C型は良く言えば人懐こく，自分自身のテーマを積極的に出して主役を演じる．したがって，監督自身のエネルギーをそれほど必要としない心理劇向きの患者といえる．しかし他方では，他のタイプにはない中断理由（自殺未遂，病状悪化，セッション中の行動化）があり，また精神症状の軽度悪化者が他の2型より多かった．この背景には，〈幻覚および自我障害〉や〈病識〉の有効率が低く，自我の脆弱性があると考えられる．

　したがって，C型の全体的見通しとしては，心理劇が有効である反面，逆に危険性も他の2型より高いことを認識し，彼らの表出するテーマを慎重に扱う姿勢が求められる．

　次に，W型は最も精神症状の重い状態での参加だったが，心理劇終了後はいちばん大きな改善を示した．治療期間は約3年と，C型やD型に比べて倍の時間を要し，セッション回数でみるとC型の2.3倍，D型の4倍を必要としていた．しかしこのことは，対人接触の稀薄なW型が時間をかけてゆっくりと，しかも着実に自発性の回復へ向かって成長していく可能性のあることを示唆している．

　中井（1976）は，統合失調症の慢性化状態は「とりかかり点」がみつけにくいと述べているが，3型のうちとりわけW型は，対人接触が稀薄なためかかわりを持つのが難しい．それにもかかわらず心理劇の有効率が最も高いことから，「とりかかり点」のみつけにくいW型こそ，心理劇向きの患者であるといっても過言ではない．W型に対して，監督はときには自らを無力に感じるかもしれない．しかし，彼らの可能性を信じ，時間をかけて繰り返しかかわっていくことが大切である．

　最後にD型の患者だが，彼らにとって，心理劇は「芝居をいかに演じるか」が問題であり，彼らは自分の本当の気持ちを表さないことが多い．したがって，監督は，彼らの感情レベルに働きかけることにエネルギーを費やす．彼らの参加のしかたは，月に1回から2回のペースであり断続的であるが，この要

因として，1つにはうまく演じなければという重荷が，そしてもう1つは，感情を揺さぶられることへの抵抗が考えられる．

D型の患者は心理劇終了後は，特に病理的側面の改善が3型の中で最も大きく，予後も良好だった．このことは，D型が情緒や社会性の回復はもちろんのこと，自我機能の回復も認められることを示している．したがって，D型に対しては，断続的参加を否定的にみるよりも，むしろ治療的に意味があるものとして肯定的にとらえ，彼らのそのような態度を尊重しつつ，柔軟に対応していく姿勢が必要である．

以上，類型化の意味を「見立て」との関係から論じた．石垣（2001）は，アセスメントとしての見立てについて，狭義には「受理面接」に限定されるが，広義には「治療」を経て「治療効果のポスト・アセスメント」までを含み，仮説形成とその検証を循環的に行なうダイナミックな概念と考えられると述べている．「類型化」は，プレ・アセスメントとして統合失調症患者に働きかける際の緒になるほか，心理劇の効用と限界を予測させ，危険性を未然に防ぐという点で，ポスト・アセスメントまでを含む全体的見通しに役立つと考えられる．

5. 統合失調症に対する心理劇研究の課題

以上，入院中の統合失調症患者への心理劇的アプローチとその治療効果を中心に述べてきた．

ところで，統合失調症に対する心理劇の研究は，時代の変遷に伴う心理劇対象者の多様化もあり，その数が減少傾向にある．実証的研究となると皆無に等しい．それは，心の数量化に対する批判もあるが，それ以上にYalom, I. D. (1983) も指摘しているように，実証的研究に対する方法論上の障害が大きいことと，長い研究的な目でみていく時間とエネルギーを必要とするため，臨床（家）と研究（者）とが両立しにくいことなどが考えられる．

しかし研究は，そもそも誰のため，何のためにするのだろうか．1つの目的は，自分の治療行為が患者にどのように役立っているのか，独善的になっていないかどうかを検証し，より良い援助を提供するためである．そしてもう1つの目的は，自らの治療技法の有効性を客観的に提示することによって社会に専

門活動として認めてもらうためである.そのためには,主観的,客観的心理アセスメントの蓄積や,チーム医療としての他の専門家の理解および協力を得ることが不可欠である.以上は,基本的なことであるが,日頃の臨床活動ではなかなか容易ではない.しかし,このような地道な努力の積み重ねによってはじめて,臨床心理士の専門性が確立されるといえる.

最後に,筆者の今後の課題を述べると,本研究をさらに発展させ,外来患者に対しても同様の実証的研究を行なうことによって,類型と再発,予後との関係をさらに実証的に検証していきたい.そしてもう1つの課題は,幻覚,妄想が人間存在の意味を傷つけるものではないことから,心理劇が精神症状の改善はもとより,彼らの生活の質の向上にいかに貢献できるかということである.この点については慶大式尺度のみでなく,「クオリティ・オブ・ライフ評価尺度(Quality of Life Scale: QLS)」(宮田,2001)を用いた評価によっても検討していきたいと考えている.

引用文献

Arieti, S. 1957 *Interpretation of schizophrenia*. Basic Books. 加藤正明・河村高信・小坂英世(共訳) 1958 精神分裂病の心理.牧書店.

Binswanger, L. 1957 *Schizophrenie*. Verlag Günther Neske in Pfullingen. 新海安彦・宮本忠雄・木村 敏(訳) 1959 精神分裂病Ⅰ.みすず書房.

土居健郎 1996 「見立て」の問題性.精神療法,**22**(2),118-124.

Fromm-Reichmann, F. 1950 *Principles of intensive psychotherapy*. The University of Chicago. 坂本健二(訳) 1975 積極的心理療法.誠信書房.

茨木博子・石塚忠晴・高江洲義英・高野嘉代子 1977 慢性分裂病者への心理劇の試み——「触れ合い」の場として.芸術療法,**8**,59-67.

茨木博子 1993 分裂病者と心理劇:心理劇の治療効果について.芸術療法,**24**(1),132-148.

茨木博子 1994 分裂病者と心理劇:心理劇評価表作成の試み.集団精神療法,**10**(2),141-150.

茨木博子 1995 分裂病者と心理劇:心理劇の治療効果について(その2).芸術療法,**26**(1),134-153.

石垣琢麿 2001 アセスメントとしての見立て.臨床心理学,**1**(3),317-322.

Karp, M. 1998 An Introduction to psychodrama. M. Karp et al. (eds.), *The handbook of psychodrama*. Routledge. pp. 10-11.

小林重雄 1969 慢性分裂病患者への行動療法的アプローチ:サイコドラマ法および運動療法.臨床心理学研究,**7**(4),229-241.

Kraus, A. 1979 Rollentheoretishe Aspekte depressiver Psychosen. *Nervenarzt*, **50**, 715-718.

Linton, R. 1946 *The cultural background of personality*. Appleton-Century. 清水幾太郎ほか(訳) 1952 文化人類学入門. 創元社.

増野 肇 1979 精神分裂病に対する心理劇の適用. 臨床精神医学, **8**(6), 679-685.

Mead, G. H. 1934 *Mind, self and society ; From the standpoint of a social behaviorist*. Edited and with an Introduction by C. W. Morris. The University of Chicago Press. 稲葉三千男・滝沢正樹・中野 収(訳) 1973 精神・自我・社会. 現代社会学大系 10. 青木書店.

宮田量治 2001 クオリティ・オブ・ライフ評価尺度. 上里一郎(監修) 心理アセスメントハンドブック. 西村書店.

Moreno, J. L. 1972 *Psychodrama*, 1. Beacon House.

Moreno, J. L. 1978 *Who shall survive*? Foundation of Sociometry, Group Psychotherapy and Sociodrama. Beacon House.

Moreno, J. L. 1982 *Psycodramatic treatment of psychoses*. Psychodrama Monographs, 15. Beacon House.

Moreno, Z. T. 1978 The function of the auxiliary ego in psychodrama with special reference to psychotic patients. *Group Psychotherapy, Psychodrama and Sociometry*, **31**, 163-166.

迎 孝久 1979 間接誘導 (indirect inducement) (慢性精神分裂病者に対する心理劇として). 九州心理劇研究会誌, **3**, 5-10.

中井久夫 1976 分裂病の慢性化問題と慢性分裂病状態からの離脱可能性. 笠原 嘉(編) 分裂病の精神病理 5. 東京大学出版会.

成澤博子・石塚忠晴・高江洲義英・高野嘉代子 1977 慢性分裂病者への心理劇の試み──「触れ合い」の場として. 芸術療法, **8**, 59-67.

成澤博子 1982 一女性分裂病者への心理劇的アプローチ. 上智大学臨床心理学研究, **6**, 107-127.

大森健一 1977 初老期・老年期のうつ病. 宮本忠雄(編) 躁うつ病の精神病理 2. 弘文堂.

Sarbin, T. R. 1954 Role theory. G. Lindzey (ed.), *Handbook of social psychology*, 1. Addison-Wesley. pp. 223-258. 土方文一郎(訳) 1956 役割 (ロール) の理論. 社会心理学講座 1. みすず書房.

Sullivan, H. S. 1947 *Conceptions of modern psychiatry*. Williem Alanson White Psychiatric Foundation, N. Y. 中井久夫・山口 隆(訳) 1976 現代精神医学の概念. みすず書房.

融 道男 1977 精神分裂病症状の臨床評価. 臨床精神医学, **6**, 289-303.

Trüb, H. 1951 *Heilung aus der Begegnung*. Ernst Klett Verlag, Stuttgart. 宮本忠雄・石福恒雄(訳) 1971 出会いによる精神療法. 牧書店.

台 利夫 1981 慢性分裂病者に対する心理劇の技法. 精神医学, **23**(3), 229-237.

Yalom, I. D. 1983 *Inpatient group psychotherapy*. Basic Books. 山口 隆・小谷英文(監訳) 1987 入院集団精神療法. へるす出版.

第 4 章

集団療法からのアプローチ

杉山恵理子

はじめに

2001年心理臨床学会の学会企画シンポジウム『精神分裂病の臨床心理学——最前線からの報告とこれからの課題』において集団療法の立場からシンポジストを務めさせていただいた．聴衆は椅子に座りきれず，床に座り込み，廊下から身を乗り出し，熱気は階段にまで溢れた．シンポジウム終了後も報告内容について熱心な問い合わせが多数あった．これはそのシンポジウムでの筆者の報告を中心として加筆修正したものである．

筆者はこれまで臨床心理士として，病院臨床や地域精神保健福祉の場で，統合失調症患者に対する集団療法の研究と実践に携わってきた．また，ここ数年は地域精神保健福祉の現場でコンサルテーションや研修指導という形でコミュニティあるいは行政とかかわることが増えてきた．その実践を通して痛感してきたのは「世界の孤児になった」（中安，2001）とまでいわれる日本の精神医療の悲惨な実態である．

日本の精神医療は，数多くの現場の熱心な取り組みや研究成果があるにもかかわらず，統合失調症の治療に成功しているとは言い難いと思う．世界に類を見ない在院日数や病床数の多さは，施策上のあるいは偏見の問題だけによるものではないだろう．むろん，それらの社会学的な課題はとても大きい．しかし，臨床に携わるものは，彼ら「統合失調症」という病のうちにいる人々の現状を自らの実践の，また研究の成果の是非として真摯に省みるべきであろう．

病院から地域へという世界的潮流の中で，類を見ない多数の民間病院のなかに今もなお生活する統合失調症患者のために，そして入退院を繰り返し地域で生きづらさにあえぐ統合失調症患者のために，臨床心理学はその独自性をもって何をなしえるのだろうか．

この章では，上記のような問題意識から，世界の動向と日本の現状を振り返り，研究上の課題を整理したうえで筆者の研究の一部を紹介し，それを踏まえて再度，統合失調症の臨床における臨床心理学の研究・実践上の役割と可能性について集団療法の立場から考えてみたい．

その中でも，本論で特に焦点をおきたいことは，地域臨床への展開も含め集団療法のこれからの可能性を探ることにある．そこで，本論では「集団療法」をあえて広くとらえ，「集団を媒介としてそこに参加する個人の治療的変化を目的として施行される処方」とし，以下の論を進める．

1. 世界の動向と日本の現状

1970年代以来，欧米を中心とした先進国の精神保健福祉は脱施設化と地域精神医療への変革をそれぞれの形で成し遂げてきた．その影響は統合失調症の集団療法の実践と研究にどのようにあらわれているのだろうか．

（1） 世界の動向

統合失調症の集団療法の効果については，1980年代のアメリカを中心に小人数での言語を媒介とし集団の力動とプロセスを重視する集団療法（以下，この種の伝統的な集団療法を「集団精神療法」とする）の効果性を扱った統制研究が数多くなされ（Scott & Griffith, 1982），その有効性はほぼ確認されている（Kanas, 1986）．

一方，技法研究の面からは，統合失調症患者はその自我の脆弱性ゆえに，それまで伝統的に発展してきていた神経症者に対する集団精神療法モデルの適用に限界があることが古くから示され（Coons, 1957），対統合失調症独自の技法が模索されてきた．加えて，脱施設化に伴う治療の短期化にあたっても技法が再検討されるようになった（Kanas, 1991）．その結果，最も重要な技法的ポイントとは，安全感の体験を最大限に保障することであるという共通認識が生まれてきている（西村ら，1995）．

1990年代に入り，アメリカでは地域化への流れとともにマネジド・ケア組織による医療サービスに対するコントロールがしだいに強まり（丸田，2001），研究の中心は低コストで短期に成果が観察される心理教育的集団療法等のアプ

ローチへと移行した (Nightingale & McQueeney, 1996). その後の一連の統制研究によれば，これらのアプローチは社会性や QOL の向上という点で高い効果を示してきた (Huxley et al., 2000). そして，現在の集団療法の研究・臨床上の課題として，マネジド・ケア組織と治療者の技法選択上の認識のずれ (Taylor et al., 2001) を埋めるべく，さまざまな領域の研究者・臨床家・コミュニティの専門家の相互理解と協働を進める必要性が指摘されている (Brabender, 2001).

一方，ヨーロッパにおいては医療経済の状況こそアメリカと異なるが，地域化への流れは同様に生じてきた．その影響を受けて，研究の動向にも，薬物の自己管理 (Hornung et al., 1996)，ストレスコーピング (Andres et al., 2000) 等の地域生活で自立した生活をするための能力の向上を狙ったもの，地域医療を支える救急医療の質を高める集団療法を模索したもの (Bazzoni et al., 2001) 等が散見される．集団療法は地域生活を支え適切な医療と地域の橋渡しをするリハビリテーションとしての位置付けを持ちつつあるといえよう．

その他の国々においても，たとえば精神科医療資源がきわめて少ない中国で，地域の支え手として期待される精神保健ワーカーと親族に対する心理教育グループの効果が問われる (Zhang et al., 1998) など，各国の実情に合わせた集団療法実践と研究がなされている.

(2)　日本の現状

日本における統合失調症患者の処遇もまた，1990 年代以降「ゆるやかな脱入院化」(八木・田辺，2002) への道をようやく歩みはじめ，欧米の流れに逆らい増加しつづけていた病床数も 1993 年にはじめて頭打ちとなった．しかし 1999 年の厚生省による統計 (「患者調査」) では入院患者の 62.6% が統合失調症患者であり，それに対して通院患者では 26.5% に過ぎない．いまだにわが国の統合失調症患者に対する処遇の中心は入院にあり，欧米のように地域生活ケアを統合失調症についての中心的課題とするのは時期尚早であると思われる．2002 年には社会的入院を余儀なくされていると見られる 7 万 2000 人の精神障害者の退院・地域受け入れを目標として，組織整備に取り組む方針が厚生労働省から打ち出されている．いまや長期入院者が円滑に地域生活へ移行していくための取り組みはわが国特有の課題となりつつあるといえよう．

しかし，筆者らが1993年に実施した全国の精神科を有する病院を対象とした集団療法実態調査では，この調査に回答した病院の入院統合失調症患者約6万3000人のわずか0.8％にあたる約530人が統合失調症を対象とした集団精神療法に参加していたにすぎず，医療機関における集団療法の実践はいまだ不十分な状態にあることが示されていた（杉山ら，1995）．さらに，この調査で効果なしと治療者により評定された事例では，初期における中断，治療構造の不安定さや不適切な介入による脱落，グループの解体が報告されていた．このことは統合失調症患者に対する集団療法普及の困難要因の1つが技法的な問題にあり，調査時点の実践状況では安全感の保障や適切な目標設定が十分に行なわれていないことを示唆していた．そして，このような状況に対して，病態に応じた治療仮説の構成（杉山，1994）等の理論研究に加え，小谷（1994，1995）による一連の技法標準化の試みが積極的に展開されてきた．

これらの研究の知見が臨床現場で共有されていくためには，治療者に自分の介入と目前の患者の言動との関連が治療メカニズムとして理解され，そこに起こった患者の体験がどのようにして治療的変化に結びつくのか／結びつかないのかの見通しがそのつどついていくことが前提となる．そのためには，治療場面の具体的イメージが技法と結びついた形で豊富に提供されるとともに，実践中のグループの状況を点検・評価するための使いやすいアセスメント用具が開発されることが必要である．

そこで，筆者らは，次節に述べるように，実証的アセスメント用具の作成とその臨床的妥当性・信頼性の吟味（杉山，1996a，1998），それらの用具を用いた事例分析による治療メカニズムの検討（杉山ら，1994，1996；杉山，1996b）を蓄積してきた．

2. 治療メカニズムの解明に向けて

集団療法の治療メカニズムは，一般に患者の「病態」，「グループの場の質」，使用された「介入」，その介入の使用されている状況で患者に起こる「治療的体験」，その結果得られる「治療的変化」の5つの変数から構成されている．ある病態の患者に対して適切な介入が行なわれ，グループが治療的に意味をもつ場となると，患者に治療的な体験が起こる．この治療的な体験の蓄積が治療

的変化を生み，それが病態の改善につながる．さらに，この病態の変化に応じてさらに違う介入がなされる．このように，これらの5つの変数は相互に影響を及ぼし合いながら一連のプロセスの中で存在している．ただし，上記の変数のうち，治療的体験は患者内部に起こるものであるため，患者自身の主観的尺度と研究者による客観的な尺度を組み合わせて吟味することによって分析の妥当性を確認する必要がある．また事例分析にあたっては，事例の全体性を損なわずに事例展開過程の理解を図る質的な分析結果と，各変数についての客観的な測定用具による量的な分析結果の両方を総合的に検討することが望まれる．

以下に統合失調症の集団療法におけるこれらの変数について簡単に説明したうえで，分析の具体的イメージを提供するものとして，筆者による事例研究の一部を紹介する．

（1）病　　態

統合失調症患者は発病から回復までの縦断的過程で多様な病態を示し，どの時点からでも容易に慢性化する（Ciompi, 1988）．中井（1972）は，統合失調症患者に対する治療的接近法を吟味するうえで，この病の縦断的過程への注目を不可欠のものと論じ，回復までの各段階における治療的標的を与える優れて実践的な縦断的分類を提示した（中井，1974a，1974b，1976，1989）．中井（1976）によれば，統合失調症の慢性化は各段階への固定化によるものである．固定化を避け，その段階に固有の危機を克服して次の段階へ円滑に移行するためには，各段階において特有の治療的体験を十分に持つことが大切である．また，各段階には固有の症状群としての状態像があり，状態像の変化は行動レベルの変化として示され，回復の指標となる．

中井の知見は個人療法によるものであるが，縦断的過程に注目することは集団療法においても同様に意味がある．集団療法においても，病の展開過程に対する見通しがない場合，治療計画上のアセスメントが難しくなり，治療構造や目標の設定・メンバー構成などに混乱が生じる．また，研究においては効果概念があいまいになり，効果の測定法や技法の開発を遅らせる原因となる．そこで筆者（杉山，1994）は，中井の理論を基軸に統合失調症の回復過程を急性期，臨界期，回復前期，回復後期の4段階に分類し，治療的体験とみられる患

表 4・1　回復段階ごとの集団精神療法治療仮説

回復段階	急性期	臨界期	回復前期	回復後期
治療的体験	安全体験，臨界期諸症状の予告	臨界期特有の不安を丸ごとholdingされる体験，回復後期メンバーの援助による不安の低減，普遍性の体験による孤独感の軽減	自閉の利用の発達的学習（沈黙の許容，自閉的行動化の支持），他メンバーへの同一視による攻撃的感情の内的体験，休息への支持	前段階メンバーに助言することによる自己評価の向上，攻撃性と依存性の表出，所属体験，相互依存体験，社交の練習
グループ内治療的変化	急性症状の低減，対人接触の復活，自発的発言，一時的多弁	沈黙，不活発，入院の肯定	出席の安定，情緒の発現，メンバー相互関係，現実的発言	余裕，他患への援助的発言

者の体験要素のなかで，集団精神療法にかかわる体験として，場の質と対人関係にかかわる部分を選択し，先の4段階における状態像，各段階で必要な治療的体験と次の段階への移行の指標となる行動レベルの変化を概念化した．そしてそれを基に集団精神療法治療仮説を構成した（表4・1）．

そして，中井（1974a，1974b，1989，1993），永田（1976）から各段階の特徴を示す現象を抜き出し，回復段階ごとに改めて羅列・分類し，立場（入退院に関する自由度），身体，感覚，症状，言語，行動，対人関係の7つの尺度を抽出した（表4・2）．その上で，その尺度ごとの得点から回復段階を同定する用具を作成した（杉山，1996b）．

ところで，慢性状態の患者についても，各段階への固定化による2次的変化等に関しての事例的検討を重ねる意義は大きい．そのためには慢性症状であるのかどうか，慢性状態であるとしたらどの段階への固定化によるものなのか，同定する必要がある．中井（1976）によれば，統合失調症の慢性状態において観察される現象は，図と地の関係のごとく，さまざまな段階が細かな動揺（図）として，固定化したある段階（地）の中に見える状態である．そこで，どれか1つの段階に特に高い得点がない場合は，「慢性状態」と同定することとし，特にある段階Aに比較的高得点を示した場合は，「慢性A状態」，それ以外を「慢性混合状態」と呼ぶこととした．そして，杉山（1996b）において，この用具を用いて同定を試みた（図4・1）．その結果，治療過程分析や治療要因調査などとの整合性から，この用具の妥当性が支持されている．

表 4·2　各回復段階における回復段階同定尺度の項目

尺　度	急性期	臨界期	回復前期	回復後期
症　状	幻覚，妄想	急性症状の軽減，不眠，不安（対人関係，心気的）	急性症状のほぼ完全な消失	症状の言語化（病の受容）
感　覚	超覚醒	晴朗	非現実感	季節感（の回復）
身　体	身体感覚低下	自律神経系攪乱，向精神病薬の副作用	易労性，長時間の睡眠（欲求）	日周差
対人関係	対人関係形成困難	対人接触の試み	気疲れする場面での耐性欠如	擬神経症的
立　場	入院*	初回外泊*	入院の肯定	外泊の繰り返し*，退院意欲（の出現）
行　動			不活発	社会活動開始（外出，作業）
言　語		言語活動再開：自発的発言，一時的多弁，過去の振り返り	自発的発言の欠如，非拒絶性沈黙	言語活動再開：会話の成立，他患への援助的発言

＊：参考項目.

（2）グループの場の質

　グループは生き物であると言われる．グループの場の質は，細かく見れば刻一刻と変化する．しかし，大きく見れば，人の成長のように集団にも発達という現象が観察される．学級集団の1年間の変化を思い起こせば明らかなように，同じグループでも発達の位相によって各メンバーに与える心理的影響は異なる．

　これまでのところ，精神病圏の集団発達については，3位相モデルが多く提出されており（Garfield & Bergin, 1978），各位相の中心テーマは，①受容と自己開示，②個別性と攻撃性，③仲間関係と現実適応，と見てよいように思われる．初期にはグループによる受容と治療者からの注目が患者の興味の中心となる（Opalic, 1990）．この時期の治療者による安定した治療構造の提供と依存と攻撃性の受容により，メンバーは徐々に安全感を増し，自分のことを語りはじめる．そして問題を抱えているのは自分だけではないという〈普遍性〉の体験を通じてグループの凝集性が生起する（杉山ら，1997）．中期には個別性の発現と攻撃性の表出が起こり，グループは不安定な状態を迎えるが，初期と同様の介入を安定して続けること（杉山ら，1994）と初期に生まれた凝集性

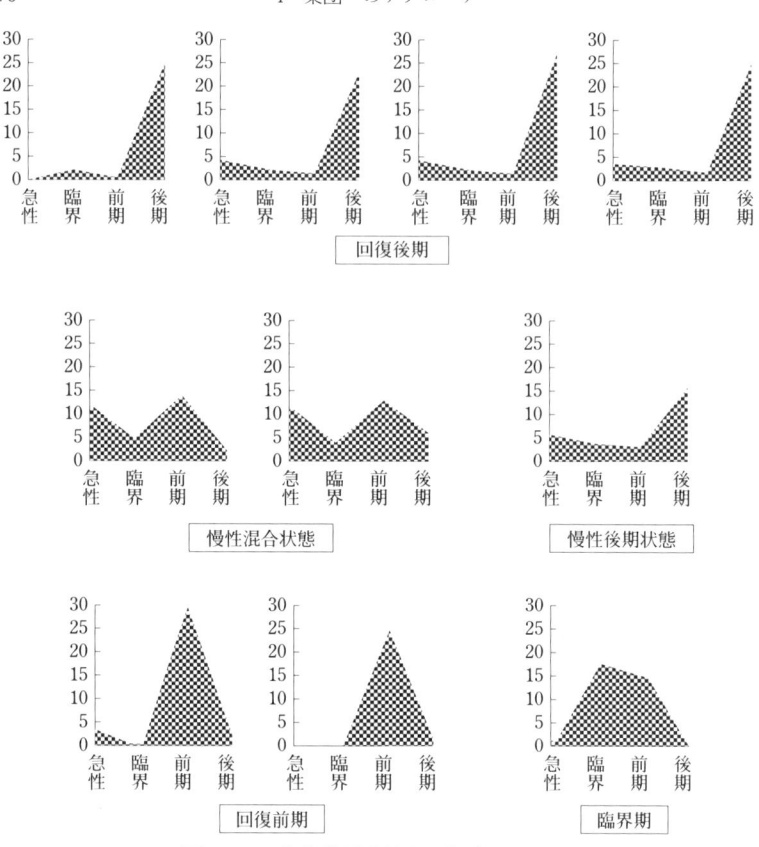

図4·1　回復段階同定結果（杉山,　1996b）

(Opalic, 1990) がこれらの危機状況を乗り越える助けとなる．そして，後期には仲間関係 (Garfield & Bergin, 1978) や現実的な問題 (Opalic, 1990) が患者の興味の中心となる．

ミクロ的に見れば，グループの場の質は，治療者および他のメンバーとの間で展開する対人関係の質と，グループそのものが持つ場の雰囲気の質の2つからなる．これらについては，ヒルインターラクションマトリクス＝ヒルによるグループの相互作用評定尺度 (the Hill Interaction Matrix) (Kanas et al., 1985)，グループエンバイアロメントスケール＝モースによるグループの環境評定尺度 (Group Environment Scale: GES) (Isbell et al., 1992) などの用具を用いて，グループの場の質と集団発達や治療効果の関連を検討する研究が

なされてきている．これらの研究で共通してグループの場の質として注目されているのは凝集性とメンバー関係の質に加えて，治療者のリーダーシップであり，これらが効果的に組み合わさり，グループが発達していることが示されている．

(3) 介　　　入

介入は，グループの場の状態と患者の状態の2つをみて決定される．その目的はあくまで個々の患者の治療的変化にあり，グループへの働きかけもそのためになされるものである．治療の目的となる治療的変化は基盤とする治療理論によって異なる．したがって，介入と治療的変化との関連は，治療理論に基づき理論的に検討する必要がある．

(4) 治療的体験と治療的変化

集団療法において効果をもたらす治療的体験とはどのようなものなのだろうか．この課題を患者の主観的体験の面から扱ってきたのが Yalom (1975) に代表される一連の治療要因研究である．Yalom (1975) は，治療効果をもたらす体験要因を，治療要因 (therapeutic factors) と呼び，患者に「治療において意味があった体験」を問う 60 項目の Q 分類調査を行ない，以下の 12 のカテゴリーを抽出した（〈　〉内が治療要因名である）．

すなわち，集団療法の場は，安全で受容的な居場所となることで所属感を生み魅力的な場所となる〈凝集性〉．そこで，自分だけではないという体験〈普遍性〉や将来への〈希望〉を持つことにより，孤独感や絶望感が軽減し，自分の状況に対する〈実存〉的な理解が進む．また，そのなかで他者を理解し援助する体験〈愛他性〉は自己評価を高める貴重な体験となる．この過程で体験する仲間意識はさらに〈凝集性〉を高める．このように安全で受容的な集団で，自己の対人関係パターンを知ること〈対人自己理解〉や，自由な新しいやり方での自己表現を試し肯定的なフィードバックを得ること〈対人関係技術〉は，自己概念をより正確なものとする〈自己理解〉．また，他のメンバーの言動を観察することも，貴重な体験となる〈同一視〉．家族との過去の体験にまつわる感情を想起し，その意味を理解する体験も得られる〈家族関係理解〉．上記のような体験のなかで，集団内の現象に反応し，感情をかき立てられ，その意

味，過去の表現パターン，感情を表現することによる自分とグループの変化などについて率直に温かくグループで語ること，つまり〈カタルシス〉は意味のある体験となる．また，精神障害者にとっては，ストレス，年金，服薬，料理など，生活全般にわたる対処法についての情報交換〈ガイダンス〉も意味が大きい．そしてこれらの治療的体験の蓄積が，治療の目的である治療的変化を生むのである．

　ほとんどの集団療法ではそれぞれの主要な核となる治療要因が存在していると考えられるが（Kahn, 1986），実際にはそれぞれの治療要因はおのおの独立に機能しているのではなく，力動的過程の一部として複雑に入り組んで相互関係を持つ．そして，グループの種類によって（Colijin et al., 1991），また，1つのグループでもその位相によって（Fuhriman & Butler, 1983；Mushet et al., 1989），さらにその同じ位相でもメンバーの病態によって（Leszcz et al., 1985），治療要因同士の絡まり方や機能の仕方は異なる．したがって，治療者が個々のメンバーの体験している治療要因を把握し，それとともにグループ全体の治療要因構造を知ることによって，集団とメンバーの治療的関係についての力動的理解を得られるところに臨床的意義があるといえよう．

　しかし，これまでの研究では各治療要因の要因間の関連については並列に論じられるのみであり，その構造は論じられておらず，そのため治療過程との関連を吟味することが困難となっていた．また，わが国では統合失調症に対する集団療法の治療要因についての客観的データは得られていなかった．そこで筆者は，治療要因構造の吟味を目的としてYalom（1975）の12カテゴリーを基盤とした治療要因調査用具を作成した（表4・3）．ただし，〈凝集性〉については多様な概念を含むため，概念的な検討を加え，〈安全感〉と〈所属感〉の2つの要因に分離した．その結果，13項目となった（杉山ら，1994）．

　この用具を用いて，入院集団精神療法の複数事例について，その治療過程とクラスター分析による治療要因構造の検討を行なった結果，クラスターの構造は位相によって変化していた（杉山，1998）．たとえばあるグループでは，〈実存〉の要因は治療過程の初期には〈普遍性〉と組み合わさり〈安全感〉とともに核となるクラスターを形成したが，中期には劇的に選択率が下がり，どの要因ともクラスターを形成せず，後期に再び選択率が上がり〈同一視〉とのクラスターを形成した．このグループでは〈実存〉は「統合失調症患者である自分

表 4・3 治療要因調査項目

治療要因	調査項目
1. 愛他性	グループは，グループの中で他人を援助する機会を与えた．
2. カタルシス	グループは，抑さえ続けていた感情を表現することを助けた．
3. 安全感	グループは，受け入れられ，安心していられる場となってきた．
4. 所属感	グループは，メンバーの1人であるというグループの所属感を感じさせた．
5. ガイダンス	グループは，役立つアドバイスや示唆を与えた．
6. 自己理解	グループは，自分がなぜそんなことをしたり感じたりしたのかといった，行動の仕方や感じ方，考え方について，なんらかの理解を得させた．
7. 同一視	グループは，自分が困難を感じているようなことに，他の人が実際に対処しているのを見たり聞いたりする経験を与えた．
8. 希望	グループは，なんらかの形で将来への希望を与えた．
9. 普遍性	グループは，他の人も自分と同じような問題や感情を持っていることを知る経験を与えた．
10. 実存	グループは生活の中あるいは自分自身の中で，変わり得ないと思っている事柄に，なんらかの折り合いをつけることを助けた．
11. 対人自己理解	グループは，自分が他の人にどのように映っているかを学ぶことを助けた．
12. 対人関係技術	グループは，グループの中のある人に対する困難さを解決できるように助けた．
13. 家族力動理解	グループは，自分がどのような家族の中で育ち，自分の人生にとって家族がどのような意味を持っているのかという理解を進めることを助けた．

の人生を受け入れる」というテーマとして体験されていた．グループの初期にはこのテーマは「自分だけではない」という感覚（〈普遍性〉）に支えられ可能となっていたが，中期には「でもなぜ自分が」という本音の納得できない思いが語られ始めた．この時〈実存〉は意味のある体験として選択されず，他のどの要因とも関連を持たなかった．しかし，後期には現実の生活についてさまざまな体験が話し合われ，他のメンバーが実際に生きづらさに対処している姿を見聞きする体験（〈同一視〉）が得られた．この体験を通して，自分の人生と向き合うことが可能となり，〈実存〉は再び意味のある体験として選択されたと考えられる．治療要因は，このように他の治療要因との関係を構造的に検討することによって，その意味をさらに深く考察することができる．

ところで，Yalom による研究のポイントの1つは，治療要因を患者の意識的体験と規定したところにある．これによりデータの本質が高度に主観的なものとなり，科学的信頼性が限定されるという問題が生じた（Yalom, 1985）．また，患者と治療者の評定を比較した研究からは，さまざまな設定において，

患者体験と治療者評定の間には大きな食い違いがあり (Schaffer & Dreyer, 1982)，第三者による患者体験評価には限界があることとともに，患者による評価の方が治療者によるものよりもはるかによく治療の成功を予測しうることが示されている (Orlinsky et al., 1994；杉山, 1996a)．これらの結果を踏まえ，Yalom (1995) は，治療要因の概念を改めて患者体験によるものと規定し，治療要因調査とかみ合わせて客観的な臨床観察から得られたデータを検討することが重要であると論じている．そのデータを得る 1 つの方法が，次項に示した，理論仮説にもとづいて分析視点を定めた客観的な事例過程分析である．

（ 5 ） 事例——具体的イメージのために

本項で紹介する事例研究 (杉山, 1996b) では，統合失調症患者が，集団精神療法の初期に安全感を体験するための治療メカニズムの検討を目的とし，事例過程の分析と治療要因調査を行い，その結果から治療的体験と技法，治療要因の関連を考察した．この事例グループ参加者の病態の内訳は回復期 6 名，臨界期 1 名，慢性状態 3 名であった（図 4・1）．

事例過程の分析にあたっては，安全感の概念を再吟味し，病理の中心を自我境界の障害 (Federn, 1952) に置き，Fromm-Reichmann (1954) の治療理論を基盤に，統合失調症の治療原理を「自我境界喪失の不安」と「依存と攻撃の両価的感情の統制困難に対する不安」の軽減とした．そして安全感の基盤となる治療的体験を，一貫して安定した枠組みと揺るぎない対象の存在を提供される体験（「母なる対象の存在」）と，その「母なる対象の存在」下で自我境界を保障され，両価的感情を完全に受容される体験（「母なる対象との関係」）と規定した．さらに，上記の治療原理の回復段階ごとの差異を検討し，それぞれに必要と考えられる治療的体験と技法を与える治療仮説を構成の上で，分析の視点と指標を設定した．評定にあたっては訓練を受けた評定者がビデオと逐語記録を評定し，患者の言動と介入を合わせて 1 セッションあたり平均約 240 個の事象を抽出した．

その結果，回復前期，回復後期の各回復段階に特有の治療的体験と，それに対応した介入が抽出された．

治療要因調査の結果では，〈安全感〉，〈所属感〉は全員が意味があったと評定した．〈普遍性〉も欠席のあった患者を除いて全員が意味が有ったと評定し

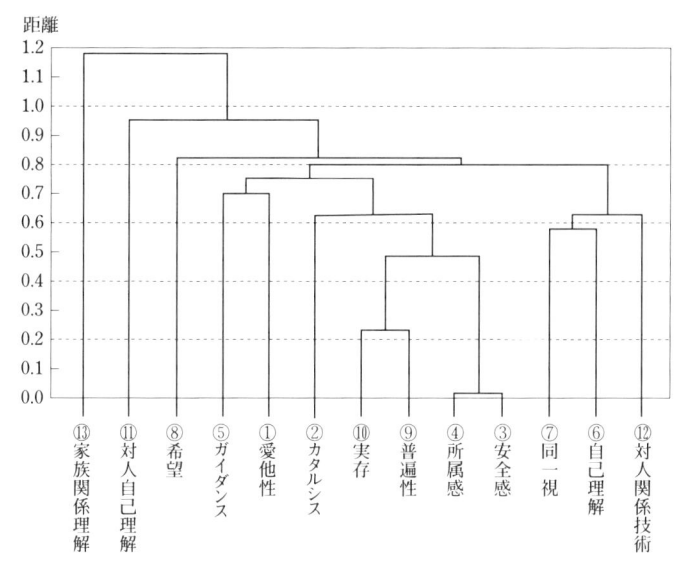

図4・2　治療要因構造：初期（杉山，1996b）

樹形図の横軸（左から右）：⑬家族関係理解　⑪対人自己理解　⑧希望　⑤ガイダンス　①愛他性　②カタルシス　⑩実存　⑨普遍性　④所属感　③安全感　⑦同一視　⑥自己理解　⑫対人関係技術

た．有意差の検定（Fisherの直接法）では10％水準で，〈ガイダンス〉と〈対人自己理解〉で回復前期が回復後期よりも多く，〈希望〉で回復前期が慢性患者よりも多かった．クラスター分析では核となる治療要因として，〈安全感〉と〈所属感〉に〈実存〉と〈普遍性〉が合わさりこれに〈カタルシス〉が加わったものが第1クラスターを形成していた（図4・2）．

　総合的にみると，グループで患者が安全感を意識的に体験している時，自我境界を保障される体験などのどのメンバーにとっても共通の治療的体験と，回復後期の患者だけにみられた自己受容体験などの，各病態に特有の治療的体験がみられた．それぞれの治療的体験は，図4・3に示したように，関連する技法と治療要因を持ち，対グループ・治療者・他のメンバーの3種類の相互関係のなかで生まれていた．特に，他のメンバーとの関係から生まれる治療的体験については，病態の違う患者が組み合わされたことから生まれるものがみられた．集団精神療法においては，統合失調症患者の病態の多様性は，治療的資源としての意味を持っており，グループメンバーの組み合わせを考える際に積極的に生かされるべきものであるといえよう．

　また，慢性化によって生じたと見られる2次的変化が抽出され，慢性状態で

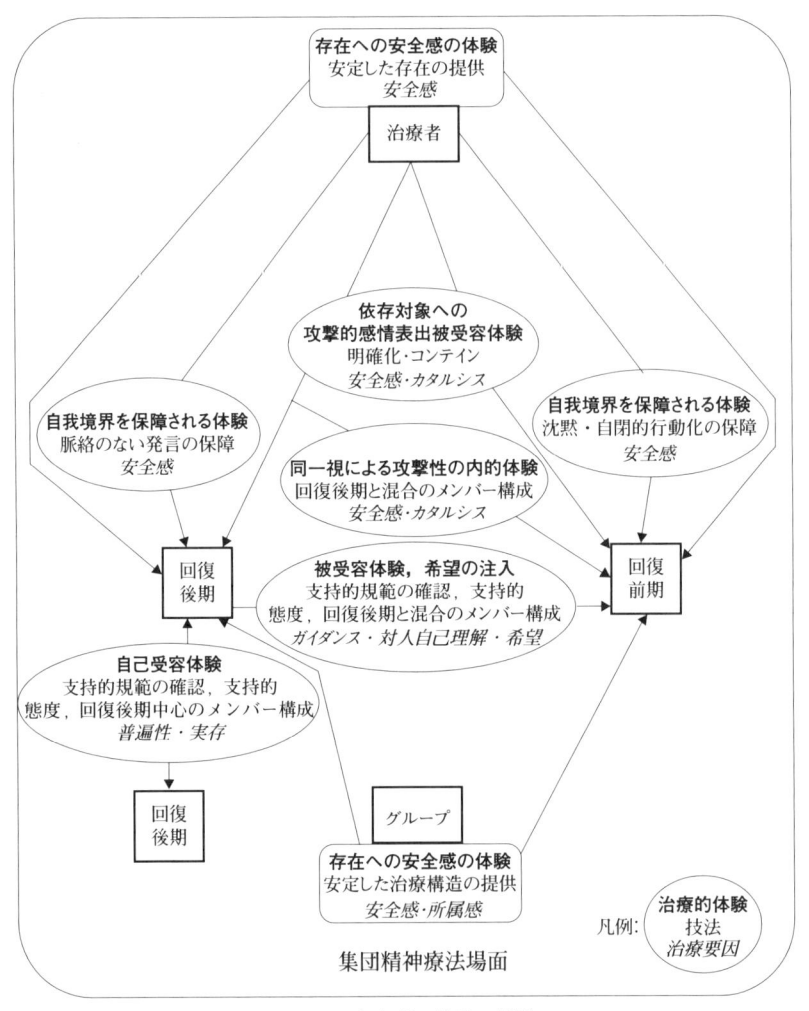

図4·3 安全感の体験の構造

は希望を持つことが，特に慢性妄想状態では，実存の体験が困難であることが示唆された．

この研究における分析結果は膨大なものとなるがここでは研究の具体的イメージを得るために，回復前期の患者の攻撃的感情の内的体験について取り上げ，結果の一部を紹介する．

回復前期に必要な治療的体験は，対人関係場面で安全に沈黙しつつ，攻撃的

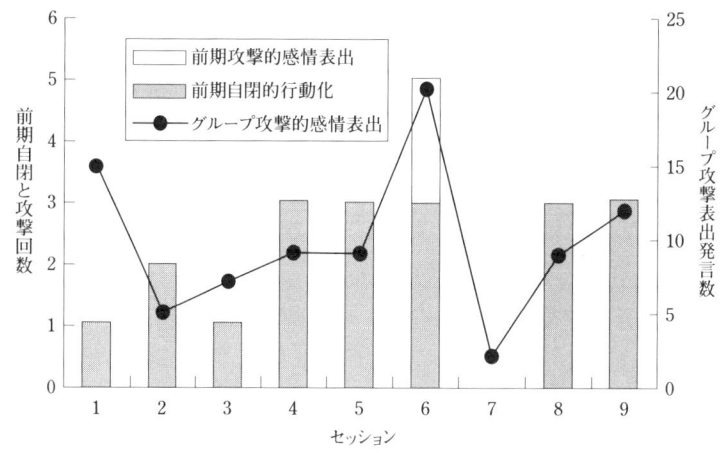

図 4·4　回復前期の自閉的行動化と攻撃的感情表出 (杉山, 1996b)

感情を安全に表出する体験である (杉山, 1994). 集団精神療法は, 言語活動の乏しさに対しては, 沈黙を支持することにより, 集団に隠れながら参加することを学習する機会を提供する. また自我境界喪失や, 依存と攻撃の両価的葛藤による不安の増大に対しては, 一時的退出や居眠りなどの自閉的行動化を保障することにより, 自閉の利用 (神田橋・荒木, 1976) に連なる学習を促進する. また, 回復後期の患者と組み合わされた場合, 回復後期の患者が攻撃的感情を表出する場面を観察し, 同一視により攻撃的な感情の活性化が起きる. さらに, 回復後期の患者が攻撃的感情を表出しても周囲に受容されていることを観察し, 安全感が高まり, 攻撃的な感情を内的に体験しはじめると考えられる (表 4·1).

本事例では回復前期の患者は, セッション 6 で, 攻撃的感情の表出を 3 回行なった. そのうち自発的発言の 1 回は, 回復後期の患者の攻撃的発言にかぶさるように同じ内容を述べたものである. 患者はこの発言の後, 短時間の退出を行なっており, 攻撃的感情表出により不安が増大していたと考えられる. 上の考察は, さらに, グループ全体の攻撃的感情表出の発言数と, 回復前期の患者の自閉的行動化に攻撃的感情表出発言数を加算した回数を比較した結果において, 支持されている (図 4·4). これによれば, 回復前期の患者の自閉的行動化と攻撃的感情表出発言数を加算したものは, セッションを重ねるにつれ, グループ全体の攻撃的感情表出の発言数との同期性を高めていた. 特に, グルー

プ全体の攻撃的感情表出が最も高まったセッション 6 に回復前期の患者の攻撃的感情の表出が行なわれた．このことは，セッション 6 において，他メンバーの特に高まった攻撃的感情の表出を観察していた回復前期の患者に，他のセッションよりも強い感情の高まりがあったことを示唆している．グループ全体の攻撃的感情表出の最も少なかったセッション 7 では，攻撃的感情表出も自閉的行動化もまったく見られなかったことも，上の考察を支持する結果である．また，攻撃的感情表出の後に自閉的行動化をしていることから，攻撃的感情の表出によって，不安が増大していること，この攻撃的な感情が自律的に安全感を持って表出されたものではないことが示唆される．しかし，治療要因調査では，患者は〈同一視〉に加えて「グループは，抑さえ続けていた感情を表現することを助けた」という〈カタルシス〉の要因に意味があったと評定している．回復前期の攻撃的感情の表出では，表出後の自閉的行動化が保障され，表出に伴う危機的状況が出現しない場合，感情表出が意味のある体験となり得ると考えられよう．

3. 臨床実践と研究の協働を目指して

臨床現場に直結した研究は直接的な技法の開発・点検などの意義を持つ．筆者はこの種の研究に，第 2 節で紹介したような研究者と治療者との協働による研究法を勧めたい．従来，この種の研究は現場の治療者が一人二役で行なってきた．自らの事例を研究という形で客観化し精練していくことには，大きな意義がある．そのような営みのない臨床活動は独りよがりのものとなりがちである．しかし一方で，本研究のように研究者が治療のはじめから意図して 1 つのチームとなってかかわり，治療者・患者・グループの 3 者を等距離で検討していく手法は，治療を開かれたものとし，研究の実証性を高めていくうえで有意義であると思われる．個人療法と異なり，複数のスタッフで運営されることが多い集団療法においては特に導入しやすい研究方法なのではないだろうか．

また，研究上の必要から上位システムである病棟，医局などの職員たちともコミュニケーションをとる必要が生じ，それを通して，チームの相互理解，患者理解，グループ理解が進むこともよく見られる．地域における研究活動においても同様に研究という営みが現場のシステムに影響を与え，ネットワーク形

成に貢献すると考えられる．

　研究のツールは，現場のデータを蓄積・分析しやすいことが大切である．また治療者の事例理解を深めることに役立つだけでなく，治療要因調査用具のように，その調査によって患者が参加目標を見直し意欲を高めることにつながるような，治療に貢献する意義を持つことが望まれる．臨床研究は実践に役立つものであることが基本である．「実践の現場と研究が協働していくことは，より良い治療成果につながるのだ」という認識が研究者・実践家双方に望まれる．

　一方，臨床実践と研究の協働のためには臨床現場に直結した研究ばかりが必要なわけではない．臨床現場でなされにくい基礎的な研究には高い価値がある．たとえば，統合失調症患者の状況認知についての基礎研究を行なうことは，彼らの集団認知についての理解を深めるだろう．この種の研究では，研究の臨床的な意義を見出し，現場に伝えていく工夫が，研究者の側に必要とされよう．

4. これからの統合失調症集団療法と臨床心理学

　2002年には日本集団精神療法学会が大会テーマを「地域精神保健活動における集団精神療法」とするなど，地域の福祉的な援助のなかにいる統合失調症患者に対する集団療法の意義が模索されている．社会復帰施設においても集団療法のニーズは徐々に増加すると思われる．医療現場においても，欧米で取り組まれているような地域への橋渡しを視野に入れた集団活動が必要とされてこよう．

　このような地域の実践においては医療モデルから生活モデルへ視点を転換し，機関の中にいるのではなく，生活の場へ踏み出すアウトリーチによる援助を志向していくこと，そのための協働・集団運営の技術を身に付けることが必要である．精神科リハビリテーションの立場からも，生活場面における援助法の開発向上が必要とされ（池淵，1998），その前提として安全感の最大限の保障とそれを可能とする適切な集団運営の知識と技術が問われている（池淵，2000；野中，1998）．

　「地域」システムは学校保健，母子保健などさまざまな精神保健課題を抱え

て動いている．精神障害者の生活は地域住民の精神保健課題と相互に影響し合っている．そして，地域精神保健で必要とされるどのレベルの活動においても，ネットワークづくり，協働のための集団運営の知識と技術は有用なものとなる．そのとき，臨床心理学の独自性として，常に目の前の1人の統合失調症患者の心とのかかわりがすべての始まりであり，コミュニティや上位組織との活動はその理解の延長線上にあることを忘れてはならない．

そして，これらの実践を支える研究に必要となるのは，従来の臨床心理学的な問題設定に加え，地域社会全体を視野に入れた社会学的な問題設定となろう．

臨床心理学的な問題設定では，①治療要因や回復過程などのアセスメントツールにより実証的知見を蓄積していくこと，②技法の妥当性の分析や修正などを実践現場との協働の下で進め，集団運営の知識と技術を提供していくことが望まれる．特にこれまでの実践の蓄積の少ない，地域の新しい場面における集団療法の施行を進めていくためには，技法選択の妥当性を吟味するための統制研究のみならず，探索的な事例研究も必要と思われる．

一方，社会学的な問題設定では，①主体性・尊厳の回復の視点から，当事者運動や自助グループに関する研究，そのためのエンパワメント，QOL等の主観的尺度の開発，②保健師，精神保健福祉士などの地域の保健福祉専門職との協働，③社会福祉援助技術としてのグループワーク研究とのすり合わせなどが必要となろう．

また医療の場における集団療法研究も続けたい．安全感の保障という基本原則は文化差を超えて有効（Kanas, 1992）とされているものの，欧米との文化差の影響を吟味した研究は見られず，日本文化に適合した集団療法技法を開発する必要が指摘されている（Kanas, 1992；鈴木，1996；中久喜，1998）．「はじめに」で述べたように，統合失調症患者の長期入院は日本の独自の問題となりつつある．この長期入院患者に対する集団療法研究にも，さらなる取り組みが望まれる．

おわりに

ある統合失調症の方の句に，こんな一句がある．『水を汲む　今日一日の正気かな』（フィルム「青銅の涙」1997年，山本二昭制作より）．

彼らの心が抱えるつらさの1つ，は自分の心を自分のものとして持つことができないところにあるように感じる．彼らの心の闇にあるもの．怒り，悲しみ，孤独，不安，恐怖……そして希望．それを確かに在ると解り共に居ることができればという思いが筆者の統合失調症臨床の出発点である．

臨床心理学――床に臨み心の理を学ぶ営み．筆者にとって集団療法の場で彼らが安心して仲間関係を築き，互いを照らしあい，鏡を見るように自分の心を覗き，互いの関係の中で心の実存を受け入れていく場に居合わせることもその営みの1つである．この営みを具体化する研究と臨床のイメージを本論で少しでも共有できたとしたら幸いである．

引用文献

Andres, K., Pfammatter, M., Garst, F., Teschner, C. & Brenner, H. D. 2000 Effects of a coping-orientated group therapy for schizophrenia and schizoaffective patients: A pilot study. *Acta Psychiatrica Scandinavica*, **101**(4), 318-322.

Bazzoni, A., Morosini, P., Polidori, G., Rosicarelli, M. L. & Fowler, D. 2001 Group cognitive behavior therapy in the routine care at a Psychiatric Ward of Diagnosis and Treatment. *Epidemiologia e Psichiatria Sociale*, **10**(1), 27-36.

Brabender, V. M. 2001 The future of group psychotherapy: Expanding the conversation. *International Journal of Group Psychotherapy*, **51**(2), 181-263.

Ciompi, L. 1988 Learning from outcome studies toward a comprehensive biological-psychosocial understanding of schizophrenia. *Schizophrenia Research*, **1**, 373-384.

Colijin, S., Hoencamp, E., Snijders, H., Van Der Spek, M. & Duivenvoorden, H. 1991 A comparison of curative factors in different types of group psychotherapy. *International Journal of Group Psychotherapy*, **41**, 365-378.

Coons, W. H. 1957 Interaction and insight in group psychotherapy. *Canadian Journal of Psychology*, **11**, 1-8.

Federn, P. 1952 *Ego psychology and the psychoses*. Basic Books.

Fromm-Reichmann, F. 1954 Psychotherapy of schizophrenia. *American Journal of Psychiatry*, **111**, 410-419.

Fuhriman, A. & Butler, T. 1983 Curative factors in group therapy: A review of the recent literature. *Small Group Behavior*, **14**, 131-142.

Garfield, S. L. & Bergin, A. E. 1978 *Handbook of psychotherapy and behavior change*. Wiley.

Hornung, W. P., Kieserg, A., Feldmann, R. & Buchkremer, G. 1996 Psychoeducational training for schizophrenic patients: Background, procedure and empirical findings. *Patient Education and Counseling*, **29**(3), 257-268.

Huxley, N. A., Rendall, M. & Wederer, L. 2000 Psychosocial treatments in schizophrenia: A review of the past 20 years. *Journal of Nervous and Mental Disease*, **188**(4), 187-201.

池淵恵美 1998 医療機関で行うリハビリテーションのプログラム構成と運営.精神科治療学, **13**(増), 293-297.

池淵恵美 2000 集団を用いた活動療法.精神科治療学, **15**(増), 215-219.

Isbell, B. A., Thorne, A. & Lawler, M. H. 1992 An exploratory study of long-term group psychotherapy of outpatients with major and chronic mental illness. *Group*, **16**, 101-111.

Kahn, E. M. 1986 Inpatient group psychotherapy: Which type of group is best? *Group*, **10**, 27-33.

Kanas, N., Barr, M., Dossick, S. 1985 The homogeneous schizophrenic inpatient group: An evaluation using the Hill Interaction Matrix. *Small Group Behavior*, **16**, 397-409.

Kanas, N. 1986 Group therapy with schizophrenics: A review of controlled studies. *International Journal of Group Psychotherapy*, **36**, 339-351.

Kanas, N. 1991 Group therapy with schizophrenic patients: A short-term, homogeneous approach. *International Journal of Group Psychotherapy*, **41**, 33-48.

Kanas, N., 浅田 譲(訳) 1992 米国的および日本的展望.集団精神療法, **8**(1), 100-102.

神田橋仗治・荒木富士夫 1976 自閉の利用：精神分裂病者への助力の試み.精神神経学雑誌, **78**, 43-57.

小谷英文 1994 精神分裂病の集団精神療法技法.集団精神療法, **10**, 39-47.

小谷英文 1995 精神分裂病を中心とした慢性的精神障害者の集団精神療法：基本枠組みと技法基礎.集団精神療法, **11**, 127-135.

Leszcz, M., Yalom, I. & Norden, M. 1985 The value of inpatient group psychotherapy and therapeutic process: Patient's perceptions. *International Journal of Group Psychotherapy*, **35**, 331-354.

丸田俊彦 2001 アメリカにおける医療状況とわが国の近未来.精神科治療学, **16**(1), 27-31.

Maxmen, J. S. 1973 Group therapy as viewed by hospitalized patients. *Archives of General Psychiatry*, **28**, 404-408.

Mushet, G., Whalan, G. & Power, R. 1989 In-patients' views of the helpful aspects of group psychotherapy: Impact of therapeutic style and treatment setting. *British Journal of Medical Psychology*, **62**, 135-141.

永田俊彦 1976 精神病院における治療状況と分裂病者の寛解過程について.精神医学, **18**, 951-958.

Nightingale, L. C. & McQueeney, D. A. 1996 Group therapy for schizophrenia: Combining and expanding the psychoeducational model with supportive psy-

chotherapy. *International Journal of Group Psychotherapy*, **46**(4), 517-533.
中井久夫　1972　精神分裂病の寛解過程における非言語的接近法の適応決定．芸術療法，**4**, 13-25.
中井久夫　1974a　精神分裂病状態からの寛解過程：描画を併用した精神療法をとおしてみた縦断的観察．宮本忠雄（編）　分裂病の精神病理2．東京大学出版会．pp. 157-218.
中井久夫　1974b　分裂病の発病過程とその転導．木村　敏（編）　分裂病の精神病理3．東京大学出版会．pp. 1-60.
中井久夫　1976　分裂病の慢性化問題と慢性分裂病状態からの離脱可能性．笠原　嘉（編）　分裂病の精神病理5．東京大学出版会．pp. 33-66.
中井久夫　1989　分裂病における症状変遷と症状転換．季刊精神療法，**15**, 25-34.
中井久夫　1993　分裂病治療の段階と目標．精神科治療学，**8**, 1133-1140.
中久喜雅文　1998　日本における「力動的」集団精神療法の「効果」についてのコメント．精神療法，**24**(5)，460-463.
中安正夫　2001　21世紀の精神医療と保健・福祉を"読む"．ゆうゆう，**42**, 8-17.
西村　馨・西川昌宏・小谷英文・井上直子・杉山恵理子　1995　集団精神療法効果の実証的研究の成果．集団精神療法，**11**(2)，147-153.
野中　猛　1998　リハビリテーションにおけるグループの意義．精神療法，**24**(5)，440-447.
Opalic, P. 1990 Group processes in short-term group therapy of psychotics. *Small Group Research*, **21**, 168-189.
Orlinsky, D., Grawe, K. & Parks, B. 1994 Process and outcome in psychotherapy. Garfield, S. & Bergin, B. (ed.), *Handbook of psychotherapy and behavioral change : An empirical analysis* (4th ed.). Wiley.
Schaffer, J. & Dreyer, S. 1982 Staff and inpatient perceptions of change mechanisms in group psychotherapy. *American Journal of Psychiatry*, **139**, 127-128.
Scott, D. & Griffith, M. 1982 The evaluation of group therapy in the treatment of schizophrenia. *Small Group Behavior*, **13**, 415-422.
杉山恵理子　1994　分裂病集団精神療法の一治療過程仮説．集団精神療法，**10**，129-134.
杉山恵理子・小沢良子・小谷英文・長谷川美紀子　1994　精神分裂病の集団精神療法：治療過程と治療要因．日本集団精神療法学会第11回大会抄録．pp. 46-47.
杉山恵理子・小谷英文・井上直子・西村　馨・西川昌宏　1995　治療実態からみた日本の集団精神療法の枠組みと効果．集団精神療法，**11**, 45-56.
杉山恵理子　1996a　精神分裂病の集団精神療法(5)——治療要因の調査．日本心理学会第60回大会発表論文集．p. 210.
杉山恵理子　1996b　集団精神療法の開始期における精神分裂病者の安全感の体験と技法の関係．国際基督教大学大学院教育学研究科提出博士論文．
杉山恵理子・小沢良子・和田多佳子・小谷英文　1996　分裂病の集団精神療法：治療者の欠席の意味を巡る一考察．日本集団精神療法学会第13回大会抄録．p. 65.
杉山恵理子・小谷英文・小沢良子　1997　精神分裂病の集団精神療法(集団心理療法)：初期過程の治療要因と技法．心理臨床学研究，**15**(6)，585-597.

杉山恵理子　1998　精神分裂病の集団精神療法(6)：治療過程と治療要因構造．日本心理学会第62回大会発表論文集．p. 151.

鈴木純一　1996　学会としてこれからしなければならないこと．集団精神療法，**12**(1), 3-5.

Taylor, N. T., Burlingame, G. M., Kristensen, K. B., Fuhriman, A., Johansen, J. & Dahl, D.　2001　A survey of mental health care provider's and managed care organization attitudes toward, familiarity with, and use of group interventions. *International Journal of Group Psychotherapy*, **51**(2), 243-263.

八木剛平・田辺　英　2002　日本精神病治療史．金原出版．

Yalom, I. D.　1975　*The theory and practice of group psychotherapy* (2nd ed.). Basic Books.

Yalom, I. D.　1985　*The theory and practice of group psychotherapy* (3rd ed.). Basic Books.

Yalom, I. D.　1995　*The theory and practice of group psychotherapy* (4th ed.). Basic Books.

Zhang, M., He, Y., Gittelmen, M., Wong, Z. & Yan, H.　1998　Group psychoeducation of relatives of schizophrenic patients: Two-year experiences. *Psychiatry and Clinical Neurosciences*, **52**(Suppl.), 344-347.

第 5 章

認知行動療法からのアプローチ

石垣琢麿

1. はじめに

　統合失調症に対する認知行動療法は，生活技能訓練（SST）や心理教育を中心として発展した．現在ではその援助的意義が日常臨床のなかで実証され，多くの医療・福祉機関に普及している．SSTに関しては，本書では皿田による詳しい解説がある（第2章）．ごく簡単にいえば，特に社会的場面における認知・行動の歪みを是正し，患者の社会復帰をよりスムーズに行なうための精神科リハビリテーション技法の1つであり，日常生活をより健康で満足度の高いものにする技術を当事者の視点からスキルととらえ，その獲得を目標にするものである（池淵，2001）．心理教育とは，対象者が疾患や治療法に対する知識を増やし，理解を深める援助をすることにより，病識の改善や再発防止をめざすものと考えられている．

　両者はともに，その対象として患者本人と家族を含む．また，両者は互いに独立したものではなく，連動して実施され，相互補完的な効果を生み出すように工夫されなければならない．これは，認知行動療法が基本的に「教育的」治療プログラムであり，複数の治療法を組み合わせて実施することを拒まない「パッケージ」技法だからである．

　さて，統合失調症に対するこれまでの認知行動療法は，その標的症状として「社会的引きこもり」や「自尊心・自己効力感の低下」など陰性症状や2次的症状を主に扱ってきた．ところが近年，陽性症状を直接の対象とする認知行動療法が注目を集めるようになってきた．2001年に行なわれた国際認知行動療法学会でも，認知療法の創始者であるBeckによる妄想や幻聴に関するワークショップが開かれたり，関連シンポジウムが数多く行なわれたりしたことからもわかるように，陽性症状に対して有効な認知行動療法の開発と臨床実践は今

や世界的潮流となっている．

　幻覚や妄想に対して，オペラント条件づけや系統的脱感作，あるいは注意を症状からそらす注意転導技法といった行動療法的手法を用いたアプローチが試みられてきたが，明確な有効性は確認できないままであった．また，八木ら（1998）は幻聴に対する精神療法の必要性を，自助努力による他者との言語的交流の復活を治療者側から援助することにあるとしている．しかし，新しい認知行動療法は，こうした補助的立場を超えて，介入・治療に関する積極的意味を持っている．

2. 陽性症状に対する認知行動療法

（1）治療原則

　陽性症状に対する認知行動療法では次の3つの原則が重要とされる．①陽性症状，特に妄想や幻聴を誤った信念から発生する病理現象ととらえ，その認知を変容させて陽性症状自体を改善すること，②陽性症状によって引き起こされた苦痛や自尊心の低下を改善させることによって陽性症状に間接的に影響を与えること，③心理教育を重視すること．

　SSTにおいても，問題解決技能訓練のひとつとして，陽性症状に関する話し合いをもったり，対処行動について検討したりする取り組みはこれまでもなされてきたが，新しい認知行動療法では，陽性症状を介入対象の中心に据え，患者と援助者がともに陽性症状自体を認知心理学の枠組みのなかで理解し，その変容を目標として定めることが大きな特徴である．

　陽性症状を介入対象の中心にするというアプローチは，多くの臨床家に抵抗を感じさせるものであろう．なぜならば日本だけでなく欧米でも，陽性症状を安易に焦点化することは患者に対してその妄想世界を承認することになり，妄想を活性化し発展させてしまうと考えられてきたからである．実際に，多くの臨床訓練プログラムで，陽性症状を直接論じることを避けるように主張されてきた．

　しかし，認知行動療法の結果として症状が悪化したことを示唆する明らかな証拠はなく，多くの研究者が，症状の内容やそれに関連した感情と思考を話し合うことが介入の不可欠の要素であると主張するようになってきた（Yusu-

表5・1 Beckによる認知療法における一般的な目標

7 つ の 目 標
①妄想の生物学的-認知的-社会的モデルを患者に理解してもらい，受け入れてもらうこと．
②妄想がこのモデルによってリフレーミングされること．
③患者と治療者は，症状を減じコーピング・スキルを改善するために，チームを組んで治療にあたること．
④妄想を事実でなく1つの信念として患者に認識してもらうこと．
⑤妄想が感情や行動に与える影響を患者に認識してもらうこと．
⑥自己，「妄想から自由な場所」，現実検討などに関する患者の観察力を強化すること．
⑦感情や行動にまったく影響のない程度，あるいは最小の影響しか与えない程度にまで，妄想は減じられたり無力化されたりしうること．

2001年国際認知行動療法学会におけるワークショップ資料より．

表5・2 Chadwickらによる5つの原則

原則1　すべての臨床心理的な問題はCである．
原則2　問題はAからではなくBから生じる．
原則3　BとCの間には予測可能な関係がある．
原則4　Bの中核は人生早期の体験から生まれる．
原則5　信念を弱めることによって関連する苦痛や障害も減弱する．

poff et al., 1996)．もちろん実際の臨床場面では，患者との十分なラポール形成や信頼関係，あるいは病的体験を発展させないための「枠組み」が必要であることは当然であり，治療の適応を前もって検討しておくことも必要である．たとえば，幻聴に対する認知療法を行なっている原田（2001）も，長年幻聴を体験していて自我親和的になっており，新しい見方の提示が負担を与える可能性がある症例については，慎重に治療を進めることを主張している．

こうした問題を解決したうえで，認知行動療法にとって最も重要なことは，その患者にとって精神症状がいかなる心理学的意味を持つのかという点を明確にし，症状は操作可能であり，自分が人間として弱い存在ではないことを患者に納得してもらうことである．

Beckは妄想の認知療法における一般的な目標を表5・1のように定めている．

イギリスのChadwickらは，統合失調症に対する認知行動療法の開発を積極的に推進しているグループのひとつだが，彼らは表5・2に示すように，認知行動モデルから導かれる介入・治療原則を5つ挙げている（Chadwick et al., 1997）．

ここでのABCとは，論理情動療法の創始者Ellisによる精神病理現象における認知的枠組みをさし，Bは病理現象を生み出す誤った信念（Beliefs）を，Aはそれに先行する事象（Antecedents）を，CはBの結果として生ずる結果（Consequences）をそれぞれさす．

（2） アセスメント

認知行動療法は実証的臨床実践をめざしており，そのため一般に，各種アセスメントが重視される．投映法が用いられることもあるが，多くの場合，認知行動療法のために開発された面接法や質問紙，あるいは認知行動療法に合った既存の尺度が用いられる．神経症レベルの状態に対してだけでなく，統合失調症の陽性症状に対しても同じアプローチがとられる．

実証的臨床実践のためにアセスメントが重視される理由は，第1に，問題を明確にするためには現象の構造化が必要であり，アセスメントは仮説的構造に根拠を与えてくれるからである．他の介入法でもアセスメントの意味するところは同じなのだが，認知行動療法では重要性が他と比較して大きい．第2に，アセスメントによって介入前と介入後の実証的比較を行なうことができるからである．この比較検討によって介入技法の精緻化と普遍化を客観的に図ることができる．また，第3として，アセスメントの結果を患者に説明することによって，問題点や介入の進展に関して知識・情報が共有されることも利点の1つとして挙げられよう．介入目標が立てやすくなるとともに，患者とセラピストとの間の信頼関係増進にも役立つ．

陽性症状への介入も，前述したABCの各側面をアセスメントすることから始まる．アセスメントの内容は各症状によって異なるので，以下を各論として検討していきたい．

（3） 妄想のアセスメントと認知行動療法

図5・1は，妄想に関してABCの関係を示した模式図である．ここでVは脆弱性（Vulnerability）をさす．

Antecedentsは，誰がみても明らかにストレスフルなできごとだけをさすわけではない．他人からみれば些細なことであっても，その個人にとっては特徴的で重要な場合もあるし，できごと自体ではなく挫折感や屈辱感などの内的

5 認知行動療法からのアプローチ

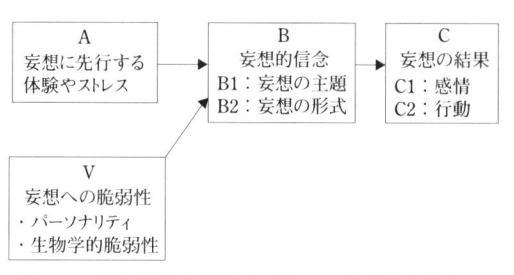

```
┌─────────────┐     ┌─────────────┐     ┌─────────────┐
│      A      │     │      B      │     │      C      │
│ 妄想に先行する │ ──→ │  妄想的信念   │ ──→ │  妄想の結果   │
│ 体験やストレス │     │ B1：妄想の主題│     │ C1：感情     │
│             │     │ B2：妄想の形式│     │ C2：行動     │
└─────────────┘     └─────────────┘     └─────────────┘
                            ↑
                    ┌─────────────┐
                    │      V      │
                    │ 妄想への脆弱性 │
                    │・パーソナリティ│
                    │・生物学的脆弱性│
                    └─────────────┘
```

図 5·1 妄想現象を記述するための基本的な枠組み

体験が主要なものであるかもしれない．また，妄想に関しては，幻覚体験が Antecedents になりうる．幻覚という異常体験をなんとか理解しようとしたとき，常識的・論理的な思考が役に立たないため，妄想的思考を発動し解決しようとする心的メカニズムは，患者のなかに少なからずみられるものである．このような2次的な妄想は患者に限ったことではなく，一過性のものならば健常者にも起こりうる．Antecedents を詳しく検討することは後述の早期介入・再発防止のプログラムを立てるためにも重要であり，SST でも取り上げられることがある．

Consequences については，臨床上の問題になりやすいために，どうしても行動の側面に注意が向いてしまうが，抑うつ感や高揚感などの感情的側面が2次的な妄想を派生させることはよく知られており軽視できない．また，誇大妄想による高揚感が強化子のようにはたらき，なかなか妄想を消去できない症例を臨床家ならば誰しも経験しているであろう．問題行動だけでなく患者が抱く感情についても十分アセスメントすることは，その後の介入の進めかたやソーシャル・サポートのありかたにも大きな影響を与える．

Beliefs については多次元的なアセスメントが必要とされる．図5·1 に示したように，妄想には被害妄想・誇大妄想などの妄想主題と，確信度・心的占有度などの妄想形式の両側面がある．

まず，主題については，従来から被害妄想・誇大妄想・微小妄想の3つに大きく分けられていた．しかしながら，こうした区分は病理学的にも雑であり，また患者の訴えを曖昧なままにしてしまう可能性がある．面接のなかで患者と症状についてじっくり話し合うためにはセラピスト側にも問題点を明確にする指針が必要であり，そのためには主題の構造化が図られなければならない．

次に，形式的側面は複数の次元に分類可能であるとされている．Brett-Jonesら（1987）は，妄想は「ある―ない」といった離散変数的で非連続的な現象ではなく，少なくとも①確信度（異常体験が現実であるという確信の程度），②心的占有度（異常体験について費やす時間），③行動阻害度（異常体験によってどのくらい行動が干渉を受けるか），④仮想的な反証に対する反応（妄想の反証となりうる具体的な証拠を提示された場合，それがどのくらい妄想に影響を与えるか），⑤同化度（実生活のなかで妄想の反証となりうる出来事をどのくらい意識しているか）などの次元に分けることが可能であり，これらの次元はさまざまな回復パターンをとる，と主張している．

このようにアセスメントされた各側面に対して，面接や自己モニタリングを用いた認知行動療法が実施される．標的となるのは，誤った信念である妄想だけでなく，それに付随したり2次的に派生したりする恐怖，不安，苦痛，抑うつなども含まれる．たとえば，KingdonとTurkington（1995）は，幻覚の発生には感情的な外傷体験・睡眠障害・被暗示性などが影響するため，現実検討力の改善や不安の軽減が重要であると考え，そこに焦点を当てた介入を推奨している．

臨床研究としては，ChadwickとLoweの研究（1990；1994）がある．ChadwickとLowe（1990）では，6名の妄想患者に対して認知療法を行なっている．4～10週間の介入を行ない，確信度・心的占有度と付随する不安をアセスメントした．5名の患者で，妄想に関する確信度は介入前のベースラインよりも明らかに低下しており，半年に及ぶフォローアップ期間中もその効果は維持された．心的占有度については4名，不安については5名に効果があった．ここで興味深いのは，心的占有度と不安は確信度とは異なる変化を示すことである．ある患者は，確信度は介入によって変化しないにもかかわらず，心的占有度と不安は有意に低下しており，別の患者では確信度と不安は著明に低下しているにもかかわらず，心的占有度に変化がみられなかった．この結果はBrett-Jonesらの主張を裏付けるものであり，患者1人1人を詳細にアセスメントする必要性を示唆している．

（4）　幻聴のアセスメントと認知行動療法

イギリスのBirchwoodやChadwickらは，幻聴を対象とした認知行動療法

を長年にわたり実践している．幻覚は「対象のない知覚」と定義されるが，発生原因が何であるかは別にして，幻聴とは，実際には生じていないはずの声や音を「信じる」ことに問題があり，この問題を理解し修正することを目標にしなければ，抜本的な対策とは言えない．先にも述べたように，行動や知覚のみを対象としたかつての介入法は大きな改善を生み出しえなかった．

ChadwickとBirchwood (1994) は「声の万能感——幻聴への認知的アプローチ」という論文において，統合失調症における薬物療法抵抗性の幻聴を理解し，介入するための新しい認知的アプローチを提案した．

まず，持続性幻聴のある患者の行動・認知・感情的反応を詳しく検討するために，Cognitive Assessment of Voices (「幻声の認知アセスメント」) と名づけられた半構造化面接による調査を行なった．Beliefs About Voices Questionnaire (BAVQ)(「幻声に関する信念質問紙」) は30項目からなり，そのうち21項目は幻声に関する信念についての質問で構成されている．たとえば，「声は私がしたことについて私を罰している」，「声はとても強い影響力を持っている」などである．また，残りの9項目は幻声に対する反応を尋ねている．たとえば，「私は声を止めようとする」，「私は一人にしておいてくれと声に頼む」などである．なお，BAVQに改訂を加え，万能感についてより詳しく調べるようにしたBAVQ-Rも発表されている (Chadwick, Lees & Birchwood, 2000)．

その結果，すべての患者は声を万能全知のものと捉えており，声の主 (identity) と意味に関する信念によって，声は「善意 (benevolent)」と「悪意 (malevolent)」のどちらかに解釈されていることがわかった．すべての患者で，悪意と捉えられている声に対しては恐怖と抵抗が生じていたが，善意と捉えられている声に対しては従順な行動をとっていた．これをまとめると表5・3のようになる．

このような事例研究をつみかさねて，ChadwickとBirchwoodは表5・4のような理論を提出した．これによると，幻聴 (A) に対して，人は一定の認知 (B) をし，それが感情 (C) と行動 (D) をもたらす．

ここで重要なことは，幻聴 (A) と認知 (B) とは直接の関係がないということである．たとえば，表5・3中段の例のように，幻聴の内容はネガティブであっても，「これは神が私の力と信仰を試そうとしているのだ」のように善意

表 5・3　幻聴に対する認知と反応

A：幻聴	B：認知	C：感情	D：行動
ネガティブ 「彼を殴れ」	悪意 神が私を陥れようとしている	ネガティブ 不安	抵抗行動 部屋を出ない
ネガティブ 「彼を殴れ」	善意 神が私の信仰を試そうとされている	ポジティブ 喜び	協調行動 声を聞き流す
ポジティブ 「用心しろ」	悪意 悪魔が私を監視し陥れようとしている	ネガティブ 恐怖	抵抗行動 店の中に入らない

表 5・4　幻聴に対する認知・感情・行動

A	B	C	D
幻聴の内容	幻聴に対する認知	幻聴による感情	幻聴に対する行動
ネガティブ ポジティブ	悪意的 善意的	ネガティブ感情 ポジティブ感情	抵抗行動 協調行動

的に認知されることもある．逆に，表 5・3 下段の例のように，幻聴の内容が忠告的であっても，解釈は「悪魔が私を陥れようと監視している」のように悪意的なこともある．Chadwick と Birchwood の研究によると，31% の患者では，声の内容と認知が一致していなかった．

一方，認知（B）と感情（C）と行動（D）の間には強い結びつきがあることがわかった．つまり，認知が悪意的であると，ネガティブ感情がおこり，抵抗行動がおこる．一方，認知が善意的であると，ポジティブ感情がおこり，協調行動がおこる．

以上のような結果からすると，幻聴の内容はどうであれ，幻聴に対する認知のしかたを変えれば，ネガティブな感情や行動は減らすことができるであろう．これが Chadwick と Birchwood の認知療法の基本的な考え方となっている．

また，Birchwood らは，幻声に関する信念は幻声体験を理解しようとする試みの現れであり，幻声の形式や内容だけを参考にしていても理解できないという仮説にもとづいて，幻声とそれに関する信念・行動・感情などを包括的に面接調査した（Birchwood & Chadwick, 1997）．

その結果，幻声の力と意味についての信念は，対処行動と感情に強く関係し

ていることがわかった．悪意のある声は恐怖・怒り・抵抗と関連し，善意の声は陽性感情や巻き込まれと強く関連していた．また，被験者の多く（53％）は強い抑うつ感情を持っていることもわかった．幻声の内容が幻声への信念を直接導いていると考えられたのは被験者全体の4分の1だけであった．Birchwoodらは，この結果は幻声の認知モデルと心理学的援助の効果を支持するものであるといっている．つまり，幻声の内容や形式を変えていく援助ではなく，幻声にまつわるさまざまな信念の修正をめざす援助の必要性を主張しているのである．

　これら主要な信念をつくり出す根本原因は何か．Birchwoodらは，幻声への信念は，幻声体験に適応する過程の一部として発展し，個人の自己価値や対人関係についてのスキーマに関する核となる信念によって支持されるのではないかと考えた．この仮説にもとづいて，社会階層と社会的関係に着目し調査を行なった（Birchwood et al., 2000）．その結果，幻声への従属は，患者が従属的な人間関係を強いられたり，社会的に弱い立場に追いやられたりすることと密接に関係していることがわかった．また，幻声によって引き起こされる苦痛は，幻声自体の特徴ではなく，社会的かつ対人関係的な認知と関連しているという結果も見出された．

　こうした研究結果は病理学的にも大変興味深いが，ソーシャル・サポートを含む統合的な援助が重要であることを実証しており，心理士や医師だけでなく，福祉職や看護職などすべての臨床家が深く心に留め置くべきものであろう．

（5）　早期介入・再発防止における認知行動療法の意義

　欧米では，統合失調症の発病を予測し，それにもとづいて初回のエピソードがあったとき，早期介入できる体制を整えようとする試みが数多くなされている（山本，2002）．

　特に初回エピソードについては実証的研究から重要な知見が得られている．精神病の初回エピソード後の何年かは治療のために重要な期間であり，疾患からの回復と長期予後に影響を及ぼす期間でもある（Jackson & Birchwood, 1996）．この期間は「臨界期（critical period）」と呼ばれており，発病後最初の2～3年ないしは5年程度がこれに当たると考えられている（Birchwood et

表 5・5　早期警告サイン

①不安・緊張・不眠
②抑うつ・引きこもり・食欲不振
③脱抑制・攻撃・不穏
④初期精神病症状（幻聴様症状や妄想的観念）

al., 1998 ; Birchwood, 2000)．

また,「前駆期（prodrome phase)」の概念も重要である．精神病の症状は突然現れるわけではない.「前駆」とは，病前の機能から本格的な精神病の特徴が顕在化するまでの，精神状態の特徴の変化を呈する期間をさすと定義されている（Young & Jackson, 1999)．

Birchwood らは統合失調症の「早期警告サイン」を表5・5のように定義し，アセスメント方法（面接法や質問紙法）やケースフォーミュレーションの方法を具体的に解説している（Birchwood & Tarrier, 1992)．

早期警告サインは，個々のクライエントによって異なるが，ひとりのクライエントにとっては一貫したものがあり，「署名」のようなものだと考えられている．したがって，クライエントやその家族がこうしたサインをモニターしていれば再発を予測でき，早く対処することができる．これを「再発モニタリングシステム」と呼ぶ．方法としては，①関係づくりと心理的教育，②再発の早期警告サインを特定するアセスメント，③早期警告サインのモニタリング，④薬物療法の選択，⑤危機カウンセリング，などの段階からなる．ここでは薬物療法を積極的に用いており，心理学的援助と医学的治療のコラボレーションが強調されている．

薬物療法と認知行動療法を併用した早期介入によって，その他の方法よりも改善率が上がるとする報告は数多い．たとえば，Kuperberg らは，SDA などの非定型抗精神病薬と認知行動療法の併用が有効であり，症状の改善率を上げるとしている（Kuperberg & Murray, 1996)．また，Rector らによると，急性期においても認知行動療法と薬物療法を併用すると陽性症状の改善率が上がり，妄想的確信度が下がる（Rector & Beck, 2001) という．

3. 日本の現状

日本では，SST 普及以前に，精神病に対して認知行動療法を行なった例は少ない．しかしながら，きわめて示唆に富む臨床を展開してきた辻悟らの活動がある．辻（1981）は妄想に対する自らの治療技法を「定則的接近法」と呼ん

でいる．妄想や幻聴を否定することなく，固着してしまっている患者の思考を，具体例を挙げながらゆっくり解きほぐしていくその技法は，認知行動療法と大きく重なっており，見習うべき点が多い．辻は，妄想をもつ患者では，その思考における「絶対化」に問題があると指摘し，「相対化」を勧める接近法をとる．また，幻聴に対しては，まずそれが誤った認識であることを伝え，次に自分で批判的洞察が可能になるような2段階の接近法をとっている．

最近では原田による幻聴を主な対象とした一連の精力的な臨床研究がある（原田ら，1997a；原田ら，1997b；原田，1998；原田ら，1999；原田，2001）．彼は，準備段階・検討段階・定着段階の3段階に治療構造を分けている．準備段階では，幻聴の素材・幻聴の成因・幻聴がもたらす悪影響・幻聴の治しかたについて説明がなされる．次の検討段階では，多面的な思考の一側面・自己否定的思考・他者の言動の想像という3パターンと本人の実感の合致度を検討する．最後の定着段階では，幻聴の内容は自分の思考に由来するものであり，不安・孤立・過労・不眠の4条件に伴い生じた現象である，という認識が確実になる，としている．さらに，家族向けにパンフレットを作成したり，幻聴と自我障害症状や妄想との関連について説明を行なったりという，心理教育的アプローチも十分取り入れられている．

また，町沢（1999）は，Arietiの治療技法がBeckの理論に先行するものであることを指摘し，Arietiに沿ったかたちで自らが工夫した，妄想に対する認知療法的治療について紹介している．

一方，基礎的な研究も発展しつつある．たとえば，妄想の類似現象と考えられている「妄想的観念」という概念があるが，丹野ら（2000）は健常者のアナログ研究を通じて，これを負の感情価をもつ①疎外観念，②微小観念，③被害観念，④加害観念，正の感情価をもつ⑤庇護観念，⑥自己肯定観念，⑦被好意観念，⑧他者操作観念，の8つに分類した．この研究は妄想主題を実証的に分類するはじめての試みであり，健常者の心理メカニズムと病理との比較研究という意味でも重要な示唆を与えるものである．幻聴に関しては林（1985；1986）や石垣（2001）の半構造化面接にもとづいた実証的類型化研究がある．こうした類型化は，複雑な現象の構造を明確にし，介入技法や予後について重要な知見・情報を与えると考えられる．

このように，わが国においても臨床研究・実践が散見され，医学的早期介入

においては認知行動療法が積極的に取り入れられ始めているにもかかわらず，まだまだ不十分な状態にあると言わざるをえない．実証的研究自体が少ないことに加え，認知行動療法を主導しているのは精神科医が多く，臨床心理学からのアプローチが少ない．今後は，医学的治療と協力しつつ，臨床心理学の視点から陽性症状の認知行動療法を打ちたてていく必要があるだろう．

4. 筆者の臨床実践

陽性症状が原因となり長年にわたり入院していたり，あるいは何回も入退院を繰り返したりする患者を対象として，認知行動療法の効果を実証的に検討した臨床研究は比較的少ない．また，集団で認知行動療法を実施した例は，幻聴に対するWykesら（1999）やChadwick, Sambrookeら（2000）の臨床研究以外ほとんどみられない．筆者らは，治療抵抗性の妄想を有する患者，あるいは容易に妄想が再燃し入院に至ってしまう患者に対して，病院内で集団認知行動療法を試みているので，ここに紹介したい．

（1） 対象者等
①参加者

入院中の統合失調症患者で年齢は50歳代まで．男女は問わない．全員が，1年以上の長期にわたり入院しているか，これまでに3回以上入退院を繰り返している患者である．1グループの参加者は10名以下としているが，これまでの最大参加人数は9名である．

患者が明らかに妄想を表明していなくとも，主治医が「疑わしい」（PANSS項目P1「妄想」の評価点2レベル）と判断すれば条件を満たすものとする．その詳細は後述するプレアセスメントで評価される．

さらに，ⅰ）本人の同意があること，ⅱ）主治医の許可があること，ⅲ）明らかな知的障害が無いこと，ⅳ）思考障害が著しくないこと，などが条件となる．できれば，患者に病名の告知が行なわれているほうが望ましいが，必須条件ではない．

②場所・日時

デイケアのミーティングルームで実施している．気詰まりにならない程度の

十分な広さが必要である．毎週1回のセッションを10回行ない1クールとする．1回のセッションは約2時間としている．
③セラピスト
　筆者を含む臨床心理士3名でチームを作り実施している．
④その他
　お茶やジュースを用意する．自由に飲めるようにしてリラックスできる環境を整える．適宜休憩時間をとり，喫煙も許可する．また，2つ以上のホワイトボードやビデオセットも必要である．
　患者が病棟内で自己モニタリングに関するホームワークを行なうことや，トークン・エコノミー法で他の患者とは異なる報酬を受け取ることもあり得ることを病棟スタッフに十分理解してもらうことも重要である．

（2） アセスメント

　本人の同意と主治医の許可が出た段階で，プレアセスメントを行なう．アセスメント・ツールは以下のものである．
①BPRS（主治医が実施）
②自尊感情尺度（Rosenberg, 1965；山本・松井・山成，1982）
③自己記入式抑うつ性尺度（SDS）
④個人的観念多次元アセスメント（Multi-dimensional Assessment of Personal Ideation: MAPI）（石垣ら，2000）の一部

　MAPIは妄想に関する多次元アセスメント法である．この集団療法では，主治医からの情報，あるいは面接によって特定された妄想主題に関して，MAPIの項目のなかから，「生じやすい状況」「原因帰属」「それによって生じた感情」「反応行動および対処行動」の4項目について具体的に記述し，「頻度」「心的占有度」「確信度」「重要度」「コントロール可能度」「自我違和感の程度」「行動阻害度」「同化度」「仮想の反証への抵抗度（抵抗度①）」「面接者からの反論に対する抵抗度（抵抗度②）」の10項目を5件法で調査する．アセスメントに際しては，マニュアルを作成し，それに沿ったかたちで評価を加える．
　すべてのアセスメントが終了したことを確認した後，継続を望まない場合はいつでも中止できること，最低限の情報は主治医に知らせることを明示したう

えで，再度本人の意思を尋ね，同意が得られればセッションに入る．

また，第10セッション終了後ポストアセスメントを行なう．ここではプレアセスメントと同じツールを用いる．

(3) 認知行動療法の実施
① 1クール全体の流れ

第1・第2セッション（導入と練習）

第1セッションでは，自己紹介，認知行動療法の解説と趣旨説明，幻聴や妄想，抑うつに関する心理教育などを行なう．簡単なホームワークとして日常生活記録をつけてもらう．

第2セッションでは特に抑うつ気分を取り上げる．これはBeckの認知理論に親しんでもらう目的で，話し合いを通じて抑うつ的認知への自覚を促すことを主眼とする．そのためにロールプレイを行なったり，ホームワークを実施したりする．この際，従来の自己モニタリング用フォーマットを用いるが，あくまでも練習のためであり，神経症レベルの患者に用いるような厳密さは要求しない．

第3～第8セッション（応用）

第2セッションでの練習を応用し，標的を妄想に固定する．プレアセスメントで明確になった妄想，あるいは妄想的思考を取り上げていく．

ただし，これまでのプランは流動的であり，グループによっては第2セッションから陽性症状を取り上げる場合もある．プランはすべて患者との共同作業で構成しなければ意味がなく，患者のモチベーションや危機意識，あるいは病識の有無に応じて変更する必要がある．

ここで用いる自己モニタリング用フォーマットはBeckらの方法に準拠する．表5・6は参加者が作成した「思考変化記録」の例である．

第9・第10セッション（まとめ）

第8セッションまでに解決できなかった点や問題意識の高まった点についてさらに議論する．そのために心理教育的なワークブックを作成し，全員で1つ1つの項目を再検討しながら進めていく．

これまでのセッションでは，特定の参加者の症状に焦点を当てることをしなかったが，このセッションでは「話し足りない人」や「疑問が解決していない

5 認知行動療法からのアプローチ

表 5·6 思考変化記録（例）

状　況	気持ち	考　え	現実的考え	結　果
自宅に外泊したとき.	イライラして落ち着かない. 病院に帰ると落ち着く.	「デンパ障害」のせいなんじゃないか. 病院にいると遮蔽されているから大丈夫なのでは？	散歩のときは関係ないので, デンパのせいとは限らない.	少し安心. 前よりはこういうことが少なくなった. 安心感40%→60%

人」を対象にして，患者が希望すれば，時間をかけて介入する．

また，筆者らは参加者用にスタンプカードを作り，参加回数に応じて最後にプレゼントと修了証を手渡すことにしている．

②セッションの流れ

各セッションによって流れはかなり異なるが，ここでは全体に共通する部分を抜き出し，解説したい．

まず，最初の30分は前回のふりかえりを行なうが，なんらかの理由でグループ全体の雰囲気が硬い場合は，簡単なレクリエーションを行なうこともある．また，思考変化記録の発表をこの時点で始めることもある．いずれにしても，集団の現状を把握し，モチベーションを高めるために重要な時間である．

第3セッションから妄想を標的とする介入が行なわれるが，「全員が議論に参加する必要はないので，聞いているだけでもいいですよ」と患者には伝えておく．妄想は多くの患者において「不思議な体験・不思議な考え」あるいは「強い思い込み」として捉えられており，「そうした体験や思いこみで，自分が苦しんだり，他の人との関係がうまくいかなくなったりしたことはありますか？」という問いかけから始めることが多い．

妄想についての話し合いでは間接的直面法をとり，その信念の根拠は何か，別の解釈はないのか，信念に反する事実をどう解釈するか，ということに焦点を当てて尋ねていく．辻（1981）が主張するような，妄想に関する「相対化」をめざすと言い換えてもよいかもしれない．患者によっては，認知の変容を促すとともに思考中断法を学習してもらうこともある．

以下に提示するのは，あるセッションでのやりとりである．多くの臨床家が指摘するように，セラピストは患者との信頼関係を維持しつつ，患者の体験を否定しないことが重要である．このセッションに参加している患者は，長期にわたって幻覚や妄想を経験しており，異常体験にきわめて親和的になってい

る．体験をあたまから否定することは，家族や医療関係者がこれまで患者に対して行なってきたことを再現してしまうだけでなく，患者の人生そのものを否定することにつながりかねない．また，心理学的介入や医学的治療によって，異常体験が突然消失した場合は，深刻な虚無感に襲われる可能性もある．これは「精神病後抑うつ」としてよく知られている．現実への足がかりを作りながら，逃げ場としての非現実の存在を認める対応が求められる．

〈第7セッション〉

Aさん：テレビが自分のことを言っているような感じがして……．そういうことはこれまでに何回もあったから．チャンネル合っちゃってる感じがするんです．自分が偉いから，向こうから合わせてくるんじゃないかと．これっておかしいですか？

Th：そんなことないですよ．不思議な体験は起こりうるんです．でも，不思議な体験に飲み込まれちゃうと……．

Bさん：そうそう．全然現実的じゃなくなっちゃう．

Th：Aさん，そういう考え方についての反証は？

Aさん：あります．テレビが言ってくるなんておかしいと思うし，自分だけなんて絶対に変だと．

Cさん：僕は幻聴なんだけど，「自分がやってないのに，何で？」と思っちゃう．でも，こうしてみんなと話していると聞こえないし，いつも聞こえてくるわけじゃないから，これも先生の言っている反証かと思う．

Th：DさんやEさんもAさんと似たような体験があるって言ってましたけど？

Dさん：私は現実的な考えが出てこないんです．ノートにも書けないんです．みなさんの言っていることを聞くと何となくわかるんですけど……．

Eさん：自分で「おかしい」と思うところにいると居心地がいいんです．どっぷりと浸かっていると「現実的じゃないから楽だ」と考えちゃうんですね（笑）．

Dさん：わかります．

Fさん：自分の中にもあるなと思う．悩んでいるほうが楽．

Th：いきなり現実に向かうのは辛いです．「行きつ戻りつ」でいいんじゃ

ないですか？　ここ来ている人はみんなそうじゃないですか？
　Aさん・Eさん・Fさん：そうですね（笑）．
　通常の集団療法でみられる共感性の確立や相互扶助は，陽性症状を対象の中心とした場合には比較的生じにくい．これは，陽性症状がその体験者にとって他者とは違う特別な意味を持ち，それゆえになかなか消去できないことと関連していると考えられる．しかしながら，セッションが進むにつれて，他者の体験に共感はできないにしても，他者の発言を参考にして自分の体験を再考できるようになっていく．また，他者の体験の非現実性を指摘することが多くなっていく．そうした指摘は，セラピストからと同程度の影響力を持って受け入れられていくようである．ChadwickとLowe（1990；1994）が個別事例に行なった認知変容（verbal challenge）と現実吟味（reality testing）が集団のなかで行なわれることになる．個人療法の場合と集団療法の場合とで，比較検討のための十分な知見が今のところ少ないが，集団のほうがセラピストにとっても患者にとっても負担は少ない印象がある．

（4）　介入の結果の検討

　ここでは，ある9名のグループにおける，介入開始前と1クール終了時点での調査結果を示す．
　BPRS・自尊感情尺度・SDSは，介入開始前1ヵ月（①），介入開始直前（②），1クール終了時点（③）の3時点で測定され，MAPIは②と③で測定された．
　3時点での尺度得点についてFriedman検定を行なったところ，自尊感情尺度とSDSでは有意な変化がみられなかったが，BPRSの陽性症状項目で有意な改善がみられた（$\chi^2=14.889$, df$=2$, $p=0.001$）．下位検定を行なったところ，②と③の間に有意差がみられた（$z=-2.552$, $p=0.011$）．つまり，この集団療法は，自尊感情や抑うつ感の低下には有効とはいえないが，陽性症状全体の改善には有効であったと考えられる．
　次に，面接によって調査したMAPIの4項目については，発生状況と原因帰属を「明確vs.不明確」，派生感情を「ポジティブvs.ネガティブ」，対処行動を「自立的対処可能vs.巻き込まれ・無力」に分類したクロス集計表をもとにMcNemar検定を行なった．発生状況は介入により明瞭になった（$p<$

0.05) が，その他の項目では有意な変化はみられなかった．5件法を用いた10項目については，Wilcoxonの符号付き順位検定を行なったところ，確信度 ($z=-2.565, p=0.01$)，コントロール可能性 ($z=-2.132, p=0.03$)，抵抗度① ($z=-2.565, p=0.01$) において有意な改善が認められた．

こうした結果は，慢性的に妄想のある患者に対しても，集団による認知行動療法の有効性が実証されていると思われる．また，悪化した項目がなかったことや脱落例がなかったことから，非侵襲的で参加意欲も持続する安全な介入方法であると考えられる．

もちろん，患者の異常体験はこの介入によって霧散したわけではなく，巻き込まれの度合いはまだ大きく，有効な対処もできてはいない．しかし，妄想的思考による解決ではない「別の道」を患者に対して提示でき，患者もそれを受け入れることができたのではないか．今後は，変化しなかった抑うつ感や自尊感情に焦点をあてたセッションを，いかに組み合わせるかが問題となろう．そのためには変化の個人差に注目した詳細な検討が必要である．また，長期フォローアップ研究や無作為割付試験による検討も技法の洗練化のためには大切である．

(5) バックアップ体制

セラピストはセッション終了ごとにミーティングをもち，患者の状態や実施方法について検討する．病状が不安定だと感じられる患者や，セッション内で問題が十分解決できなかったと思われる患者には，後日セラピストが病棟に赴いて，個別の認知行動療法を行なうことにしている．もちろん主治医との情報交換は不可欠である．

また，同じ病院内の他の活動や病院外の諸施設との連携も重要である．参加者を募るとき，集団になじむ力があるかどうかは重要なポイントになる．そこで，認知行動療法グループ以外の集団療法（レクリエーション活動や音楽療法を主に行なっている）を体験した仲間に参加を促すこともある．逆に，認知行動療法にのれなかった患者にも挫折感を体験させないように，他のグループへの参加を勧めながら，無理のないかたちで介入を進めていく．

あるクールを修了した8名の患者のうち，2名は退院し，1名は院外作業所に通所するようになり，1名は作業療法に参加できるようになった．妄想が自

我親和的な場合や，些細なきっかけで再燃しがちな患者ほど，その後の安定を獲得するために，継続した介入が必要となる．しかし，認知行動療法が他の活動と競合したり，矛盾したりしてはいけない．ある患者はこう言って院外作業に出て行った．「先生やみんなと話し合ったことは，現実をもう一度考え直すという意味でとても勉強になった．でも，まだ，確信が持てない．話し合ったことを確かめるつもりで院外作業に参加してみるよ」．

論を終えるにあたり，ご協力をいただいている丹沢病院川口陽太郎・道又襟子・大久保ゆうこ・小池のぞみ，各氏に深謝する．

引用文献

Birchwood, M. & Tarrier, N. (eds.) 1992 *Innovations in the psychological management of schizophrenia.* John Wiley & Sons.

Birchwood, M. & Chadwick, P. 1997 The omnipotence of voices: Testing the validity of a cognitive model. *Psychological Medicine,* **27**, 1345-1353.

Birchwood, M., Todd, P. & Jackson, C. 1998 Early intervention in psychosis. The critical period hypothesis. *British Journal of Psychiatry* (Suppl.), **172**, 53-59.

Birchwood, M. 2000 Early intervention and sustaining the management of vulnerability. *Australia and New Zealand Journal of Psychiatry* (Suppl.), **34**, 181-184.

Birchwood, M., Meaden, A., Trower, P., Gilbert, P. & Plaistow, J. 2000 The power and omnipotence of voices: Subordination and entrapment by voices and significant others. *Psychological Medicine,* **30**, 337-344.

Brett-Jones, J., Garety, P. & Hemsley, D. 1987 Measuring delusional experiences: A method and its application. *British Journal of Clinical Psychology,* **26**, 257-265.

Chadwick, P. & Lowe, C. 1990 Measurement and modification of delusional beliefs. *Journal of Consulting and Clinical Psychology,* **58**, 225-232.

Chadwick, P. & Birchwood, M. 1994 The omnipotence of voices. A cognitive approach to auditory hallucinations. *British Journal of Psychiatry,* **164**, 190-201.

Chadwick, P. & Lowe, C. 1994 A cognitive approach to measuring and modifying delusions. *Behavioral Research and Therapy,* **32**, 355-367.

Chadwick, P., Birchwood, M. & Trower, P. 1997 *Cognitive therapy for delusions, voices and paranoia.* John Wiley & Sons.

Chandwick, P., Lees, S. & Birchwood, M. 2000 The revised Beliefs About Voices Questionnaire (BAVQ-R). *British Journal of Psychiatry,* **177**, 229-232.

Chadwick, P., Sambrooke, S., Rasch, S. & Davies, E. 2000 Challenging the omnipotence of voices: Group cognitive behavior therapy for voices. *Behavioral Research and Therapy*, **38**, 993-1003.

原田誠一・古川武彦・岡崎祐士ら 1997a 幻聴に対する認知療法的接近法――第1報. 精神医学, **39**, 393-370.

原田誠一・古川武彦・岡崎祐士ら 1997b 幻聴に対する認知療法的接近法――第2報. 精神医学, **39**, 529-537.

原田誠一 1998 幻覚の認知療法. 臨床精神医学, **27**, 953-958.

原田誠一・岡崎祐士・増井寛冶ら 1999 一般者を対象とした精神分裂病に関する疾患教育プログラムの作成（第1報）：分裂病の1次・2次予防への寄与を目指すパンフレットの紹介. 精神医学, **41**, 811-819.

原田誠一 2001 幻覚妄想体験への認知療法. 精神医学, **43**, 1135-1140.

林 直樹 1985 精神病者の幻聴現象の分析：多変量解析による試み Ⅰ. 精神医学, **27**, 267-278.

林 直樹 1986 精神病者の幻聴現象の分析：多変量解析による試み Ⅱ. 精神医学, **28**, 171-183.

池淵恵美 2001 認知行動療法. 精神医学, **43**, 1123-1128.

石垣琢麿・丹野義彦・椎原康史・杉浦義典・道又襟子 2000 妄想的観念と幻聴に関する心理学的研究：大学生にみられる精神病様症状と精神病者の症状との実証的比較研究. 平成11年度（財）井之頭病院研究紀要, pp. 14-20.

石垣琢麿 2001 幻聴と妄想の認知臨床心理学. 東京大学出版会.

Jackson, C. & Birchwood, M. 1996 Early intervention in psychosis: Opportunities for secondary prevention. *British Journal of Clinical Psychology*, **35**, 487-502.

Kingdon, D. G. & Turkington, D. 1995 *Cognitive-behavioral therapy of schizophrenia*. Erlbaum Taylor & Francis. 原田誠一（訳） 2002 統合失調症の認知行動療法. 日本評論社.

Kuperberg, G. R. & Murray, R. 1996 Advances in the treatment of schizophrenia. *British Journal of Clinical Practices*, **50**, 315-323.

町沢静夫 1999 分裂病者の妄想に対する認知行動療法的試み. 精神療法, **25**, 225-231.

Rector, N. A. & Beck, A. T. 2001 Cognitive behavioral therapy for schizophrenia: An empirical review. *Journal of Nervous and Mental Disease*, **189**, 278-287.

Rosenberg, M. 1965 *Society and the adolescent self-image*. Prinston University Press.

丹野義彦・石垣琢麿・杉浦義典 2000 妄想的観念の主題を測定する尺度の作成. 心理学研究, **71**, 379-386.

Tarrier, N., Beckett, R., Harwood, S. et al. 1993 A trial of two cognitive-behavioural methods of treating drug-resistant residual psychotic symptoms in schizophrenic patients: I Outcome. *British Journal of Psychiatry*, **162**, 524-532.

辻 悟 1981 治療精神医学への道程. （財）関西カウンセリングセンター.

Wykes, T., Parr, A. M. & Landau, S. 1999 Group treatment of auditory hallucinations. Exploratory study of effectiveness. *British Journal of Psychiatry*, **175**, 180–185.

八木剛平・渡辺衡一郎 1998 薬物療法からみた幻覚——特に分裂病の言語幻聴について．臨床精神医学，**27**, 945–951.

山本和儀 2002 精神分裂病の早期介入と予防．*Schizophrenia Frontier*, **3**, 19–24.

山本真理子・松井　豊・山成由紀子 1982 認知された自己の諸側面の構造．教育心理学研究，**30**, 64–68.

Young, A. R. & Jackson, H. J. 1999 In P. D. McGorry and H. J. Jackson (eds.), *The recognition and management of early psychosis: A preventive approach*. Cambridge University Press. 鹿島晴雄(監修) 2001 精神疾患の早期発見・早期治療——第2章．金剛出版．

Yusupoff, L., Haddock, G., Sellwood, W. & Tarrier, N. 1996 In P. M. Salkovskis (eds.), *Trends in cognitive and behavioural therapies*. John Wiley & Sons. 坂野雄二・岩本隆茂(監訳) 1998 認知行動療法——臨床と研究の発展，第8章．金子書房．

II

●

個人へのアプローチ

第 6 章

心理検査法からのアプローチ

空井健三

1. 統合失調症研究に至るまでの経緯——日本の統合失調症研究

（1） はじめに

2001年の日本心理臨床学会第20回大会のシンポジウム「精神分裂病の臨床心理学」に招かれて出席したところ，文献検索によれば，筆者は心理学者として統合失調症研究の第1世代であることを知らされた．考えてみると，思いあたる節がないともいえず，筆者は前記学会の第2回大会（1983年）と第21回大会（2002年）の大会会長をつとめたこともあって，いささか抵抗はあるものの，すでに歴史上の人物に近い位置にあることを苦笑しながら認めざるを得なかった．

そのような立場に置かれている以上，また本書が研究書である以上，筆者が統合失調症研究に携わることに至った経過を日本の心理学者として述べておくことは義務のように思われた．したがって，はじめにその経緯を素描しておくこととした．

（2） 1950年代の大学における研究

筆者が研究に着手した当時は第2次世界大戦終結から間もないころで，わが国の心理学研究の主流は，Hullの新行動主義にあったといえる．臨床心理学という講義があって，それは宮城音弥講師が非常勤で来られていたが，Kretschmerの人格類型学をはじめ，精神医学から導入されたものや精神医学そのものが大部分の内容を占めていた．在学中に統合失調症者に出会ったのは，三木安正先生の授業で松沢病院を見学したとき，閉鎖病棟で初老の女性患者にいきなり抱きつかれ，「いっしょに連れて帰って！」と哀願の眼で筆者に迫ったときの1回限りで，今でも脳裡に焼きついている．

なにしろ，心理学科という名称だけで，勝手に心理学のイメージをふくらませていた新入生は，まず普通（基礎）実験という奇妙な体験をさせられて一様に参ってしまった．その実験がどんな意味を持つかは後年になって悟るのだが，言われるままに内省報告までつけてレポートを提出していた．そのうちに諸先輩と話したり，輪読会をやったりして，やがて，自分たちは実験心理学教室に属していることがようやくわかるようになる．水原泰介（故人）・岡部慶三両先輩に可愛いがられていたので，社会心理学的調査・実験のお手伝いもしたが，結局はネズミを対象に実験をするグループの勧誘にのって，逃避訓練・回避訓練の研究で卒業論文を書いて大学を出た．

　覚えているのは，「厳密な実験条件」ぐらいのものである．しかし，筆者の研究のほとんどが，この「厳密な実験条件」から出発しているから，世の中は面白いものである．つまり，実験条件を考えていくうちに，完全無欠な統制下にある実験条件を成立させることが不可能であることを知り，逆に実験に関与する条件をできる限り研究の射程に入れることによって，実験条件をより厳密に考察することになった．だから，いろいろな心理検査においても適用外とされる結果に眼を向け，それを研究したことが，筆者の統合失調症研究を支えたのである．このことは後で述べることにして，その前に，わが国の臨床心理学発展の概略を記しておくことにする（空井，2001）．

（3）　日本における臨床心理学発展の歴史

　第2次世界大戦以前の最たる業績は，内田勇三郎の内田クレペリン精神作業検査である．Kraepelinが，Wundtのもとで，創作・研究した連続加算法は，1桁の数字を縦に隣り合わせのものと加算していき，1分ごとに印をつけて右行から左行へ続けていくもので，むしろ和漢の文章のように作業を続けるものだが，その根拠は明らかにされていない．それを内田は洋式横書きの文章式に数字を並べかえ，上から下へ，1分ごとに行をかえて連続加算をする方法に変え，第1次世界大戦後の好景気が必要とした"作業場面における能率増進"に役立てるための，高作業能力者の選別を可能にした．欧米において省みられることのなかったKraepelinの連続加算法をわが国で息を吹きかえらせ，しかも産業界に適用したのは画期的なことである．

　それ以外の臨床心理学は，すべて第2次世界大戦後に勃興したといってよ

く，第2次大戦終了によってわが国に臨床心理学が誕生し，発展したといっても過言ではない．それだから，当初は，アメリカの占領政策による児童福祉法・少年法・精神衛生法に支えられたもので，内容は，もっぱらアメリカからの輸入によるものであった．

終戦直後から1980年にかけての日本の臨床心理学の動向については篠原・山下（1980）の論文が代表的である．彼らは，この間の歩みを，時代別に以下の5つのテーマに分けて解説している．

①ロールシャッハ・テスト研究（1950年代後半）
②カウンセリングの客観的・実証的研究（1960年代）
③大学生の精神保健対策の研究（1960年代後半）
④行動療法と行動変容の研究（1970年代）
⑤エンカウンター・グループの研究（1970年代）

このテーマの並べ方は，要領よく戦後の臨床心理学研究史を示している．しかし，論述の中に「identityの確立」という言葉がよく出てくることや「精神科医に奉仕するポジションを得た」という記述などは，いかに執筆者や日本の臨床心理学が幼なかったかを如実に示している．1940年代末の法務省の少年鑑別所に対する通達の中に「いたずらに外来鑑別において心理的処遇を行ない，世間の信用を落とさぬように」という意味のものがあるが，当時は，いかにカウンセリングや心理療法の実践に臆病で，もっぱら心理検査に頼ろうとしたかが窺えて，今から思えば滑稽ですらある．

篠原・山下（1980）は，ロールシャッハ・テスト研究の変遷に焦点をあて，精神医学的疾病診断との対応から，テストの内容分析に移り，さらに心理療法における治療効果の予測・測定，自我機能の問題にまで研究がひろがっていく事情を述べている．

1960年代後半になると，大学生の精神保健管理について臨床心理学への要請が大きくなり，大学に学生相談室が相次いで設立され，大学生の精神健康度・適応度・留年予測サイン・不適応者早期発見スクリーニングテストなどが続々と研究開発された．この分野での仕事も精神科臨床と密接なつながりがある．

しかし1969年になると，日本臨床心理学会もいわゆる学会紛争の大波をかぶり，まるで日本精神神経学会の後を追うようにして混乱し，1973年には学

会改革委員会の手によって会則は変更され，形式的にも実質的にも学術団体ではなくなってしまう．現在の日本心理臨床学会が1982年に発足したのは，学会喪失によって臨床心理学の研究と実践の場の必要性が一層たかまったためであり，同学会は発足後20年を経た現在では会員も1万3000名を超え，日本の心理学界では最大の学会になっている．ちなみに，1978年，日本心理学会におけるシンポジウム「心理臨床家の資格をどうするか」が同学会発足の口火となったが，このシンポジウムの企画・司会は筆者であった．

　1980年代初頭に精神科医の前田重治が心理臨床家の専門性を説き（1981），心理診断（現在では心理アセスメント・心理査定という語が用いられている）のための面接と心理検査および心理治療面接の要点を述べることによって心理臨床家が用いるべき手法と領域を示し，あわせて教育・訓練上の問題点を指摘したのは，まことに時宜を得たもので，日本の臨床心理学の発展に大きく拍車をかけた．

　1980年以降の傾向は，臨床心理学の教育・訓練に関する下山論文（2001）に掲載されている．彼は，イギリスの clinical psychology の教育訓練において，基礎技能として実証的なアセスメントが最も重視されているのに比し，日本の臨床心理学ではそれをあまり重視しないのみならず，むしろアセスメントを軽視する傾向が近年強くなってさえいると嘆く．また，イギリスでアセスメントとの関連で重視される異常心理学のデータにもとづく実証的態度・心理学研究も，日本では重視されていないという．これらは長い間，nomothetic（法則定立的）なもののみをアカデミックな日本心理学界が認め，臨床心理学にとって重要な idiographic（個性記述式）なものを排除してきた反動が大きく作用しているものの，彼の指摘は事実であろう．そして彼は，日本の臨床心理学は，新たな段階への発展に向けて大きな転換期にさしかかっており，これを乗り切るにはさまざまな社会的要請に対応できる人間援助（helping）の技能の獲得とそのための統合的訓練が必要であることを力説している．

　これらの問題は，1965年ごろアメリカに誕生したコミュニティ心理学の領域に属するので，世界的にも比較的新しい分野であるにしても，日本の臨床心理学では地域援助という形での活動はまだ出発点にあるといってよい．しかし，社会情勢の変化と人間関係の複雑化からみれば，今後，臨床心理学が最も力を入れていくべき分野であることは確かである．

そして，実証的臨床心理学については，ごく最近，丹野 (2001) が認知行動理論の最前線という副題のもとに『エビデンス臨床心理学』を上梓していることを挙げるにとどめておこう．

それでは，筆者の研究は最近の研究からみて，ひどく古典的なのか，それともどこかで基礎としての作用でつながっているのか．筆者の研究をいくつか紹介することにする．

2. 筆者の統合失調症研究
―― Deviant Verbalization（異常言語表現）について（空井, 1969）

（1） 問題の提起

Deviant Verbalization（異常言語表現．逸脱言語表現という訳もある）は，統合失調症の病的思考を反映するものとしてよく知られている．創案者，D. Rapaport ら（1946）は，これを 15 種 25 項目で試案として提示したが，のちに，Watkins と Stauffacher（1952）が，それを 15 項目に整理し，偏りの度合に応じて重みづけ得点を与え，数量化を試みた．前者が本明ら（1958）によって，後者が片口（1960）によって，それぞれわが国に紹介されている．

しかしながら，実際に，Rapaport のカテゴリーにもとづいて反応を分類しようとするならば，どこまでがどのカテゴリーに属するかについて当惑することが稀ではない．本明・片口の紹介以後，わが国において，Deviant Verbalization に関する研究がみられないのは，この使い難さ，近づき難さが原因となっているように思われた．

そこで，この小論においては，Rapaport が Deviant Verbalization を考える基礎とした"距離"の概念にもどって各カテゴリーを考察し直し，Deviant Verbalization の意味について理解を深めることを試みた．

ロールシャッハ・テスト（Rorschach, 1921）は，10 枚のインクのしみの図版を一定の順序で提示し，何に見えるかをきく投映法テストである．答えは，反応した場所・内容，なぜそのように見えたかの反応決定要因，反応の概念がもつ形とインクのしみの形の一致度など，Rorschach 自身の作成した整理法にもとづいて整理をし，解釈をするのである．したがって Rorschach が考えたスコアに該当しないものがあったり，整理できない部分があれば，通常の心理テストのように，整理不能，解釈不能として扱われる．しかし筆者は，さき

に述べたごとく,得られた資料はすべて実験条件の中で扱う立場からRapaportの言語表現への検討の仕方は,当然検討対象となって不思議ではなかったのである.

(2) "距離"の概念

Rapaportの"距離 (distance)"を論ずるためには,正常者のロールシャッハ反応の過程を振り返ってみる必要がある.

繰り返しになるが,ロールシャッハ・テストの図版は,いうまでもなく無意味なインクのしみである.被験者は,このインクのしみを見せられて,「何のようか,何に似ているか」を問われる.無意味なインクのしみに何か意味づけするためには,被験者は自分の記憶の中にある概念のなかから,そのインクのしみに適合したものを拾い出さなければならない.しかし,もともと無意味なしみだからそれにピッタリ適合したものを想起することは困難である.そこで,多くの被験者は,そのインクのしみが持つある程度の特徴と,想起した概念の持つある程度の特徴が一致したところで反応をする.この典型が3人に1人あるいは6人に1人ぐらいが反応するもので,平凡反応 (popular response, Vulgär Antwort) と呼ばれている.しかし,その平凡反応においてもインクのしみの形態的・色彩的特徴は,かなりの程度無視される.そうしてできた反応には,当然のことながら被験者の主観が投入されている.最も公共性のある度合をもった主観の投入とインクのしみの特徴無視を含んだものが平凡反応ということができる.

カードのしみの特徴が無視されるということは,カードから離れてしまったこと,言い換えれば"カードからの距離"があるといえる."距離"という言葉を用いると,カードの特徴無視の度合を示すことができる.つまり,多くの人々の反応には"カードからの距離"を必ず含んでいるのである.距離なしには通常の反応は成立しない.それも適切な距離でなければならない.最も公共性のある適切な距離を保った反応が平凡反応ということになる.そして,この適切な距離には,カードに比較的近いものから比較的遠いものまでの幅がある.たとえば,運動反応では,カードにない"運動"という主観的特性が反応に付与されているゆえに,距離は遠くなるのだが,多くの場合,適切な距離の内に入る.これに対し,色彩反応はインクのしみの特性に,より多くの顧慮を

与えたものだから，カードへの距離は近いといえる．

ところで，反応がカードからの適切な距離を保っているためには，反応が成立するまでの連想過程において究極的に，常識的・社会慣習的な論理の法則にもとづいた思考の裏づけがなくてはならない．たとえば，"此処"という言葉がある．入院患者に「いつ此処へ来ましたか」と問えば，入院した日を指していることを察して，入院日を答えるのが普通である．ところが，統合失調症患者にこの問いを発すると「今です」と答える人がいる．この患者さんには，前記のような一般的な察した思考が欠如して"此処＝この室"でしかないからこのような答えになる．

約40年前ニューヨーク近郊の精神病院に滞在したことがあるが，そこでも事情は同じで，"When did you get in here?"と訊ねたら直ちに"Just now!"という答えが返ってきて，統合失調症者には人種も国境もなくて，特有の思考障害が優先することを実感した．このように述べれば筆者の言う常識的・社会慣習的な論理を理解していただけることと思うがどうだろうか．したがって，反応においても，常識的な論理にもとづいていなければ，適切な距離を保つことは不可能になるのである．

さて，この"カードからの適切な距離"を保っていない反応では，当然のことながら，カードに近すぎるか，あるいは遠すぎる距離をもつことになる．カードの属性を過度に顧慮するなら，"距離の喪失（loss of distance）"が生じ，逆にカードの属性をあまりに無視すれば，Rapaportのいう"距離の増大（increased distance"——ここでの「増大」は適切な距離を越えた過剰な増大を意味する——が生ずる．そうして，そこには，常識的には存在しない，奇妙な論理が存在する．なぜなら常識的な論理にもとづいていれば，そのような距離の喪失や増大を含む反応をすることができないからである．

以上を要約すると，次のようになる．
　ⓐ通常のロールシャッハ反応においては，カードからの適切な距離が存在し，そこには常識的論理の裏づけがある．
　ⓑ適切な距離を失うと，距離の喪失か増大が生じ，そこには，常識的でない奇妙な論理が存在する．

つまり，ⓑが，Deviant Verbalizationである．Rapaportは"適切な距離"という言葉を用いていないが，ⓐの考えにもとづいてⓑを創案したことは，

「テスト状況の現実」(前出)についての彼の簡単な記述から容易に推察することができるし，"距離"という概念を導入する以上ⓐなしにⓑを考えることは不可能である．

Rapaport の *Diagnostic Psychological Testing* は2巻に分かれている大部の著書である．後年，Holt (1970) が編者になって1冊に短縮したが，この折に，距離についての重要な示唆のある部分はすべて割愛されてしまった．Holt が不要と考えたか，理解不能で省略したか不明であるが，思考心理学者である Rapaport の考え方を解く鍵が失われたことは残念である．

筆者がこの考え方を発表したとき，河合隼雄氏が筆者の考え方を用いて事例の言語表現の説明を試みてくれたことがあった．受講者から質問があって「豊臣秀吉の兜という反応は距離は近いのか遠いのか」と訊かれたとのことである．筆者が，豊臣秀吉というのはカードの属性に存在しないから遠いのだと答えると彼はちょっと考えて，一人言のように「発表するのが10年早い」とつぶやいた．それから10年ほど経過したころ，河合氏の予言どおり，いくつもの質問状がきたのにはびっくりした．これは蛇足ではあるが，半面，Rapaport の考え方が難解であるためかもしれなかった．

(3)　各カテゴリーと距離の関連

前述のように，Deviant Verbalization とは適切な距離から逸脱した言語表現である．その逸脱の方向は各カテゴリーによって異なるが，大別すると距離の喪失を主体とするもの，距離の増大を主体とするもの，どちらの方向にも偏り得るもの，同一反応内に両者が併存するもの，の4種類に分かれる．ただ，どのカテゴリーにおいても，厳密に言えば，多かれ少なかれ両方向への逸脱を有しているし，また，実際の言語表現においては2つ以上のカテゴリーにまたがるものも多いが，考察をすすめるには上記の4種に大別するだけで十分である．

さて，ここで逸脱の方向について考察をすすめるならば，距離の増大は，カードから離れていくのだから，極端な場合はカードと無関係になる．すなわち，増大の極致にあってはカードは不必要となるわけで，この場合，ロールシャッハ・テスト状況であることの意味は薄れてしまう．それゆえ，距離の喪失の方が，カードを過剰に顧慮するのだから，カードの特質も関係してくること

表6・1 ロールシャッハ・テストにおける Deviant Verbalization の分類

〔カード〕

		(△値)				
カードからの距離 ↓	喪失段階（カードの過剰視）	1.00	Contamination L→I (4)			
			Autistic logic L→I (5)			
				Deterioration color L→I (14-b)		
			Confabulation L (3-b, c)	Queer L (7-b)		
		0.50		Deterioration color L→I (14-a)		
			Fabulized combination (2-b)	Queer L (7-a)	Confusion L→I (9)	Relationship verbalization L (13-b)
		0.25	Fabulized combination (2-a)	Peculiar L (6)	Vagueness (8)	Relationship verbalization L (13-a)

適切な距離（正常な反応）

	増大段階（カードの軽視・無視）	0.25	Fabulized response (1-a, b)	Peculiar I (6)	Mangled or distorted concept (15)	Relationship verbalization I (13-a)
				Over-elaborate, symbolic response (11-a)		
		5.00	Confabulation I (3-a)	Queer I (7-a)		Relationship verbalization I (13-b)
				Over-elaborate symbolic response (11-b)	Confusion L→I	
		1.00	Contamination L→I	Queer I (7-b)		
			Autistic logic L→I	Deterioration color L→I	Incoherence (10)	
				Absurd response (13)		

ではあり，ロールシャッハ・テストであることの意味は大きくなる．このように考えると，距離の喪失について考察する方がより有意義であり，Deviant Verbalization の基礎に触れることになろう．しかし，Rapaport によれば，距離の喪失とは，ひとくちにいって，カードをあまりにも現実的な，動かし得ないものと受けとりすぎることであるから注意を要する．

また，Rapaport がなぜ Deviant Verbalization に"距離"の概念を導入したかというと，距離という言葉によって示される"長さ"を必要としたからに

他ならない．距離で示されるズレが大きいほど統合失調症的思考の存在を指摘し得たからである．

空井（1969）の原文ではカテゴリーの説明を付してあるがここでは紙数の関係もあって，表6・1に分類表のみを掲載させていただく．各カテゴリーは前述の片口（1960）・本明（1958）いずれの書にも説明がある．なお表中，Lは距離の喪失，Iは増大を示しており，L→I，I→Lなどは双方への移動が併存することを示している．

なお，原文ではどのカテゴリーが最も統合失調症的思考を示し，ついで脳器質疾患ではどうかなどについても触れている．1993年，第14回国際ロールシャッハ学会がリスボンで行なわれたとき，ダニエル・キースの『アルジャノンに花束を』の中にロールシャッハ反応がいくつも出てくるのを素材に"Is Charlie mentally retarded or has he organic brain damage?"「チャーリー（主人公）は精神遅滞かそれとも脳器質障害か」の題で，RapaportのFabulized Combination（作話的結合反応）について語ったこともある．

一言，治療との関係に触れると，統合失調症が寛解したときは，Deviant Verbalizationは消失するのが常である．推測するに，Deviant Verbalizationの存在は統合失調症的思考ないし思考障害の存在を示しているわけだから，その消失なしに社会生活を営むには困難が生ずるといえるだろう．

3. 統合失調症患者の入院治療効果の検討 (空井, 1982)

（1） 問題の発端

1965年のころに，当時経験15年の一精神科医が筆者に対して述懐した．それは，退院時に同じように良くなったと思われる統合失調症患者たちが，その後はけっして同じ経過をたどらずに，ある人はすぐ再入院してくるし，ある人はずっと社会生活を営んでいる．なぜか，ということだった．

ここに作用する要因は多数あるが，彼の自問は，まず，同じように良くなったという自分の判断が，他の角度から客観的に検討される必要があるという点に集中した．そこで病院内寛解の指標として，(1)院内環境での安定（薬剤少量維持または休薬，看護者・他患との接触の円滑・増大），(2)作業への持続的参加，(3)外泊の繰返し，(4)病的状態への省察・批判，(5)社会的関心の拡大，の5

項目の充足を精神科医自身が規定した．同時に，退院時期判定にあたっての客観的指標強化のために，ロールシャッハ・テストを入退院時に実施し，結果の比較検討が必要であり，それが筆者に依頼された．その精神科医は徹底した人で，入院時心理検査が施行されるまではけっして治療を開始しなかったので，不穏な患者の場合などの入院時検査は至難を極めた．しかし，この計画を実行している間に，退院事例が増加するにつれて，テスト結果から退院後の予後がおよそ予測できるようになっていった．ロールシャッハ・テスト依頼の理由も，はじめは病状判定のためであったが，知らぬ間に退院判定に変わっていった．

計画を開始して2年後にその精神科医がやってきて，また述懐した．それによると，心理検査の結果が退院後予後不良と判断されていても，自分の思うとおりに退院させ続けていたが，やはり心理検査の結果の方が正確なようだ．だから研究の結果を素人わかりのするようにまとめてくれないか，ついでに入院中の院内経過についても眼でみられるものにする工夫をしてはくれまいかとのことだった．したがって，その後，定期的に描画テストや内田クレペリン検査を実施することになったが，退院時検査の予後判定は時期が問題で，何年社会生活を続けたら成功とするか基準の設定が難しかった．そのうちに17年が経過し，その時点でまとめたのがこの小論である．

（2） 本研究の目的と対象

この研究の目的は，入院治療による統合失調症患者の人格統合水準の変化を調べることと，その変化と再入院との関連について検討することであった．

本研究の対象は，統合失調症と診断され，合併症を含まず，かつロールシャッハ・テストにおいて反応数10以上の者50名である．男子31名，女子19名で，入院時の平均年齢は25歳9ヵ月（17歳〜39歳）であった．調査時は初入院者32名（男19，女13）と，再入院以上の者18名（男12，女6）である．調査時における平均在院期間は7ヵ月8日（1ヵ月5日〜2年7ヵ月25日）．入院中の治療は主に薬物治療である．

これら50名の対象者に対して，ロールシャッハ・テストを入退院時に実施した．

追跡調査は，退院後1年以内に再入院した者16名（男12，女4），退院後

17年を経過して通院している者および在社会が確認されている者 16 名（男 10, 女 6）に対して行なった．前者を予後不良群，後者を予後良好群と呼ぶ．なお，初入院者は，良好群中 10 名（63%），不良群中 8 名（50%）である．

(3) 得られた結果

(1) 主なスコアからみた変化の概観

まず，予後の良・不良を問わず，全体の入院時と退院時の変化の方向をみると以下のとおりである．反応数，反応拒否は減少し，図版を見せてからの初発反応時間は早くなる．反応の領域は，具体的な事物の処理能力にかかわる普通部分反応が増加し，反応のもつ形とインクのしみの形の一致度も高まっている．

これらの結果のおよその意味は，次のようにまとめられる．興味の範囲，体験の範囲あるいは感受性は乏しくなり，知的生産性も落ち，これらの諸点において萎縮するが，その代わり，現実の吟味はよくなり，常識性は増し物事を具体的に早く処理できるようになったといえる．さらにいえば，感受性などがおさえられることによって，むしろ現実に適応する力がかえって上昇したともいえる．これらの傾向は，入院治療における薬物使用の効果ということができる．では，予後良好群と不良群の差はどこに出てくるのか．それを次に述べよう．

(2) 修正 BRS の変化と適応のレベル

かつて，Bühler らが創案した Basic Rorschach Score（基礎ロールシャッハ得点，略して BRS）は，ロールシャッハ・テスト結果を 1 つの得点としてまとめ，人格の統合水準を測定するものである．修正 BRS は，片口（1959）による日本版であり，原法より簡略で使いやすいうえに，臨床的有効性も認められている．片口は，得点それ自体よりも得点の変化に注目し，治療による人格統合水準の改善・変化の測定に重点を置いている．それゆえ，Bühler のように人格統合水準のレベルを設定してはいない．しかしながら，修正 BRS を用いたからといって得点の示す人格統合水準とその適応レベルに関心を持たないわけにはいかない．そこで筆者は，片口の個人的会話における口述を参考にして便宜的に 4 つのレベルを設定した．このレベルは，図 6・1 に示したとおりである．Bühler ならば，II はコンフリクトのレベル，III は欠陥のレベルにな

6　心理検査法からのアプローチ

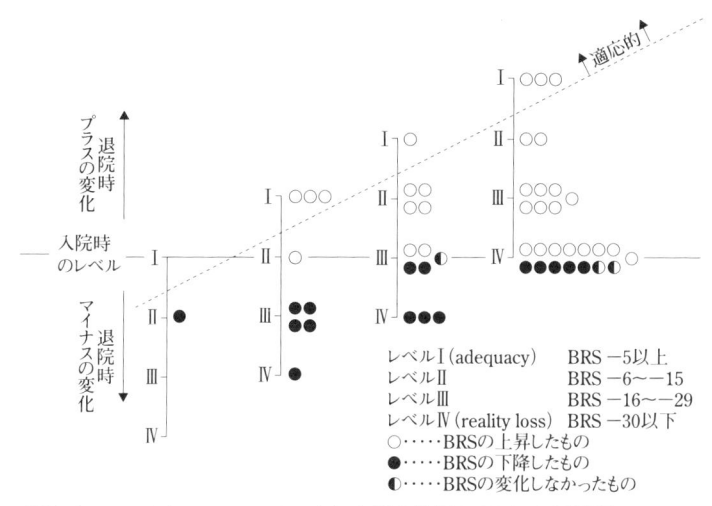

図6·1　ロールシャッハ・テストにおける修正BRSによる適応レベルの変化（全体）

レベルⅠ (adequacy)　　BRS －5以上
レベルⅡ　　　　　　　BRS －6～－15
レベルⅢ　　　　　　　BRS －16～－29
レベルⅣ (reality loss)　BRS －30以下
○……BRSの上昇したもの
●……BRSの下降したもの
◐……BRSの変化しなかったもの

っているが，修正BRSにおいては，Bühlerのような理論的根拠によっていないので，Ⅱはより適応に近く，Ⅲは，より現実喪失に近い，いわば神経症的統合水準ともいうべきレベルを示していることになる．いずれにせよ，このレベルの設定は，変化を巨視的にとらえやすくするためのものである．

さて，入退院時に統合失調症患者が示した修正BRS得点の変化を，上記のレベルでの移動および得点の上昇・下降の観点から示したのが図6·1（実数で提示）である．この結果を要約するならば，全体として入院時よりも退院時の方がレベルがあがるが，詳細にみると，レベルの高いものは逆に下降し，低いものほどレベルが上昇することがわかる．

この適応レベルの変化を予後良好群と不良群を対比して百分率で示したのが表6·2である．レベルの上昇率は，予後良好群が74％であるのに対して予後不良群は36％，下降率は良好群が0％であるのに対し不良群は30％である．退院時の適応レベルからみると，レベルⅠでは予後良好群の方が優勢であるが，レベルⅣでは両群は同率である．しかし，レベルⅣの中にとどまる者について得点の変化を調べてみると，良好群はすべて＋6～＋11の得点の上昇を示しているのに対し不良群は－3～－9の範囲で下降していることがわかった．したがって退院時のレベルによって適応・不適応を判断するよりも得点の変化

表 6·2 予後良好—不良群の比較(適応レベルの変化)

(%)

	I	II	III	IV	合 計
I		19—6	6—0	12—0	37—6
II	0—6		12—12	6—6	19—25
III		0—12	0—19	19—12	19—44
IV			0—12	25—12	25—25
合計	0—66	19—19	19—44	62—31	

左の数字が良好群中の%,右が不良群中の%.

を検討することが必要であり,これは片口が修正 BRS を作成した意図にも沿うことになる.要するに,入院時にどのレベルにあるにせよ,入院時に比して得点が上昇する幅が大きいものほど予後は良好ということになる.これはプラスの変化が大きいほど可塑性に富んでいて,それが予後良好の指標になることを意味している.

(3) 本研究の副産物

長時間を要したにもかかわらず,研究の結果は,上記のようにごく簡単なものであるが,入退院時にロールシャッハ・テストを繰り返して予後がどのようになるかの視点から結果をみていくと,徐々に1つのテスト結果をみるだけで,この人が,現在どんな状態にあり,その後どんな経過をたどるかが,知らぬ間に身についてわかるようになる.この体験の経過は意図的に測定しているものではないので,データにはなりにくい.強いていえば,色彩を含めて,崩れた華やかさが消えて,静かな萎縮した安定に向かうとでも言おうか.それがプロトコルを見る眼の中に育ってくるのである.だから,上述の研究結果よりも,研究途中に得た体験の方が,事実上,臨床には直接役に立っていることが多い.これは実証(Evidence)にはなっていないが,臨床の研究,ことに統合失調症の実践研究では,どんな研究でもこの側面をもっているといってよいであろう.これをデータ・ベースにのせることができるか否かは,これからの問題といえよう.

4. クレペリン精神作業検査による院内経過の検討 (空井,1992)

前述の研究において退院後の予測が成功したあと,それでは院内での経過を

心理検査で眼で見るようにできないかという注文が出てきた．経過を追うためには心理検査を繰り返し施行しなければならない．そこで考えついたのが，繰り返し施行するに耐える検査としてクレペリン精神作業検査と描画テストである．描画テストはHTP診断法（House-Tree-Person technique. Buck, J. N., 1948）であるが，後者については事例研究を主に後述することにして，ここでは前者について述べることにしよう．

クレペリン精神作業検査の曲線型において，精神病者が健常者と異なるパターンを示すという研究報告は多くの研究者によってなされてきた．また，特定の精神疾患に固有な曲線型の存在が仮定されたこともあったが，今日では本検査が疾病診断に有効とは考えられていない．

しかし，曲線特徴と臨床症状との対応に関してはいくつかの解釈仮説が知られている．作業量の突然のV字型落ち込みが思考の途絶を表わすといった解釈がその一例である．この種の仮説は臨床経験から示唆されたまま十分な実証的資料が得られていない．

入院中の統合失調症患者にクレペリン精神作業検査短縮版（横田，1968）を施行した（空井ら，1977）結果では，一般に曲線型・作業量両面の変化は臨床経過とよく対応するが，症状のまったく変化しない慢性患者の中に本検査の所見だけが変わる例も多く，このことが治療法の改善の手がかりになり得る可能性を示した．さらに，本検査の継時施行による曲線の推移と予後について以下のようにまとめた．

(a) 継時的施行における変化を一概に論ずることはできず，いろいろな形が現れる．しかしながら，一般には，臨床症状と対応して変化していく事例が多い．これは，他の諸心理検査よりも対応の度合が高い．それだけにこの作業検査結果の変化は，患者の症状推移に敏感で，推移の客観的資料を提供している場合が多く，いわば"目で見る院内経過"のようなものである．

(b) 4ヵ月以内程度の比較的短期間で回復・退院する患者では，曲線型が，判定不能→異常型→疑問型→準定型のようにきれいに段階を追って改善経過を示すものが比較的多い．

(c) 長期の入院を要する統合失調症患者の場合，臨床症状にさしたる変化がないのに，結果が変動し，しかもそれがリズムのように繰り返されていくことがある．異常型→疑問型→異常型という形もあるし，周期的にもっと大幅に

変動する人もいる．この結果も行動観察からは得難い内面の変動を示していて興味深いが，このような面に目を向けた研究を目にすることはほとんどない．

(d) 少数ではあるが，曲線型が準々定型に固定している人が存在するが，そのような人は他の患者とも馴染まず，孤立的で，主治医ともほとんど話さず，症状も固定して改善も悪化もしない傾向がある．

(e) 一般に，入院統合失調症患者の作業量平均は，学歴のいかんを問わず，最劣段階の上の劣段階であるが，それ以上の作業量を示し，かつ曲線型が疑問型・異常型を示す場合は，病院からの外勤には耐えられるが，退院するとすぐ再入院することが多く，住居が病院を離れてしまうことが病状再燃のひきがねになることを物語っている．つまり，まだ退院して社会生活を送るには早すぎる状態にあることを無意識に患者が治療者側にサインとして送っていることを意味しているが，今までこのことに目を向けた研究はない．

(f) 被験者が「行換え」の指示に従わないために生ずる判定不能を，自らの内的要請に抗し難いために現実からの外的要請に応じ得ない状態の現れと考えることができる．とすれば，検査不能や判定不能という結果も臨床的に意味のある所見であり，この検査を一種の現実適応力をみるものという新しい見解を示した．

検査拒否や判定不能が出た場合，検査者は暗黙のうちに「反抗的・わがまま・自分勝手」と判断してしまいがちであるが，これは検査者自身のレベルで推し測っていることであって，統合失調症患者のように現実への接近の仕方が異なる人にあてはめるには無理がある．検査に呼んでも来ない人は，「同じ検査を何回も繰り返してやるのは飽きた」などともっともらしい理由を述べるが，医師に説得されて検査に参加しても，結果が判定不能であったり今までの検査結果よりも乱れた曲線型を示すことが多い．つまり，平常よりも具合のわるい状態を，検査結果で見せつけられる苦しみから避けて自分を守っているとすら考えてよさそうだ．また，毎月呼んでも来なかった人がある時期から出席するようになることがあるが，その場合は判定可能な曲線を示す．すなわち，検査が無理なく受けられるような状態になったから出席できるようになったと考えた方がよさそうである．

このように検査拒否と判定不能は一種の関連を持っているが，逆に，操作的には判定可能な結果にも本質的には判定不能のものが存在する．図6・2は，判

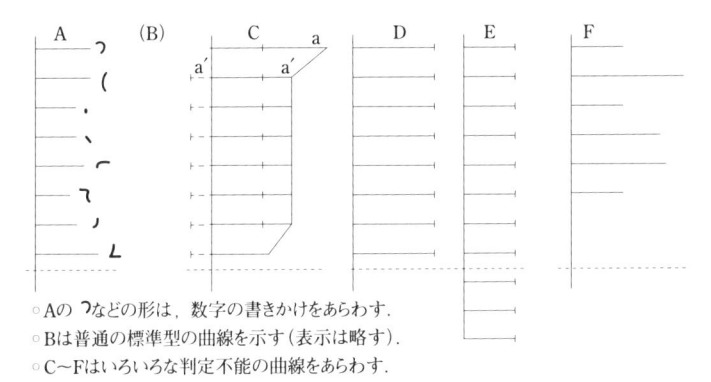

6 心理検査法からのアプローチ　　　　125

○Aの⊃などの形は、数字の書きかけをあらわす．
○Bは普通の標準型の曲線を示す（表示は略す）．
○C〜Fはいろいろな判定不能の曲線をあらわす．

図6・2　クレペリン精神作業検査における判定不能の分類

定不能を分類して図式化したものであるが，前述の例はCに該当する．すなわち可塑性の乏しい患者は，「行換え」の合図があってもその指示に従うのに時間がかかることがある．aがその量だとすれば，a（＝a'）は次の行で得られるべき量である．このような形で作業をすすめた人の曲線では初頭努力が大きい判定可能曲線とみなされやすい．

　Dは各行の作業量が一定している例で，操作的には判定可能である．しかし作業の過程を注意深く観察すると，1行目の終りの点に固執し，1行目と等量のところに近づくと速度が速くなったり遅くなったりする．はなはだしい場合は，その点で合図を待っていることもある．

　Dは合図という外的要請にもとづいているけれども，これが合図に関係なくなると，Eのようになり，行数は当然のことながら規定の行数より多くなったり少なくなったりする．D・Eにおける1行目へのこだわりが現実を顧慮しないものとなり，もっぱら自らの内的要請にもとづくものとなり，その内的要請が刻々変化し，外的要請としての合図が無視されると，Fのようになる．また，E・Fとは逆に合図に過度に忠実な場合がAである．いくつかのあるいは各行の末尾の数字ならぬ"しるし"は数字の書きかけを表わしている．一般にわれわれは「合図があったら直ちに行を換えよ」と言われても，書きかけで行換えを行なうことはほとんどない．いま，（B）を普通の曲線とし，その両側にAとD・E・Fを置いてみると，外的要請および外的要請への顧慮の仕方をみることができる．つまり，Rapaportら（1946）がロールシャッハ・テストの

Deviant Verbalization について述べた，現実への距離の喪失と増大がそこにみられるのである．そうして，実際には，状態が良くない場合は，AとFの混合を示す人が最も多く，これは，統合失調症患者が現実との関係において距離の喪失と増大の両者を併せ持っていることを示している．

　(g)　クレペリン精神作業検査では，作業を2つに分け，その間に休憩をはさむ．休憩前と休憩後の作業量を比較し，その比率において休憩後に増加したものを「(プラスの) 休憩効果」といい，休憩したことが，休憩後に一定の効果をもったか否かを重要な一因子としている．作業に慣れてくると，休憩によってすなわち疲労から回復するので休憩後の作業量が増加するのは当然である．だから，統合失調症患者の特徴の1つといってよい「(マイナスの) 休憩効果」が存在することは，外的要請としての休憩時に，休んでいないことを意味する．したがって形のうえでは休憩時間でも，休まないから疲労は残ったままである．

　ところが，毎月繰り返し，この検査を施行していると，(プラスの) 休憩効果がしだいに出てくる患者がおり，その中に症状が少しも改善しない人たちがいる．その人たちの検査結果を検討すると，その休憩効果は休憩後の作業量が増加したためではなく，休憩前の作業量が減じていることがわかった．これを見せかけの (プラスの) 休憩効果とみるか否かに関しては，筆者にとってまだ今後の検討課題である．

5. 描画テストによる院内経過の検討 (空井, 1986; 1987)

　すでに述べたように，院内経過を心理検査を用いて見ることができないか，との精神科医の依頼に応じて，統合失調症の入院患者に入院時から退院時まで毎月，クレペリン精神作業検査とHTP描画テストを施行した．ここでは描画テストの結果について報告するのだが，樹木画に関しては，単独にバウムテストとして用いられ，研究も多くなされているので省略し，研究報告のほとんどみられない家屋画については，入退院時結果の数量的比較によって，院内経過を簡略に紹介し，人物画については，筆者自身の行なった事例研究を素描することとする．

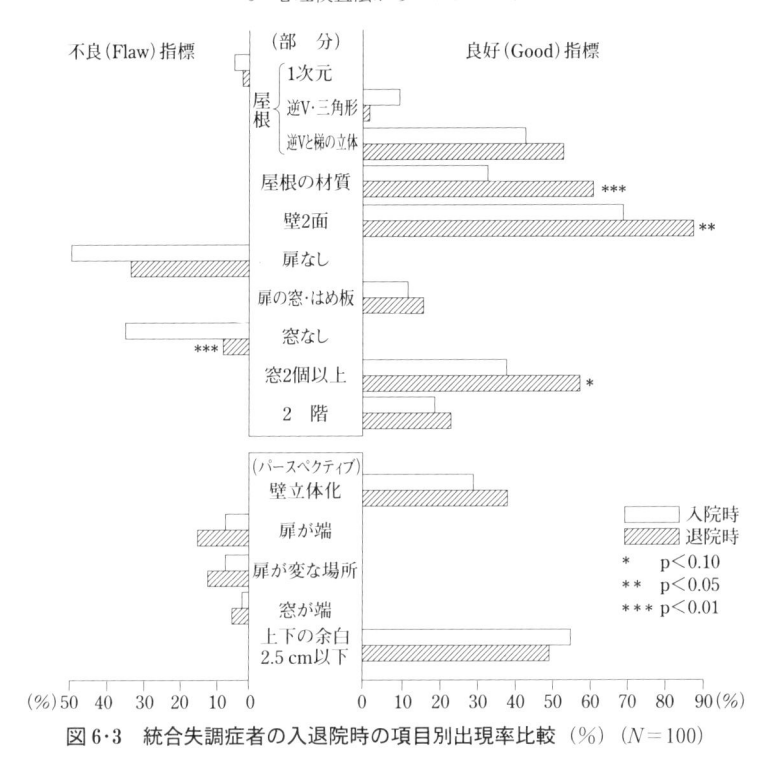

図6・3 統合失調症者の入退院時の項目別出現率比較（%）（$N=100$）

（1） 家屋画の変化について（空井，1987）

家屋のまわりに描くもので家族関係を表わすという説があるが，統合失調症患者が家の周囲に何か描くのはむしろ入院時の方が多く，退院時は一応すっきりした形で家だけを描く．入院時に余計なものをにぎやかにたくさん描くのは，状態像としてはかなり躁状態の場合である．そして退院時には余分なものがなくなってむしろ自分を表わす家だけを描くようになってしまう方が，退院できる準備状態になっていることを表わしていると思われる．

結果の概略をまとめると図6・3のようになる．「屋根の材質」を入院時には34%しか描いていないのが退院時には64%になる．また「壁2面」を描くのは，入院時68%が退院時90%になる．正面だけでは1面だが，壁2面は立体性が加わり，立体性は，パースペクティブ（perspective）を示すと解釈されるので，パースペクティブが表わされるようになったことを示している．扉が無いのは，入院時には49%だったのが，退院時には扉がついて，「扉なし」は

33%に減る.「窓なし」は入院時39%が退院時7%に減ってしまう.しかも「窓2個以上」が38%から57%に増える.

要するに,入院時には窓も扉もない家屋を描く人が多いが,退院時には窓も扉も増える.そして窓の方が圧倒的に増える.扉は増えるが窓ほどではない.直接の交流を表わすものとして扉を考え,窓を間接的な交流と考えると,直接的な交流はさほど増えないが,それよりも間接的な交流の方が増える.これは,統合失調症患者に家を描いてもらった場合の入院治療の変化の特徴の第1にあげることができよう.幼児が発達して家を描けるようになったとき,先に描けるようになるのが扉で,窓はその後であるが,幼児の発達における対人関係が直接的な方が主で,関節的な交流が従になるのと対比をなしていて興味深い.このことからみると,対人関係の困難さやパースペクティブに示される統合性における困難が統合失調症患者の特徴であり,その改善が退院への方向を示唆しているということができる.

(2) 人物画の変化について (空井,1986)

この研究は,家族画研究会(後に,描画テスト・描画療法学会に発展)が編集した『臨床描画研究Ⅰ』に掲載されたものである.創刊当時の各誌の書評には,筆者の論文がきまって引用されていたから,一応目にとまるものであったらしい.統合失調症患者事例4例・その他1例で,特に統合失調症患者男子1例については,繰り返された外泊後の変化などを詳細に述べた.紙幅の都合上,ここに再掲できないので,関心のある方は,具体的に描画が載っている原文をご覧いただきたい.

6. 心理治療その他について (空井,1974)

心理療法の実践は,大学卒業直後からの本職であるが,まとまった文章にしたことがないので,筆者は,心理テストの専門家で心理療法はできない学者というレッテルが長い間張られていたようだ.そこで誤解を解くために,1つだけ妄想について述べておこう.

丹野(2002)は,妄想発生メカニズムを論述した中で,「自分は人から何かをされるほど重要なのだ」という妄想とうつ病を対比させた説(p.191)を紹

介している．事実私も妄想を持つ統合失調症患者には数多く会ってきたし，盗聴器に悩まされている例にもずいぶん出会った．「自分の家に盗聴器を付けられているらしい」という統合失調症患者の場合，筆者は，まず患者本人から離れて，"盗聴器をつけるのはどういう意味があるか，どんな効用があるか"を一緒に考え，むしろ患者が納得いく方法で考えてもらった．具体例をあげると"ニクソン（元大統領．実際に盗聴器をつけられていたと報道あり）のような人．先生，そういえば，ぼくの家に盗聴器をつけても一文にもなりませんねェ"と自分から言い出したのを期に，パッタリと妄想は消えた．この話を当時の若い精神科医に話したところ，早速やってみたが消えなかったと報告にきた．どうしたのか詳細に訊ねると「盗聴器はニクソンみたいな偉い人の家につけるから価値があるわけでしょ．あなたの家につけたって何の意味もないでしょ．だから，つけられるわけないでしょ」と一方的に押しつけたらしい．これでは消えるわけがない．

　今回の執筆の機会に，心理療法の実践におけるひとこまに触れてみた次第である．

引用文献

Buck, J. N. 1948 The H-T-P technique. *Journal of Clinical Psychology*, **4** 317-396. 加藤孝正（訳） 1982 バック「HTP診断法」 新曜社.
Holt, R. R. (ed.) 1970 *Diagnostic psychological testing by Rapaport, D. et al.* University of London Press.
片口安史 1959 修正BRSについて．ロールシャッハ研究, **2**, 158-163.
片口安史 1960 心理診断法詳説．牧書店.
前田重治 1981 心理臨床．星和書店.
本明 寛 1958 言語内容の分析と評価．心理診断法双書ロールシャッハ・テストI. 中山書店．pp. 129-141.
Rapaport, D., Merton, G. & Shafer, R. 1946 *Diagnostic psychological testing 2.* Year Book.
Rorschach, H. 1921 *Psychodiagnostik*. Verlag Hans Huber, Bern. 鈴木睦夫（訳） 2000 精神診断学．金子書房.
下山晴彦 2001 臨床心理学の教育訓練システムをめぐって．臨床心理士会報, **12**(1), 19-32.
篠原睦治・山下恒男 1980 臨床心理．肥田野直（編） 現代心理学の動向1946～1980．川島書店．pp. 173-188.

空井健三 1969 Deviant Verbalization について：距離による考察．ロールシャッハ研究，**11**．牧書店．pp. 231-243．〔転載〕空井健三 1991 臨床心理学の発想．誠信書房．pp. 67-81.

空井健三 1974 精神病者をどうみるか：臨床心理学の立場から．精神科看護，**1**(1), pp. 10-13.

空井健三・市間洋子・栗田正文・守屋裕文・山本紘世 1977 分裂病者の院内経過について (2)：クレペリン精神作業検査による．神奈川県精神医学会誌，**28**, 28-31.

空井健三 1981 展望：臨床心理学，**10**(12). 213-219

空井健二 1982 心理検査による精神分裂病者の研究：入退院時の修正 BRS 測定による入院治療効果の検討．ロールシャッハ研究，**24**, 1-12. 金子書房．

空井健三 1986 人物画における男性像と女性像．臨床描画研究，I. 金剛出版．pp. 33-49.

空井健三 1987 精神分裂病者入退院時の変化について，「家と心理臨床」．日本家族研究・家族療法学会（編）「家」と家族療法．金剛出版．pp. 159-171.

空井健三 1992 精神病者の曲線型 (7-1 章作業検査法)．臨床心理学大系 6, 人格の理解 2. 金子書房．pp. 197-212.

空井健三 1993 Is Charlie mentally retarded or has he organic brain damage? XIV Congresso International de Rorschache Mothodos, p. 54.

空井健三 2001 臨床心理の歴史と今後．精神医学レビュー，**38**, 39-45. ライフ・サイエンス．

丹野義彦 2001 エビデンス 臨床心理学――認知行動理論の最前線．日本評論社．

丹野義彦 2002 妄想と自我障害．下山晴彦・丹野義彦（編）講座臨床心理学 4, 異常心理学 II. 東京大学出版会．pp. 189-206.

Watkins, J. G. & Stauffacher, J. C. 1952 An index of pathological thinking in the Rorschach. *Journal of Projective Techniques*, **16**, 276-286.

横田象一郎 1968 クレペリン精神作業検査解説（短縮版用）．金子書房．

第 7 章

描画からのアプローチ

横田正夫

1. はじめに

筆者らはさまざまな描画課題を統合失調症患者に実施し，その描画特徴の分析から統合失調症患者に見出される認知障害には，①認知空間が歪む，ないしは孤立化し，断片化する，②視点の変換ができない，③イメージの回転ができない，④重なりを表せない，無理に求めると二重写しになる，⑤複数のものを目的に合わせて統合できない，といったものがあると報告した（横田，2000）．①から⑤で示した認知障害は，これまで報告されてきた統合失調症患者の行動特徴（昼田，1989）に対応する．いいかえれば患者の行動特徴を明らかにするために，描画特徴を利用でき，行動特徴を描画特徴として客観化することを可能にする．また従来の認知障害の研究法は，実験的方法が中心で，最近では神経心理学的検査が利用されているにしても，臨床現場で手軽に使用できない不便さがある．その点，描画による認知障害の検討は簡便であり，汎用性が高い．

ここで報告する描画は「草むらテスト」と命名されたものと「彩色樹木画」である．前者はもともと子どもの描画発達を調べるために使用されたものを参考に一部改変し統合失調症に使用された（横田ら，1986）．後者は，中井（1985）のコメントをもとに，バウムテストで使用される用紙よりもサイズを小さくし，サインペンで描画を求め，さらにクレヨンで色をつけるように改変したものである（横田ら，1999a, b）．こうした描画は繰り返しの使用が可能で，状態の把握とその変化の把握を可能にする．

描画における状態の把握は横断的検討を可能とし，状態の変化の把握は縦断的検討を可能とする．横断的検討は鑑別診断的利用に道を開き，縦断的研究は予後予測性を高める．

2. 横断的検討

上記の認知障害をみてみると，発達的に未発達であるといった特徴に相当するものがあろう．上記の②視点の変換ができないと④重なりを表せない，を明らかにした課題は，子どもの発達を調べるための課題を参考にした（横田，1994）．そして得られた結果は，統合失調症患者が未発達のレベルにあるということを暗示する．こうした結果は，描画の検討においても子どもを対照群に加え検討を加える必要があることを示唆する．

また，統合失調症患者の描画は，その特異性のために多くの関心を集めてきた（徳田，1994；市橋，1972）．その特異性の1つとして，上記の⑤複数のものを目的に合わせて統合できない，といった特徴があげられる．しかしこの特徴は，複数のものを目的に合わせて統合しないといった意図的な芸術的表現として現れてくることもある．こうした表現は従来から芸術的退行（自我のための退行，Kris, 1953）として知られるものに相当しよう．とすると，統合失調症患者の描画特徴を明らかにするためには，芸術的傾向をもつ対照群を設定する必要がある．しかし芸術家を多数集めることは困難であるので，芸術大学の学生を，便宜的に芸術的傾向をもつ群として対照群にすることにした．

「草むらテスト」について検討したはじめの論文（横田ら，1986）では，対照群は看護学生であった．女性のみを対照群に統合失調症患者の描画特徴を明らかにした．女性ということの偏り，看護学生であるということで明確な将来についての職業的展望を有していることの偏りを避けるためには，男性をも含め同じように明確な将来についての職業的展望をもつ医学大学学生，福祉大学学生を対照群におくことも意味があろう．

統合失調症患者の描画は，はじめて「草むらテスト」の描画を求めて以来，119名から集められ，その総数は119枚であった．男性62名，女性57名，平均年齢は40.7±7.9歳であった．子どもの描画は群馬大学附属小学校の生徒232名から得られた232枚であった．男性116名，女性116名，平均年齢10.0±1.7歳であった．芸術大学学生の描画は261名から得られた261枚であった．芸術大学学生は専攻によって必ずしも一様な群とはいえないが，他大学の学生に比べ相対的に芸術的傾向をもつと考えて一群とした．男性は118名，女

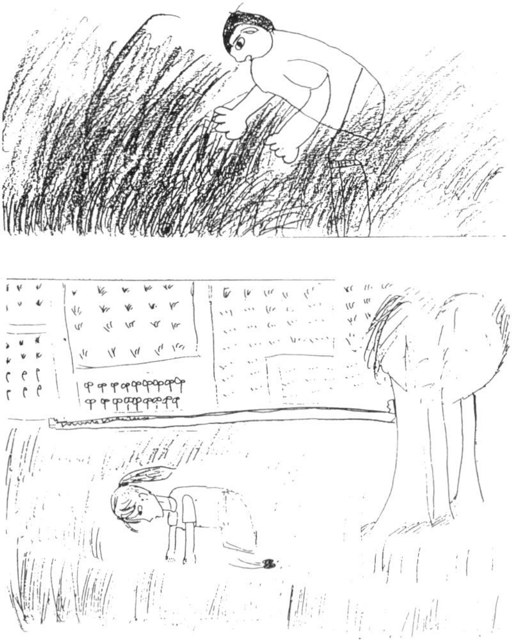

小学生の描画例

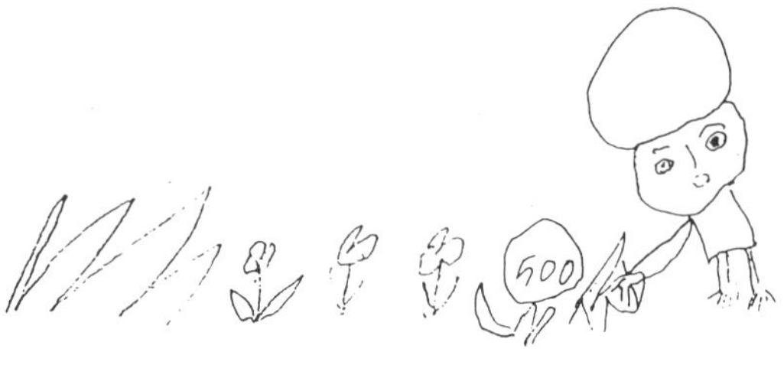

統合失調症患者の描画例
図 7・1(1)　描画の実例 1

性は 143 名，平均年齢は 20.7±2.2 歳であった．看護学生の描画は 65 名から得られた 65 枚であった．全員女性で平均年齢は 20.5±0.5 歳であった．医学大学学生の描画は 125 名から得られた 125 枚であった．男性が 84 名，女性が 41 名，平均年齢が 23.4±1.1 歳であった．福祉大学学生の描画は 169 名から得られた 169 枚であった．男性 39 名，女性 130 名，平均年齢 20.1±3.1 歳であった．患者群の描画が個別式に得られたのを除き，それ以外の群ではすべて

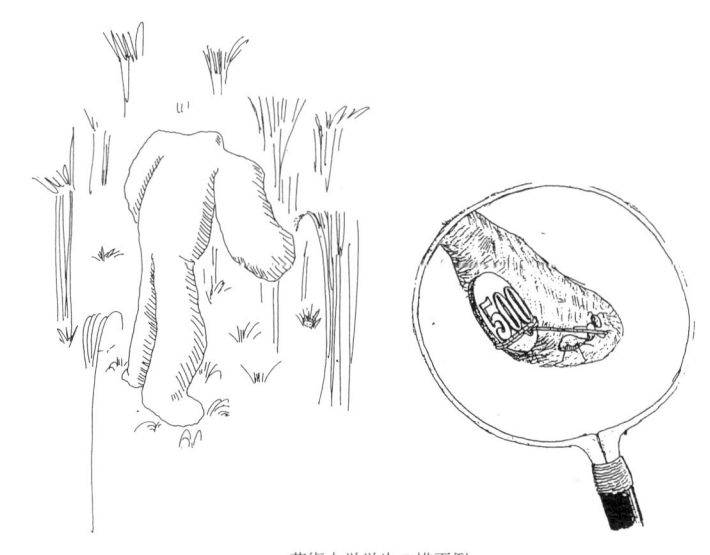

芸術大学学生の描画例
図 7・1(2)　描画の実例 2

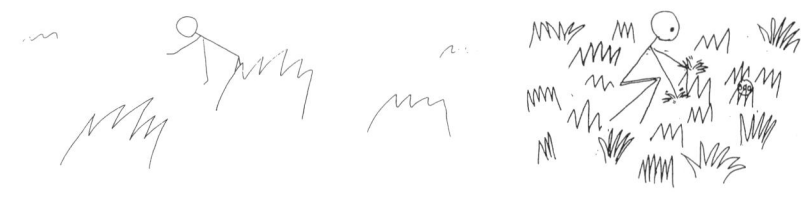

医学大学学生の描画例　　　　　　　福祉大学学生の描画例

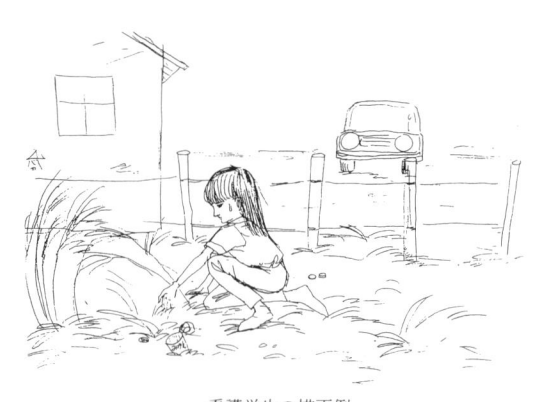

看護学生の描画例
図 7・1(3)　描画の実例 3

7 描画からのアプローチ　　　　　　　　　135

表7・1　自分表現に関する判断カテゴリーとその表現特徴

判断カテゴリー		表現特徴
顔の向き	正面	顔のアイテムが正面に位置する
	斜め	顔のアイテムが一方に偏っている
	真横	顔のアイテムが半分しか描かれていない
	背中	髪で全体が覆われている
	顔なし	頭部の描写がない
	不明	顔のアイテムが描かれていない
顔のアイテム	目鼻口	目・鼻・口がすべて描かれている
	鼻口	鼻・口が描かれている
	目口	目・口が描かれている
	目鼻	目・鼻が描かれている
	目	目だけが描かれている
	鼻	鼻だけが描かれている
	口	口だけが描かれている
	アイテムなし	何も描かれていない
	不明	人物が複数で判別不能
身体表現	服	服が描かれている
	不明	シルエットの手首・足首が区切られている
	シルエット	シルエットで描かれている
	記号化	棒で胴・手・足が描かれている
	身体なし	身体の描写がない
	一部	手や足など一部だけ描かれている

授業時間内に集団式に得られた．以上の971名から得られた描画971枚を分析対象にした．描画の実例を図7・1に示した．

描画についての検討は，描かれる対象物の部分的表現を検討する場合と，全体的表現を検討する場合がある．

（１）　部分的表現の検討

「草むらテスト」の課題は「草むらに落とした500円を捜している自分」を描くというものである．この「草むらテスト」の部分的表現の検討には，主人公である自分の表現を中心に行なった．自分表現は，これまで多くの対象者に描画を求めた印象では，健常者の中にも患者と同様に手足を棒状にし，顔を描かないものが比較的高頻度に出現していた（図7・1参照）．したがって，棒状顔なしといった表現がある健常者と，同様な表現を示す患者の両者が鑑別できるのかどうか知りたいところであった．そこで自分自身の表現特徴について表7・1のような判断カテゴリーを設定し，それらの有無についての判断を求め

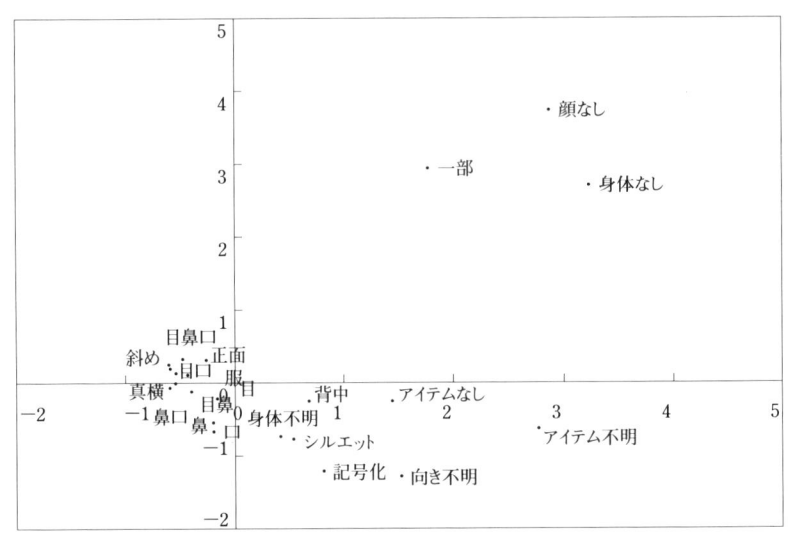

図7・2 自分に関する判断カテゴリーの布置

た．特徴判断は2名の大学院生が行ない，判断の不一致は判定者間で再検討し，一致させた．判定者間の一致率はそれぞれのカテゴリーで0.900以上であった．

判断カテゴリーについての有無の判断をもとに数量化Ⅲ類を使用し，2軸を抽出し，カテゴリーを2軸にプロットしたのが図7・2である．この図に明らかなようにカテゴリーの「顔なし」「身体なし」「一部」あるいは「アイテムなし」「アイテム不明」「向き不明」「背中」「シルエット」「身体不明」といったカテゴリー以外はほとんど狭い範囲にひとまとまりになっている．こうしてみると，顔身体そのものがない，あるいは，顔身体はあるがその向きを明示するアイテムがないグループができる．そして残りのカテゴリーが示しているのは顔身体を描きしかもそれらの向きも描かれているというものである．では，こうした表現の特徴は，統合失調症群と対照群においてどのように表れてくるのであろうか．このことを明らかにするために，群ごとにサンプルスコアを平均し，その得点を2軸上にプロットした（図7・3）．図7・3をみると統合失調症患者は芸術大学学生，医学大学学生と近い位置にあり，小学生，看護学生とは遠い位置にある．この図の示していることは，顔身体を描かない，あるいはそ

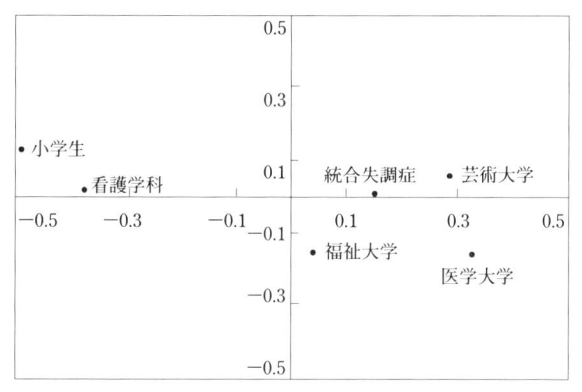

図7・3　自分表現に関連した統合失調症患者，芸術大学学生，医学大学学生，福祉大学学生，看護学生，小学生の布置

れらの向きを明示するアイテムがないといった特徴は，芸術大学学生，医学大学学生にむしろ顕著であって，統合失調症患者よりもむしろ目立つかもしれないということである．そしてこのことは，自分の表現の特徴だけを取り上げてみると，統合失調症患者の特徴は，芸術大学学生，医学大学学生と区別がつかないかもしれないということである．

これに対し小学生と看護学生は顔身体の表現に省略はなく，それらの向きもわかりやすい（図7・1参照）．このことから，統合失調症患者の描画は，発達的に未発達というわけではないことが示唆される．

（2）　全体的表現の検討

従来から描画特徴について全体的特徴が部分的特徴よりも統合失調症患者の鑑別に有効であるとの結果が報告されている（横田，1993）．筆者らも先に草むらテストの描画要素間の関係づけ表現を検討し，看護学生と異なる結果を得ている（横田ら，1986）ので，ここでもそうした関係づけ表現を使って検討することにした．関係づけ表現の判断カテゴリーは表7・2に示した．大学院学生2名が判定を行なった．判定者間で一致の得られなかったカテゴリーは再度検討し一致させた．判定者間の一致率はいずれも0.90以上であった．

判断カテゴリーについての有無の判断をもとに数量化Ⅲ類を使用し，2軸まで算出し，カテゴリーをプロットしたものが図7・4である．これをみると「3

表7·2　全体的表現に関する判断カテゴリーとその表現特徴

判断カテゴリー		表現特徴
動作表現	直立	身体が直立した状態を描く
	傾き	身体は真直の状態だが，全体を傾けて描く
	逆V字	逆U字あるいは逆V字型に身体を屈曲させて描く
	かがむ	腰，膝などの関節を曲げかがんだ状態を描く
	不明	自分表現なし，2人以上
「自分」と「500円」	隣り合わせ	「500円」と「自分」を隣り合わせに描く
	摑む	「500円」を摑んだ状態の「自分」を描く
	捜す	「500円」を捜している状態の「自分」を描く
	500円省略	「500円」省略
	不明	自分表現なし
「自分」と「草むら」	一方的	「草むら」が上下左右の一方向に描かれ，間に空白がある
	両側	「草むら」が左右両側に描かれ，間に空白がある
	重ねる	「草むら」に「自分」を重ねることで示す
	不明	自分表現なし，草むらの描写なし
課題欠如	なし	全部描かれている
	草むら	「草むら」が描かれていない
	500円	「500円」が描かれていない
	自分	「自分」が描かれていない
	2要素欠如	1要素しか描かれていない
	3要素欠如	3要素すべて描かれていない
画面の使用	全体的	画面のほぼ全体を使用
	部分的	画面の一部を使用
	1/4以下	画面の4分の1より小さい

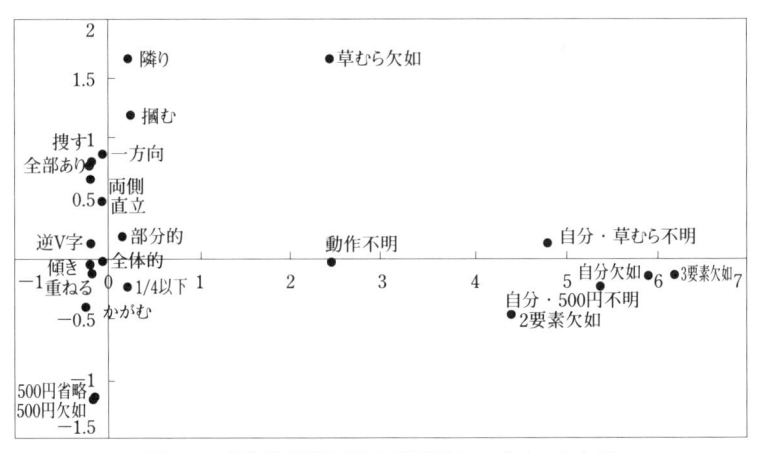

図7·4　全体的表現に関する判断カテゴリーの布置

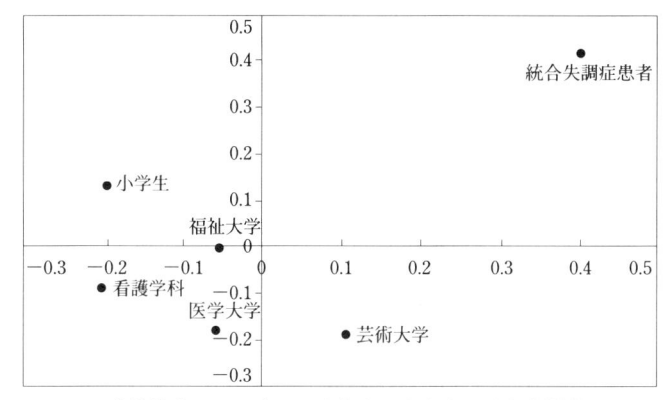

図7・5 全体的表現に関連した統合失調症患者，芸術大学学生，医学大学学生，福祉大学学生，看護学生，小学生の布置

要素欠如」「自分欠如」「自分・500円不明」「自分・草むら不明」「2要素欠如」「動作不明」「草むら欠如」といった描画要素が描かれていないために関係づけがないカテゴリー以外のカテゴリーが狭い範囲にまとまっている．次にサンプルスコアを算出し，統合失調症患者，芸術大学学生，医学大学学生，福祉大学学生，看護学生，小学生をそれぞれプロットしたのが図7・5である．これによると統合失調症患者はその他の群から大きく離れて位置している．こうした位置にある統合失調症患者の描画特徴は描画要素が描かれていないがために関係づけがないものに相当する．第1節で統合失調症患者の認知障害のひとつに「複数のものを目的に合わせて統合できない」ことをあげたが，ここで示された特徴はこれを改めて確認することとなった．しかも図7・5に示したように統合失調症患者は芸術大学学生と大きく離れて位置し，関係づけを欠く特徴が統合失調症患者に独特であることが示唆された．

(3) まとめ

以上のように統合失調症患者の描画特徴は自分の表現によって描画要素間の関係づけの表現により顕著にあらわれることが明らかにされた．そしてその表現は芸術大学学生の示す芸術的退行表現とは異なるものと考えられた．芸術的退行表現は自分を描く際に自分を抽象化し，顔身体の向きを明示するアイテムを加えない点にあらわれ，そうした傾向は統合失調症患者よりも著しいと認め

られた．自分とそれ以外との関連づけ表現は，芸術大学学生であってもその他の学生と同様に認められていた．これに対し統合失調症患者では関係づけ表現そのものが乏しいと考えられた．

3. 縦断的検討

縦断的研究は予後予測の手がかりを得るために必要とされる．最近の統合失調症研究では症状経過について詳細な症例報告が積み重ねられ，経過が一様でないことを示している（小川・湯浅，1996）．こうした経過報告に接すると，経過に対応した描画の変化がみられると期待される（中井，1973）．そうした描画の変化は統合失調症の経過についての客観的な資料を与える（横田，2002）．実際，描画を経時的に調べてみると，描画の質的な崩れが段階的に起こることがあり，また逆に段階的に改善が起こることも知らせてくれる．それは老年期に達した長期入院の統合失調症患者においても見出される．すなわち，1年ほどの経過のなかに，描画特徴の不変なものもいるが，良好に変化するもの，あるいは不良な方向に変化するものと多様であった（横田ら，2000）．症状が固定していると思える統合失調症患者の長期入院例においてすらそうした変化がとらえられるのであるから，入院にはじまりその後の経過を，描画を使用してとらえ，予後予測資料として利用したいと考えた．

（1） 入院期間による分析

筆者らは先に統合失調症患者の入院直後の安定した時期，それより1ヵ月後，さらに3ヵ月後と3回描画を求めそれらの特徴の変化と入院継続との関連を検討した（横田ら，2002）．その結果，入院が比較的短期間ですんでいる患者の描画では，継続入院の患者の描画に比べ，写実性，整合性，活動性の3描画特徴が安定して高いかあるいは改善しているのに対し，継続入院の患者ではそれらの特徴は大きく変動し，安定化の傾向を示さなかった．すなわち描画の特徴の変動の大きさが予後を予測する手がかりであった．

しかしその後，描画の追跡を長く行なっていくと，入院が比較的短期間ですんだ患者でもその後再入院になるものもあり，入院後の複数回の描画が長期の予後をどの程度明らかにできるのかを検討する必要性にせまられた．これまで

の研究でも，入院期間は比較的短期間で多くの患者が退院するが，その後再入院に至る患者のいることはよく知られた事実である（内田，1996）．そこでここでは追跡期間を2年間とし，描画実施時期は4回，入院後の安定した時期，それから1ヵ月後，さらに3ヵ月後，そして入院から2年後とした．

　使用した描画法は彩色樹木画であった．樹木画は一般的によく使用されるが，上記のように統合失調症患者では「複数のものを目的に合わせて統合できない」ために，彩色を求めることでよりその障害が現れやすいと考えられる（横田ら，1999a, b）．実際に彩色を求めることで，患者の状態の把握がしやすくなった印象をもつ．

　描画の評価のために使用した評定尺度はこれまで横田ら（1999a, b）が繰り返し使用し，安定して活動性（騒がしい，運動的，静止的，静寂的の4項目），写実性（立体的，遠近感，写実的，陰影的の4項目），整合性（奇妙な，歪曲した，バラバラの3項目）の3因子が得られてきている．患者群については，これまでの研究で6ヵ月の入院が一応の目安とされ（殿村ら，1981；宇内，1988），1年を過ぎると社会復帰が困難となるとされている（猪俣・小泉，1979；原田ら，1983）ので，ここでは入院期間を短期（6ヵ月未満），中期（6ヵ月から1年未満），長期（1年以上）の3群に分けた．短期，中期，長期の3群における1回目から4回目までの描画例を図7・6に示した．

　図7・7は短期，中期，長期の3群における4回の描画時における活動性得点の変化を示した．図中の横軸の数字は描画回数を示している．活動性得点は中期群で他の2群より4回描画のいずれの時期においても得点が高い．得点の高さからすると，最も良好な群は中期群である．入院治療の効果が得られるまでにある一定の長さの期間が必要とされることを活動性得点の結果は示唆している．

　図7・7における得点の変化をみてみると中期群の得点は1回目から2回目にかけ増加し，3回目に変動がなく，4回目では低下している．短期群では1回目から3回目まで徐々に得点は増加しているが，4回目では低下している．長期群では2回目の得点が最も高く，3回目，4回目と得点が低下している．横田ら（2002）では，長期群では得点の変動が多かったが，短期群では得点は改善していた．この結果は，ここでの3回目までの描画に当てはまる結果であるが，しかし2年という長期経過をみると，いずれの入院期間の群でも得点は下

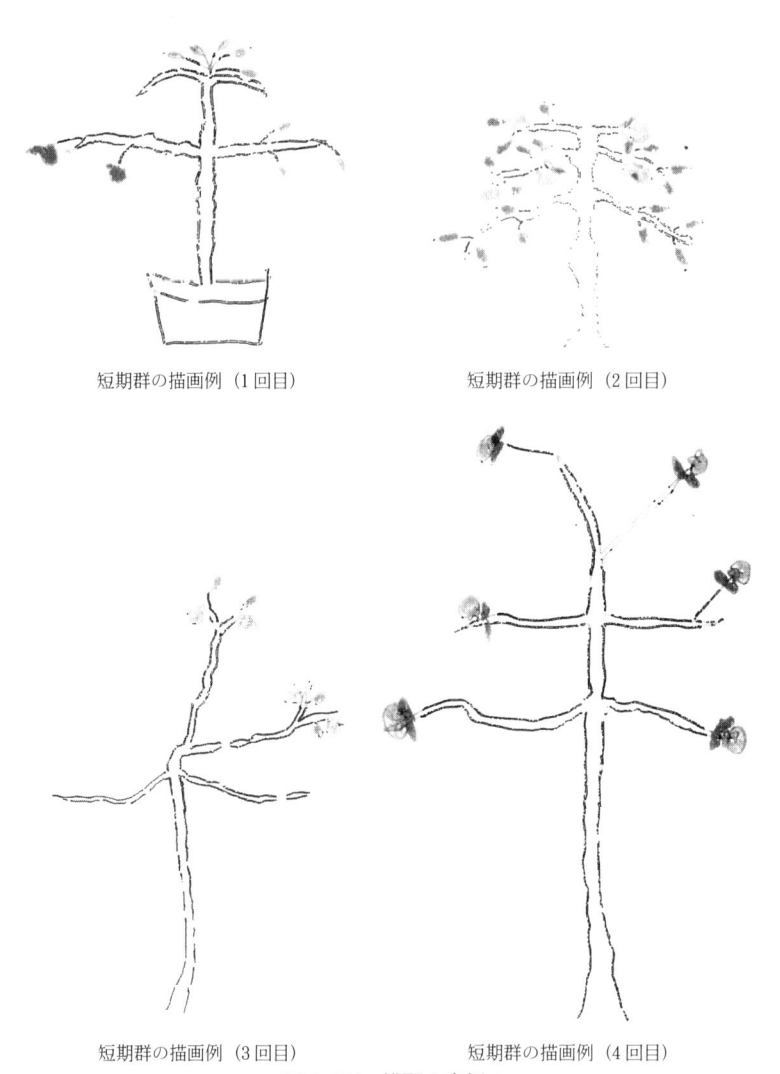

短期群の描画例（1回目）　　　　短期群の描画例（2回目）

短期群の描画例（3回目）　　　　短期群の描画例（4回目）

図 7・6(1)　描画の実例 1

7 描画からのアプローチ　　　　143

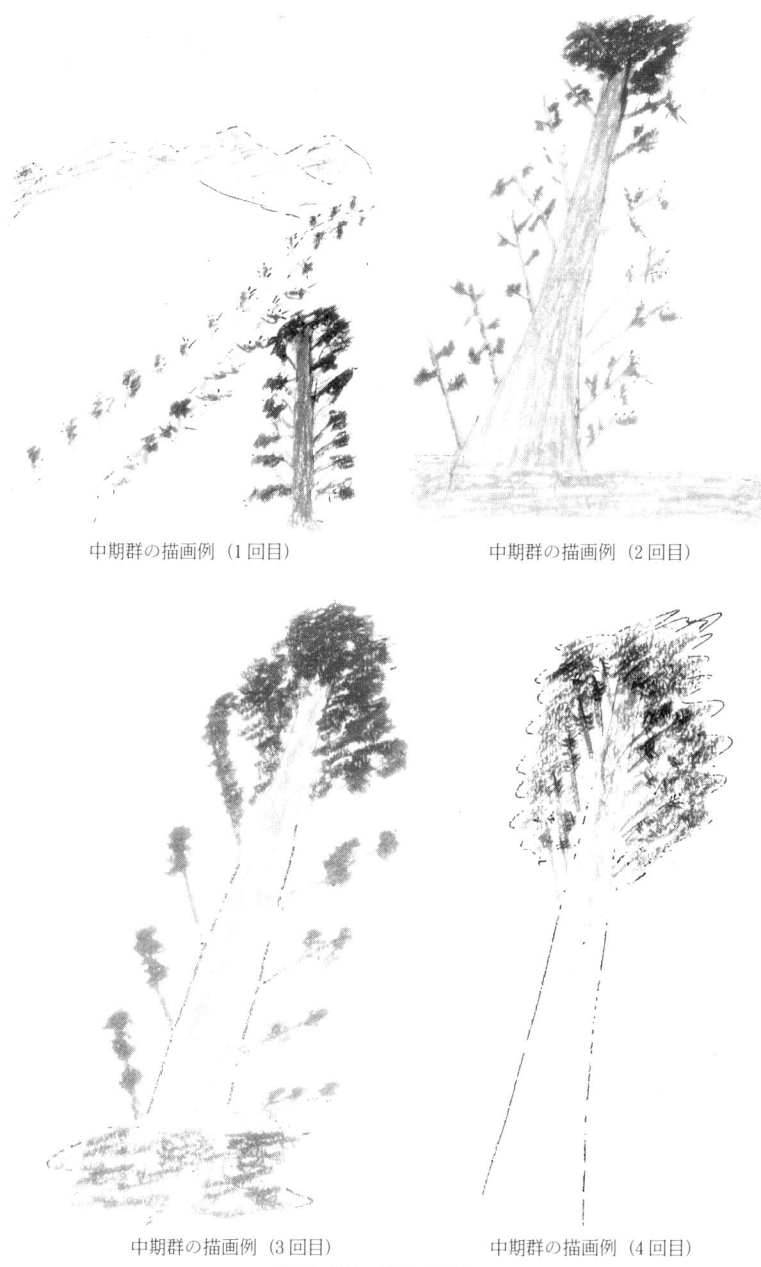

中期群の描画例（1回目）　　　　　中期群の描画例（2回目）

中期群の描画例（3回目）　　　　　中期群の描画例（4回目）

図7・6(2)　描画の実例2

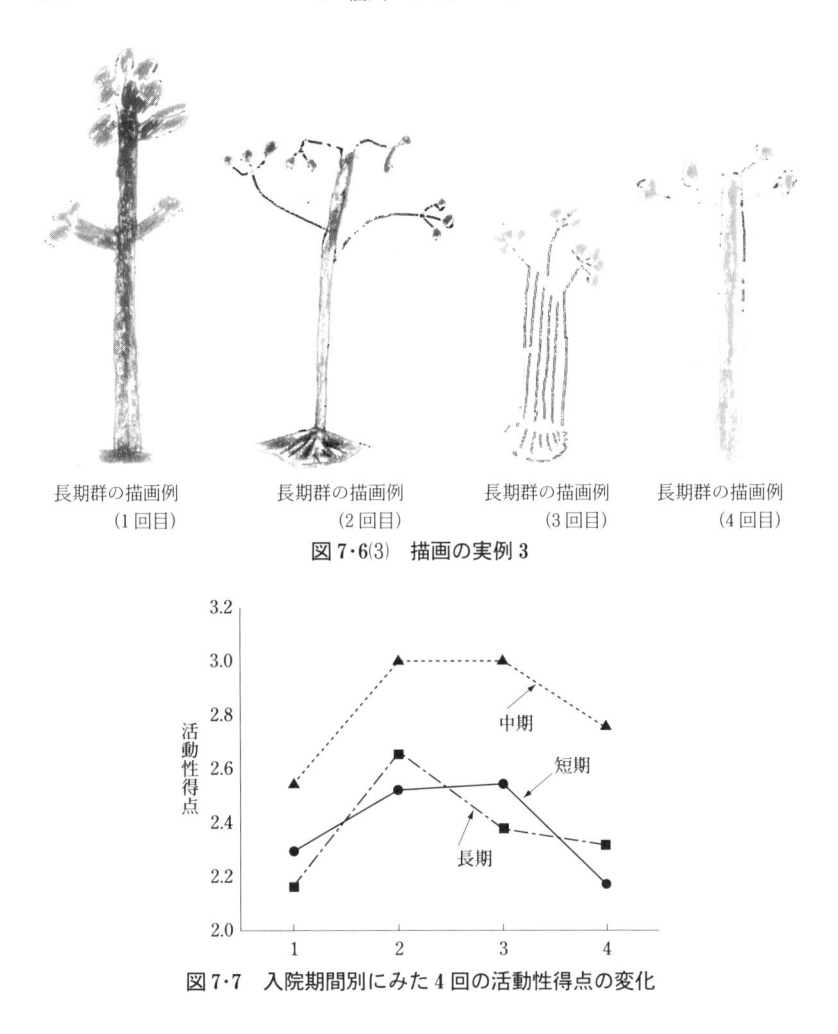

長期群の描画例　　長期群の描画例　　長期群の描画例　　長期群の描画例
（1回目）　　　　（2回目）　　　　（3回目）　　　　（4回目）

図7·6(3)　描画の実例3

図7·7　入院期間別にみた4回の活動性得点の変化

がっている．

　図7·8は短期，中期，長期の3群における4回の描画時における写実性得点の変化を示した．この図においても明らかに中期群の得点が4回の描画のいずれにおいても他の2群より高くなっている．このことは活動性の得点と同様に入院期間の効果が6ヵ月以上1年未満で最も高いことを示している．得点の変化をみると，活動性におけると同様に2年後（4回目）において得点が短期

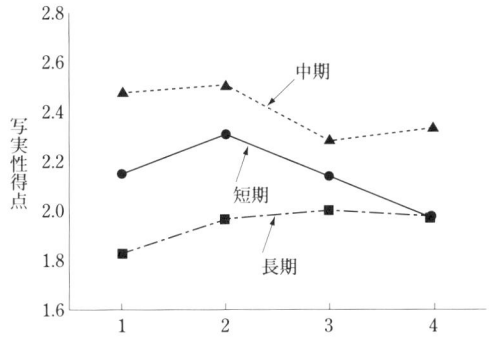

図7・8 入院期間別にみた4回の写実性得点の変化

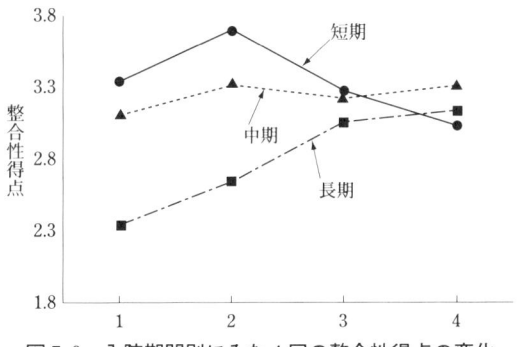

図7・9 入院期間別にみた4回の整合性得点の変化

群，中期群においていずれも2回目よりも低下している．そして4回目の描画に限っていえば，短期群と長期群で得点の差はなくなっている．このように入院当初に写実性の得点が高くても2年後になってみると低下している（あるいは低いままである）といった傾向が明らかになる．

図7・9は短期，中期，長期の3群における4回の描画時における整合性得点の変化を示した．整合性は，奇妙な，歪曲した，バラバラといった項目の得点を逆転させたもので成り立っているので，得点が低いと奇妙な，歪曲した，バラバラといった印象が強いことを示している．従来の描画研究では，奇妙な，歪曲した，バラバラといった印象は統合失調症の描画を特徴づけるものであった（市橋，1972）．しかし図7・9をみるとそうした特徴は長期群の1回目の描画に顕著であって，短期群，中期群には目立たない．しかも奇妙な，歪曲した，バラバラの印象は描画を繰り返すうちに消失し，2年後では短期，中期，

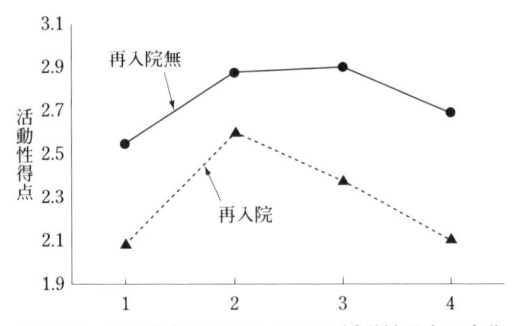

図7・10 再入院有無よりみた4回の活動性得点の変化

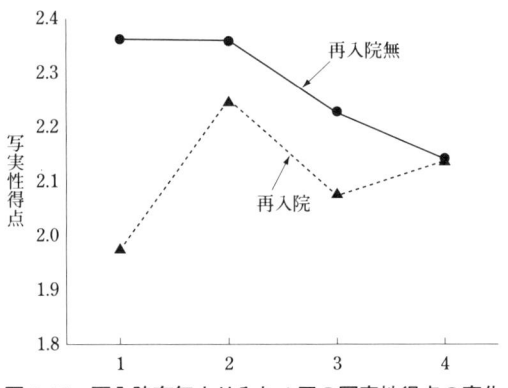

図7・11 再入院有無よりみた4回の写実性得点の変化

長期の3群間で差がなくなっている.

　以上のように活動性,写実性は中期群で他の2群より得点が4回の描画で一貫して高いが,整合性に関しては,長期群が入院当初に顕著な非整合性の特徴を示すにしても,2年経過すると短期,中期,長期で差がなくなってしまう.日常的に統合失調症患者の描画に接していると,2年たつとどの描画も統合失調症の描画だなといった一様な印象を持つ.それは得点の推移をみても明らかなように,活動性,写実性が低下し,整合性が一定の範囲にまとまるということによって得られるものであろう.こうした経過をみると描画の質が高いままに維持することが中期退院に関連していることになろう.

（2） 再入院の有無による分析

　上記では入院期間によって短期,中期,長期の3群に分けた.これらの群で

7 描画からのアプローチ　　147

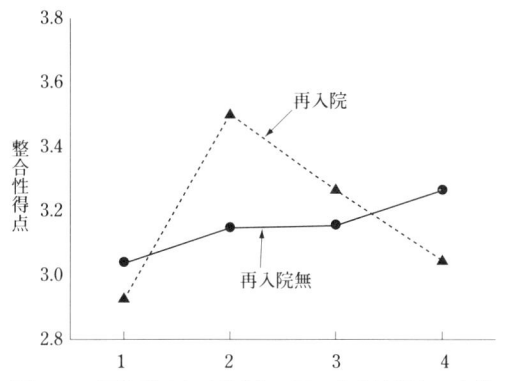

図7・12　再入院有無よりみた4回の整合性得点の変化

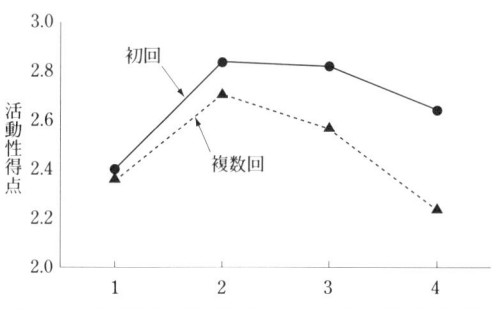

図7・13　入院回数別にみた4回の活動性得点の変化

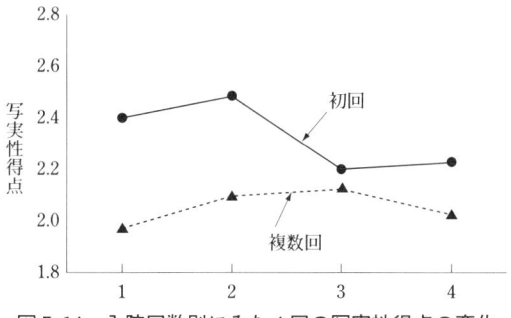

図7・14　入院回数別にみた4回の写実性得点の変化

図7・15 入院回数別にみた4回の整合性得点の変化

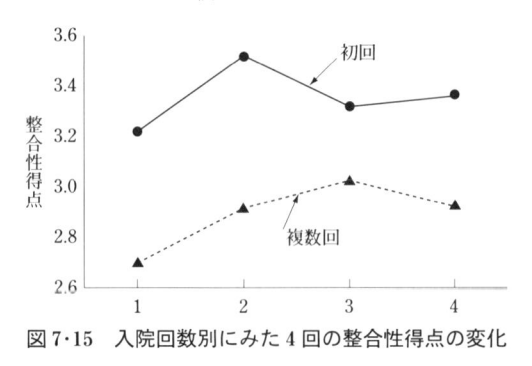

2年間の経過を追ううちに，退院しても再入院するものもいる．そうした再入院をする群ではどのような特徴があるのであろうか．このことを明らかにするために，一度退院した患者で2年間の間に再入院したもの（再入院）と外来通院を持続しているもの（再入院無）に分け，描画特徴を検討した．

図7・10は再入院と再入院無の2群における4回の描画における活動性得点の変化を示した．この図から明らかなように，再入院群は再入院無群よりも得点が一貫して低い．このことは描画における活動性の印象の有無が再入院の有無に対応していることを示している．図7・11は再入院と再入院無の2群について4回の描画における写実性得点の変化を示した．この図で示していることは再入院無群の写実性は，第1回目の描画において，再入院群より高得点であることである．このことは写実性が入院当初に保たれていることがその後の経過を暗示することを示している．図7・12では再入院と再入院無の2群について4回の描画における整合性得点の変化を示した．この図が示していることは再入院無群では整合性得点が徐々に高くなっているということであり，再入院群ではその得点は変動が大きいことである．こうしてみると再入院無群では活動性が高く，写実性がもともと高く，整合性が徐々に回復するといった傾向が示される．

(3) 初回入院の描画特徴

入院に関していえば今回の入院が初回入院のものと複数回入院のものが含まれている．入院回数を重ねることで慢性化が進行することもあるであろう（原田ら，1983）から，初回入院のものと複数回入院のもので比較してみることも

意味があろう.

　図7・13, 14, 15は初回入院と複数回入院の活動性，写実性，整合性の変化をそれぞれ示したものである．図7・13では初回入院と複数回入院のいずれも1回目の描画では得点に差がないことを示している．それが描画の回数を重ねるにしたがって徐々に拡大し，2年後の4回目では初回入院の活動性は高いままに維持されているが，複数回入院のそれは低下している．このように複数回入院には描画の活動性を低下させるような働きがあると考えられるが，一方，初回入院では活動性が回復する．図7・14では写実性が初回入院では複数回入院より4回の描画のいずれでも高い得点を示しているが，しかし3回目，4回目の描画では両者の得点が近似してきていることを示している．このことは統合失調症の経過とともに写実性は低下し，やがて低下したレベルに落ち着くことを意味していよう．図7・15では整合性が初回入院では複数回入院より4回の描画のいずれでも高い得点を示している．整合性は初回入院では落ちないことを示し，複数回入院で低下する．以上のように初回入院は複数回入院に比べ活動性は回復し，写実性は徐々に低下し，整合性は高く維持されることが示され，初回入院では複数回入院に比べまだ描画の質はそれほど低下しないことが示唆された．

（4）ま と め

　以上のように描画の経過を入院期間，再入院の有無，初回入院か複数回入院かといった側面から検討し，中期群が描画の質を高く維持し，再入院無群が描画の質を高く維持し，初回入院群が描画の質を高く維持することを見出した．これらの結果は入院期間は中期入院が効果的であり，再入院に至らない患者では状態が良好であり，初回入院で維持されるならば障害は軽微であることを暗示する．

　現実には入院を決定し，退院を決定し，再入院を決定する要因は複雑であり，描画のみを手がかりに予後予測を行なうことは困難であろうが，描画もひとつの予後予測変数に加え，その他の変数とともに多層的に検討することが今後必要とされよう（武田ら，2002）．とはいうものの描画における特徴変化は，統合失調症状態の変化に対応していることは考えられ，状態予測のために使用することは可能と思える．

4. おわりに

（1） 横断的検討

　統合失調症患者の「草むらテスト」の描画にみられる自分表現は棒状なもの，顔が描かれていてもその顔の向いている方向の明瞭でないものが多い．こうした特徴は芸術大学学生，医学大学学生の自分表現にもみられるもので，統合失調症患者と芸術・医学入学学生の間の差異は明瞭ではない．「草むらテスト」の課題は，先に述べたように，「草むらに落とした500円を捜している自分」を描くものである．「自分」を描く課題での自分の表現を棒状にする，あるいは顔が描かれていてもその顔の向いている方向を曖昧にするといったことは，青年期における自己の不確実感を反映するのかもしれない．芸術大学学生は「草むらテスト」の感想に，自分はおかしいのではないでしょうか，とか自分について教えて欲しいといった内容を記載しているものが多い．こうした記載は，芸術大学学生に，自己不確実感が存在していることを暗示する．医学部学生にはそうした感想を聞いていないが，かれらの描画行動を観察していると，自分を描きづらそうにしている．女性よりも男性にそれが顕著である印象をもつ．その印象を反映するかのように女性が多い福祉大学生，それに女性のみで成り立っている看護学生では棒状ないしは顔の向きの不明瞭な表現は顕著にはあらわれていない．

　一方，統合失調症患者にみられる棒状ないしは顔の向きの不明瞭な表現は，むしろ認知障害を反映していると思われる．先に述べたように患者では「複数のものを目的に合わせて統合できない」特徴をもつ．人物の描画には，手足体そして頭，顔，目鼻口，といったさまざまな描画要素を一定の目的にあわせて描いてゆく必要がある．しかし患者では顔の表情の表現において目眉口を「笑い」や「怒り」といった目的にあわせて描くことに失敗する（横田ら，1995）．患者では一定の目的にあわせて描くことが困難なのである．

　統合失調症患者の特徴は「草むらテスト」の自分表現によってより描画要素間の関係づけの表現により顕著にあらわれてきた．このことは患者の示す描画特徴が子どもの未発達な描画表現とも異なるし，芸術大学学生の描く芸術的退行表現とも異なるということを示唆している．もちろん後者の芸術的退行表現に関しては，芸術家が示すものと学生が示すものに差があるだろうと予想はさ

れるが，芸術大学学生の描画は明らかに他の大学学生とは異なっており，課題に沿ってそれに十分答えようというよりは課題はそれとして受け入れさらにそこに個性を表現しているようにみえる（図7・1参照）．こうしたことからすると芸術家というカテゴリーにくくるのは不十分だとしても，そこには芸術的退行が起こっていると想定できる．

小学生の描画も芸術大学学生の描画もいずれも草むらの中にいる，500円を捜しているといった場面の中で動作をしているといった表現の達成はできている．これに対し統合失調症患者では場面の中にいる表現，捜している動作の表現そのものが乏しい（図7・1参照）．これは先述のように「複数のものを目的に合わせて統合できない」特徴から生じてきていると考えられる．

（2） 縦断的検討

縦断的検討は，統合失調症の経過を客観的なものにしたいという意図のために行なわれた．すなわち，入院を起点として2年間の間に4回描画を求め，その特徴の変化を，入院期間，再入院の有無，初回入院か複数回入院かといった患者の条件にしたがって検討した．そうした結果，6ヵ月以上1年未満入院する中期入院が描画の質を高く維持していた．このことは6ヵ月程度入院した後に退院するものが多いといった報告（猪俣・小泉，1979）や，一定の治療効果を得るためにはある程度の入院期間が必要であるといった臨床的報告（星野，1996）とも合致し，描画の使用によって入院期間の効果を検証したことを意味しよう．ここでの患者の主治医も，従来の研究と同様に一応の治療期間の目安を6ヵ月とおいている（横田ら，2002）．

退院後再入院するかどうかは重要な情報であろう．ここでは退院後，再入院群と再入院無群で比較し，再入院無群で描画の質を高く維持していることを示した．再入院群で描画の質が再入院無群より低いことは，統合失調症の再発ないしは増悪によって説明できるのであろう．このことは初回入院群と複数回入院群の比較においても明らかである．すなわち初回入院群では，描画の質が複数回入院群に比べ高く維持されている．描画は初回入院患者においてある程度改善するが，それが再入院に際して低下する．複数回の再発ないしは増悪は描画の質を低めるのである．

以上のようにみてくると，少なくとも描画の質が良いままに維持されること

がその後の経過の良好さの指標になりそうである．退院，再入院はさまざまな要因の複合の結果として生じてこようが，そうした要因にもかかわらず，描画上に一定の特徴がみられていたのである．そしてこうした描画の質を指標にするならば，介入の効果についての手がかりも得られると期待される．

最近の研究では，統合失調症の経過を入院から考えるのではなく，発症から医療機関に受診するまでの期間の長さを重視し，その長さが長いほど予後に悪影響を及ぼすとみなされている（水野・山澤，2002；Linszen et al., 2001；Altamura et al., 2001）．今回そうした期間について統制されていない．したがって発症から受診そして入院までの期間を考慮に入れてさらに詳細な縦断的検討が行なわれる必要があろう．

〔謝 辞〕

本論文の作成にあたり筆者が指導した平成13年度修士修了の野村匡子，中島真美子両氏の修士論文資料を使わせていただきました．福祉大学学生の資料収集に関しては日本大学齋藤雅英君，また芸術大学学生の資料収集に関しては造形大学小出正志先生にご協力いただきました．縦断的研究に関しては群馬県の原病院臨床心理士青木英美先生，精神科医清水修先生にご協力いただきました．記して感謝いたします．

引用文献

Altamura, A. C., Bassetti, R., Sassella, F., Salvadori, D., Mundo, E. 2001 Duration of untreated psychosis as a predictor of outcome in first-episode schizophrenia: A retrospective study. *Schizophrenia Research*, **52**, 29–36.

原田俊樹・伊庭永二・佐藤光源 1983 精神分裂病患者の退院：家族精神医学の立場から．精神医学，**25**, 703–713.

昼田源四郎 1989 分裂病の行動特性．金剛出版．

星野 弘 1996 分裂病を耕す．星和書店．

市橋秀夫 1972 慢性分裂病患者の体験構造と描画様式．芸術療法，**4**, 27–34.

猪俣好正・小泉 潤 1979 一公立単科精神病院の患者動向：特に長期在院化をめぐって．精神神経学雑誌，**81**, 607–617.

Kris, E. 1953 *Psychoanalytic explorations in art*. Allen and Unwin. 馬場禮子（訳）1976 芸術の精神分析的研究．岩崎学術出版社．

Linszen, D. Dingemans, P., Lenior, M. 2001 Early intervention and a five year follow up in young adults with a short duration of untreated psychosis: Ethical implications. *Schizophrenia Research*, **51**, 55–61.

水野雅文・山澤涼子 2002 初回エピソード分裂病の未治療期間（DUP）と治療予後．

Schizophrenia Frontier, **3**, 35-39.
中井久夫　1973　精神分裂病状態からの寛解過程：描画を併用せる精神療法をとおしてみた縦断的観察．宮本忠雄(編)　精神分裂病の精神病理 2. 東京大学出版会．pp. 157-217.
中井久夫　1985　バウム・テストの普遍性へのささやかな懐疑．芸術療法，**16**, 63-64.
小川一夫・湯浅修一　1996　精神分裂病の大経過論序説：小規模サンプルによる事例研究．市橋秀夫(編)　分裂病の精神病理と治療 7 経過と予後．星和書店．pp. 1-30.
武田雅俊・篠崎和弘・工藤　喬・西川　隆・田中稔久・西村　健　2002　精神分裂病の長期予後調査と結果予測因子の研究．*Schizophrenia Frontier*, **3**, 45-54.
徳田良仁　1994　描画の表現病理．臨床精神医学，**23**, 1135-1141.
殿村忠彦・鈴木恒裕・加藤淑子　1981　分裂病の初回入院治療の成績と経過の関係について．精神医学，**23**, 777-785.
内田修二　1996　精神分裂病の「再発」について：初回入院後 10 年の予後調査を通じて．精神神経学雑誌，**98**, 299-319.
宇内康郎　1988　分裂病の臨床と本質：予後・再発・慢性化．金剛出版．
横田正夫・依田しなえ・宮永和夫・高橋　滋・町山幸輝　1986　慢性精神分裂病患者の描画における構成障害．精神医学，**28**, 621-627.
横田正夫　1993　草むらテストにおける精神分裂病患者の全体的描画特徴．精神医学，**35**, 27-33.
横田正夫　1994　精神分裂病患者の空間認知．日本心理学会．
横田正夫・時田　学・山本直示　1995　精神分裂病患者の顔面表情の描画．精神医学，**37**, 877-883.
横田正夫・伊藤菜穂子・清水　修　1999a　精神分裂病患者の彩色樹木画の検討（第一報）．精神医学，**41**, 405-410.
横田正夫・伊藤菜穂子・清水　修　1999b　精神分裂病患者の彩色樹木画の検討（第二報）．精神医学，**41**, 469-476.
横田正夫　2000　描画を通してみた精神分裂病患者の認知障害．現代のエスプリ 392. pp. 145-153.
横田正夫・伊藤菜穂子・時田　学・佐藤幸江・金田美奈子・大須賀英理・桜沢真寿美・箕浦由香　2000　老年期に達した精神分裂病患者の精神機能の健常老人との臨床心理学的比較研究．平成 9 年度〜平成 11 年度科学研究費補助金（基盤研究 C）研究成果報告書．
横田正夫　2002　精神分裂病の認知障害．下山晴彦・丹野義彦(編)　講座臨床心理学 4 異常心理学Ⅱ．東京大学出版会．pp. 241-256.
横田正夫・伊藤菜穂子・青木英美・清水　修　2002　精神分裂病患者の描画特徴による予後予測の試み．精神医学，**44**, 867-875.

第 8 章

「心の理論」からのアプローチ

井村　修

1. 「心の理論」とは

　人間を含む霊長類などの動物が，他の個体や他者の意図や信念を理解できるのは，彼らが「心の理論」を有するからであり，他の個体および他者が「心の理論」に従って行動していることを認識しているからだと考えられている．ここで言う「心の理論」とは厳密な科学理論ではないが，推論により構成されたある種の素朴な理論である．このような理論を獲得することで，他者や他の個体の行動をある程度予測することが可能になるため，「心の理論」は集団行動や社会生活を営む人や動物にとってきわめて重要である．「心の理論」についての研究は，チンパンジーのような霊長類が他者の欲求を理解できるかという，Premack & Woodruff (1978) の研究から始まった．しかしチンパンジーは限定された「心の理論」しか持つことができず (Premack, 1988)，「心の理論」を巧みに操ることができるのは，4歳以降の人間に限られることが明らかとなった (Wimmer & Perner, 1983)．

　では，もし「心の理論」に障害があったり，あるいは「心の理論」そのものの獲得ができなかったらどのようなことが生じるであろうか．他者や他の個体が何を考え，どう感じているか，また何を信じているか適切に推測できないことになり，日常生活や行動にさまざまな制約や困難が生起すると考えられる．たとえば他者の行動を予測する場合，ちょうど交通事故が起きないように信号や標識があるように，日常生活に関する共有された厳密な規則やマニュアルが必要になるだろう．しかしそのようなマニュアルをすべて記憶し，即座に検索し判断を行なうことは不可能に近い．したがって予測不能な混沌とした世界になるだろう．また「心の理論」なしに集団生活を営むには，霊長類以外の動物や昆虫のように，遺伝的にプログラムされた行動やサインに依存することにな

るかもしれない．ある季節になるとみな一斉に発情し生殖行為を行ない子孫を残す．ロミオもジュリエットもいない乾燥した世界だ．しかし「心の理論」のない世界では，詐欺や犯罪などの社会問題は存在しないかもしれない．人をだますことは，他者が何を考え何を信じているかを推測し，それに反するような行動をとるから成立するのである．われわれが映画やテレビのドラマが楽しめるのは，登場人物の考えや感情を読み取ることができ，自分の経験や想像と重ね合わせ共感したり感動したりするからだ．「心の理論」のない世界では芸術や文化の花は開くのであろうか．透明で効率的ではあるが機械的で温かみのない世界のようだ．そしてコンピュータに支配されたロボット王国を連想させる．われわれは，自分自身も他者もそれぞれが心を持ち，それにしたがって行動しているとごく自然に信じているし，疑うこともあまりしない．日常生活で「心の理論」はほとんど意識されることなく使用されている．しかも空気のように欠くことができないものと考えられる．それでは Premack & Woodruff (1978) 以来「心の理論」はどのように研究されてきたのだろうか．以下にその概要を述べる．

「心の理論」の主な研究方法としては，①誤った信念課題（図8・1参照）を用いるもの，②写真課題を用いるもの，③自己信念変化課題（図8・2参照）を用いるものの3種類がある．①の課題は，「主人公 A が対象 X を場所 P1 に置き立ち去った後，他者 B が登場し対象 X を場所 P2 に移し立ち去る．その後再度主人公 A が登場し対象 X を捜そうとする」という設定で，被験者は「主人公 A が場所 P1 か場所 P2 のどちらを捜すだろうか」と問われるのである．この課題では，被験者の現実の体験（対象 X は現実には P2 にある）と主人公 A の体験（対象 X が P2 に移されたことを知らない．したがって P1 にあると信じている）が異なっており，そのことが被験者により的確に認識されるかどうかを問うている．換言すれば，被験者は主人公 A の心の状態を適切に推測できるかということであり，「心の理論」を有しているかどうかを判断する巧妙な手続きといえる．②の課題は，他者の心の状態を想像するという心的表象の代わりに，写真という物理的表象を介在させた点で①の課題と異なる．Zaitchik (1990) は，①と②の課題を幼児に実施しほぼ同じような結果を得て，幼児にとって心的表象が困難なのは「心的」だからではなく，「表象」だから理解し難いと考えた．しかしこれを支持しない研究もある（子安, 1997）．

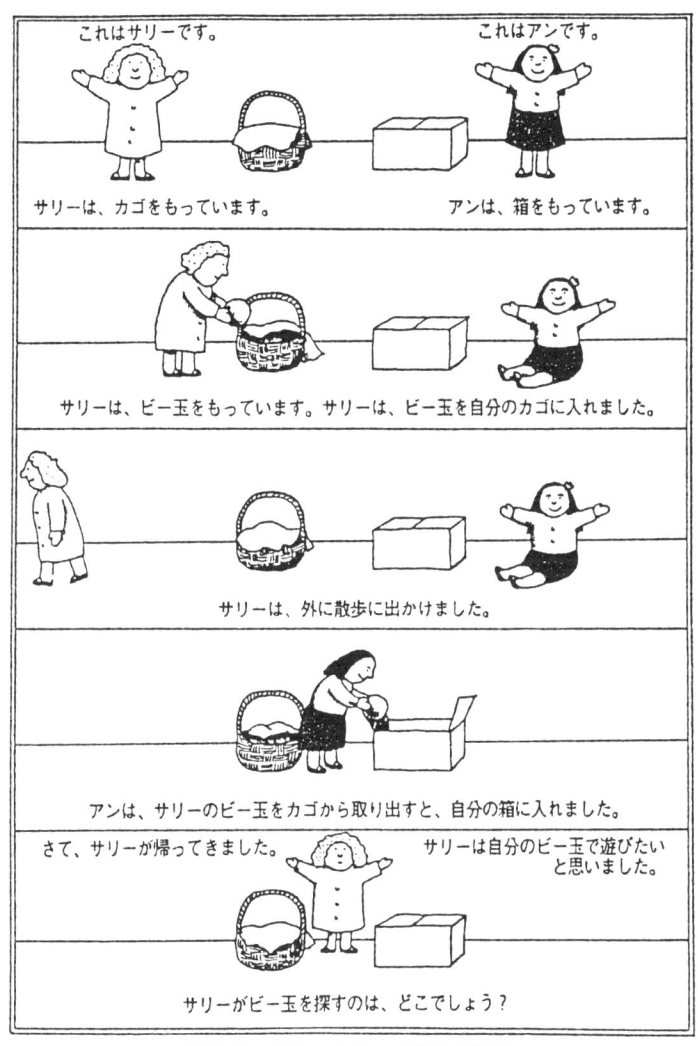

8 「心の理論」からのアプローチ　　　　　　　　　　　157

図 8・1　サリーとアンの誤信念課題
Frith (1989) の『自閉症の謎を解き明かす』(冨田真紀・清水康夫訳, 東京書籍) より転載.

③の課題は，Perner, Leekam & Wimmer (1987) によって考案された，いわゆるスマーティ課題である．スマーティというチョコレート菓子の箱の中に鉛筆が入れてあり，被験者は「この中に何が入っていると思う」と聞かれる．大部分の子は「スマーティ」と答える．そこで中身の鉛筆を見せ，スマーティ

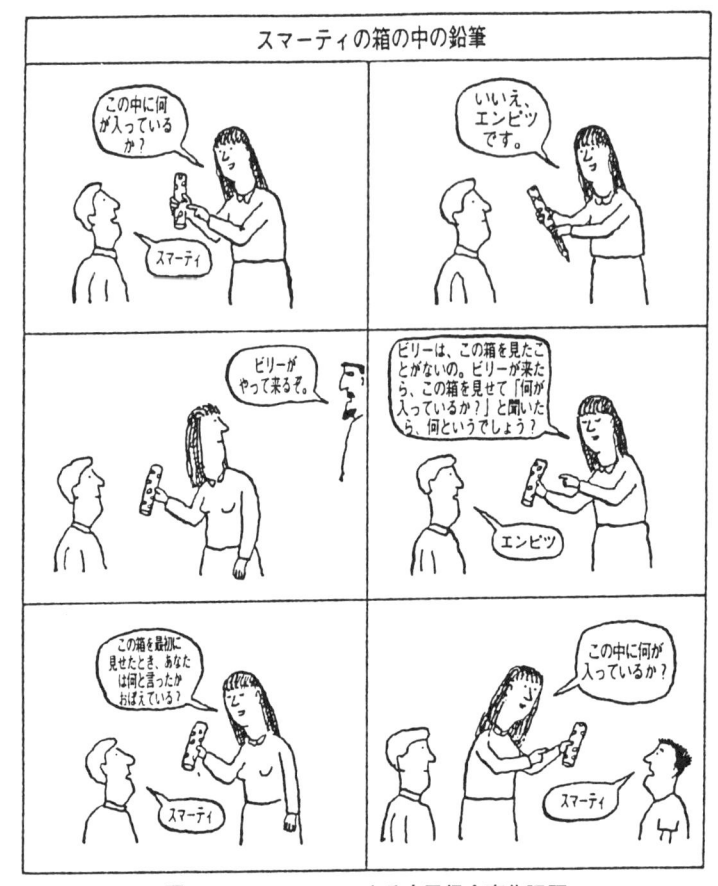

図 8·2 スマーティによる自己信念変化課題
Frith (1989) の『自閉症の謎を解き明かす』(冨田真紀・清水康夫訳, 東京書籍) より転載.

でないことを知らせる．それから中身を知らない第3者を登場させ，その第3者が箱の中に何が入っていると答えるか被験者に問う．第3者は箱の中身を知らないのだから，「スマーティ」と答えることが期待されるが，3歳以下の幼児では「鉛筆」と現実の状況を答えてしまう．このような各種の「心の理論」の課題による研究結果から，3〜4歳児では正しく答えられないが，4〜7歳にかけて正答率が上昇するというかなり一貫したデータが得られている（Perner, 1991)．どうやら4歳が「心の理論」獲得の臨界期と言えそうだ．

2. Baron-Cohen らの自閉症児の研究

Baron-Cohen, Leslie & Frith (1985) は，誤った信念課題（登場人物の名前から「サリーとアンの課題」と呼ばれている）を用い，自閉症児で適切に回答した者は 20% 程度であり，精神年齢が自閉症児より低いダウン症児が 86%，健常な 3〜5 歳の幼児は 85% の正解率であることを示した．さらにより課題要求の低いと考えられるスマーティ課題においても，自閉症児は一貫して誤信念の理解に困難を示すという結果を報告した (Perner et al., 1989)．Baron-Cohen, Leslie & Frith (1986) は，心的状態と心的でない状態の理解に違いがあるかどうかを検討するため，4 コマからなる絵画配列の課題を考案した．絵画配列のストーリーには，①機械的ストーリー：風船が飛んでいって木の枝にぶつかり破裂するなど，②行動的ストーリー：少女が菓子を店に買いに行ってそこから出てくるなど，③心理的ストーリー：少年が菓子を箱に入れ外遊びをしていたら，女性が箱から菓子を取り出し食べてしまう．少年が戻り箱を開けてみたら菓子がなくなっていた．機械的ストーリーは無生物の因果的関連であり，行動的ストーリーは人間が登場するものの，心の状態の理解は必要ではないという特徴がある．心理的ストーリーは，登場人物の誤信念が理解できなければ，適切に絵画配列ができないように工夫されていた（図 8・3）．被験者は自閉症児，ダウン症児，健常児の 3 群であった．表 8・1 は各群のそれぞれのストーリーにおける成績を示している．自閉症児は心理的ストーリーにおいてのみ成績の低下を示し，それ以外の心的状態の理解が必要でないストーリーでは，ダウン症児と健常児と同等かそれ以上の成績であった．このような一連の Baron-Cohen らの研究結果から，自閉症児は物理的因果性ではなく心理的因果性の理解の障害が示唆され，彼らは自閉症児には「心の理論」の欠損 (deficit) があるのではないかと主張している．この結果を支持する研究 (Naito, Komatsu & Fuke, 1994) がある一方で，追認しない研究 (Prior, Dahlstrom & Squires, 1990) もあり，今後の追試や検討が必要である．

3. 統合失調症と「心の理論」

自閉症の原因や発症機序をめぐっては，「心の理論」障害説だけでなく，実

機械的ストーリー

行動的ストーリー

心理的ストーリー

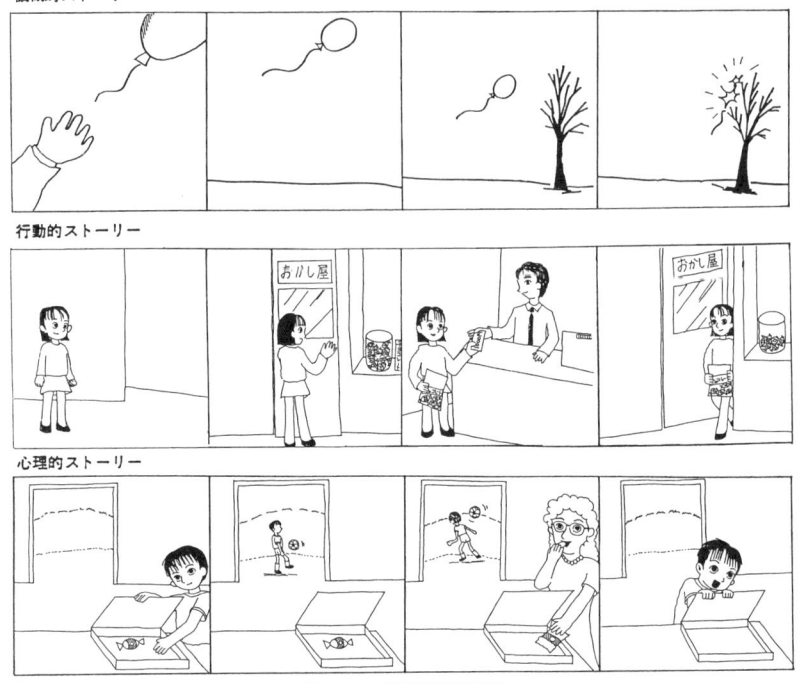

図8・3 絵画配列課題

Baron-Cohen の許可を受け上地信乃（琉球大学人文社会学研究科）が自作したもの．

表8・1 絵画配列課題の成績の平均値と SD

	機械的1	機械的2	行動的1	行動的2	心理的
自閉症	5.71 (0.72)	5.76 (0.62)	4.52 (1.33)	4.38 (1.66)	1.76 (2.53)
ダウン症	2.80 (1.86)	2.66 (1.23)	2.60 (1.24)	2.80 (2.11)	2.86 (1.06)
健常児	3.30 (1.64)	3.37 (2.04)	4.41 (1.42)	4.33 (1.86)	5.19 (1.47)

Baron-Cohen et al. (1986)

行機能障害説，情動障害説といった原因論が提起されているが，それらのいずれもが，自閉症のすべての症状を説明するには至ってはいない（東條, 2002）．またすべての自閉症児が「心の理論」の課題を達成できないわけではない．Baron-Cohen, Leslie & Frith (1985) の研究においても，高機能の自閉症児の4人に1人程度は「心の理論」の課題を通過している．したがってすべての自閉症児に「心の理論」の欠損があるとはいえないであろう．しかし逆に自閉症児の多くが，ダウン症児や健常児と比較して，「心の理論」の課題がきわめ

て困難であることも事実である．物理的事象の因果関係は理解できるが，他者の気持ちや意図の理解が苦手な自閉症児．「心の理論」の課題は，そのような自閉症児の行動的特徴の一端を，あざやかにとらえているように思われる．

　筆者は，臨床心理的援助や研究活動を通じて，「心の理論」の障害は自閉症だけでなく統合失調症にもあるのではと窺わせるいくつかの事例を経験した．彼らのプライバシーに配慮しながら概要を紹介したい．

　事例①：20代前半の男性Aさん．中学時代より集団に適応できず，不登校から家にひきこもるようになった．しだいに意味不明なことを言い，家族に暴力をふるうようになり，精神科病院に入院するに至った．監視されているという妄想を抱き，時々スタッフや他の患者に対し暴力的になる．面接場面では毎回自分の妄想を一方的に語るだけで，筆者の働きかけにほとんど関心を示さなかった．Aさんは病棟では危険な患者ということで，周囲から敬遠されていたようである．そのせいか面接には休まず来た．筆者と接することが楽しみであったのかもしれない．しかし会話らしい応答は成立しがたかった．筆者は頭がしびれるような感覚と無力感に陥った（井村，2000aを参照されたい）．通常，会話は相手の発言を聞き，それから伝わってくる相手の意図を汲み取り，それに対する自分の意図や考えなどを言葉により伝える行為である．それが交互に行なわれるから会話が成立するのである．Aさんの前には筆者がいた．しかし筆者に心があり，ある意図を伝えようとしている存在として，Aさんに感じられていたかどうかは疑問である．

　事例②：50代前半の女性Bさん．家庭の事情で晩婚であったが女児を出産．しかし婚家との折り合いが悪く離婚．しだいに被害的になり妄想を抱くようになった．周囲の説得にもかかわらず，Bさんは自分が病気であることを認めず，精神科での治療を拒否した．Bさんは，自分の主張が認められないのは，ある組織が自分たちを迫害するために特殊な薬品を撒き，周囲の人たちから嫌われるよう仕向けているのではないかと思うようになった．そして道を歩いていて周囲の人がよけたり，顔をそむけたりするのは，その薬品の匂いのせいであろうと確信するようになった．また周囲の人の咳払いや首を振る動作もその証拠だという．親族の援助やアドバイスにも裏があり，医療関係者もある組織の一員であり，筆者もその組織から派遣された監視役だと主張する．Bさんは周囲の人の"好意"をすべて"悪意"ととらえてしまう傾向がある．Bさんは

Aさんと異なり，他者に心があることは理解できているが，他者の意図を適切に認識できないという点では問題がある．このような統合失調症患者に，「心の理論」の課題を実施したらどのような結果が得られるだろうか．自閉症児と同じような結果なのであろうか．あるいは年少の幼児に類似した誤りをするのであろうか．

　Frith (1992) は，自閉症児における「心の理論」の障害は，他者の知識についての知識の障害という意味から，いわゆるメタ表象（2次表象）の障害と考えている．そしてこのメタ表象の障害は，自閉症だけでなく統合失調症においても存在し，自我障害と関連があるのではないかと示唆している．「花子が悲しい」というのは1次表象であり，「太郎は『花子が悲しい』と思っている」というのが2次表象である．2次表象においては「花子が悲しい」と思っているのは太郎であり，実際に花子が悲しいかどうかの真偽は重要でない．Frith (1992) は，統合失調症患者ではこの命題の内容（「花子が悲しい」）を意識するのにとどまるために，メタ表象（太郎が「……」思う）に欠けることになると考えている．たとえば，「上司は私が『時間を守る』ことを望んでいる」という命題の場合，この命題の内容は「時間を守りなさい」である．しかし統合失調症患者では，命題を表象する能力にさまざまな欠点があるので，命題の内容自体が障害されると，たとえば「上司は私が『死ぬ』ことを望んでいる」と命題がおきかわり，関係妄想や被害妄想が発生するという．またメタ表象のメカニズムに欠陥があれば，「時間を守りなさい」という遊離した考えが意識に入り込み，患者に話しかける幻聴，影響妄想や思考吹入を生じさせることになる．このような視点から彼は，統合失調症のメタ表象の問題と自我障害を関連づけ，以下の3つの予測を行なっている．①目標の意識がなければ意志の貧困となる．これにより陰性と陽性の行動異常が生ずる．②意図の意識がなければ高次のモニタリングが欠けることになる．これにより行為の体験についての異常（影響妄想や思考吹入など）が生ずる．③他者の意図を誤って意識すれば被害妄想や関係妄想が生ずる．彼の大胆な予測に従えば，被害妄想や関係妄想を有する統合失調症患者は，「心の理論」の課題に対し特異的な成績の低下を示すことになる．

4. CorcoranとFrithらの研究

CorcoranとFrithを中心として，統合失調症患者を対象とした「心の理論」に関する，いくつかの研究が実施されている (Corcoran, Mercer & Frith, 1995; Frith & Corcoran, 1996; Corcoran, Cahill & Frith, 1997; Corcoran & Frith, 1996). 彼らの基本的な仮説は，陰性症状や思考形式の障害などの陽性症状を有する患者と妄想の患者は，心理化（mentalizing：他者の心の状態を想定する能力）の障害を持っているというものである．すなわち彼らには「心の理論」の障害があると考えている．その他の症状を有する統合失調症患者と，症状の鎮静した寛解状態の患者は，「心の理論」の課題には問題が見られず，健常者と同じくらいの成績を示すと考えている．したがって脳の機能が回復すると，心理化の能力（認知過程）が改善され，結果として症状や徴候が寛解すると仮定している．彼らはPSE（Present State Examination（Wing, Cooper & Sartorius, 1974））を用い，被験者を表8・2のような下位グループに分類した．WAISでIQ85以下の者は含まれていなかった．

ヒントの理解

「心の理論」の能力を確かめるために，明言されていない他者の意図を推測するヒント課題が考案された（Corcoran et al., 1995）．2人の登場人物を含む10の小話が準備された．そのうちのひとつは以下のようであった．

(例話) レベッカの誕生日が近づいている．彼女は父親に「私は動物が好きよ．特に犬がね」と言った．

(質問①) レベッカがこう言ったとき，彼女は何と言いたかったのか．

(例話) レベッカは続けて「私の誕生日にペット屋さんは開いているかしら，お父さん」とたずねた．

(質問②) レベッカは父親にどうしてもらいたいのか．

質問①で正解すれば2点が，質問②で正解すれば1点が与えられた．両方の質問に失敗すれば0点であった．表8・3がヒント課題の結果である．陰性症状の患者は，受動群や寛解群，それから精神科対照群や健常群よりも低い成績を示した．妄想群は2つの対照群より低い成績であった．予想したように受動群と寛解群は，2つの対照群と同じ水準の成績であった．妄想群は他者の意図の推

表 8・2 症状と徴候による群分け

1. 陰性徴候群（Negative signs）
   ひきこもり，感情鈍麻（会話の貧困，意欲低下）
2. 陽性徴候群（Positive signs）
   思考形式の障害（解体した行動，不調和な感情）
3. 妄想群（Paranoid delusions）
   迫害妄想，関係妄想，心が読まれること（第3者どうしの幻聴）
4. 受動群（Passivity features）
   被支配妄想，影響妄想，思考吹入，思考奪取，対話性幻聴
5. その他の症状群（Other symptoms）
   音楽性幻聴，誇大妄想，性的妄想，ヒポコンドリー的妄想
6. 寛解群（Remission）
   少なくとも2週間以上徴候や症状が消失していること

Corcoran（2001）

表 8・3 Hinting 課題の成績（得点 0〜20）

被験者群	人数	課題の成績	SD
陰性群	10	12.8	4.5
陽性群	3	12.7	5.7
妄想群	23	15.4	3.6
受動群	7	18.6	1.7
他の群	4	16.5	2.6
寛解群	8	18.0	2.6
対照群	14	18.6	1.6
健常群	30	18.1	1.6

Corcoran et al.（1995）

察において，作為体験や影響妄想を持つ受動群より，問題があると言えるだろう．

誤った信念の理解

Frith & Corcoran（1996）は，統合失調症患者の誤った信念の理解を検討するために，2種類の水準の誤った信念に関するストーリーを作成した．第1水準は基本的にはサリーとアンのストーリーと同型であった．第1水準では，登場人物 A は「対象 X が Y である」と誤って信じているという1次的信念の問題であるが，第2水準では「登場人物 A は『対象 X が Y である』と思っている」と登場人物 B は誤って信じているという2次的信念の理解の問題となる．彼らの仮説は，行動徴候群（陰性徴候群と陽性徴候群をまとめた群）と妄想群は，「心の理論」の課題の成績が低下するというものである．特に第2水準での低下が著しいのではないかと予測している．第2水準のストーリーを次に示す．

　（例話）　サリーとイアンは駅にいました．サリーは家に帰る列車に乗るところでした．サリーはホームズビルに住んでいます．しかし列車はその駅には止まりません．サリーはニアタウンの駅で降りて歩かなければなりません．サリーは切符を買う前に，列車の中で雑誌を読もうと買いに行きました．彼女がいない間に時刻表に変更があり，列車はホームズビルに停車するようになりました．車掌はイアンにこの変更を伝えました．そしてイア

ンはこの変更をサリーに教えに行こうとしました．しかしイアンが彼女に会う前に，車掌は"列車がホームスビルに停車する"ことをサリーに言いました．イアンがついにサリーを見つけたとき，彼女はちょうど切符を買ったところでした．
（心の理論の質問）　サリーが買った切符はどちらの駅行きだとイアンは思っていますか．
（現実質問）　サリーが実際買ったのは何駅行きの切符ですか．

表8・4　第1水準と第2水準の誤信念課題の正答率（人数）

被験者群	第1水準	第2水準
徴候群	63 (10)	25 (8)
妄想群	76 (23)	46 (21)
受動群	100 (10)	58 (10)
寛解群	95 (9)	67 (9)
対照群	100 (13)	69 (13)
健常群	98 (22)	95 (22)

Corcoran et al. (1997)

　表8・4は上記の課題の結果を示している．第1水準では，行動徴候群と妄想群の成績が，他の群と比較して低下していた．受動群と寛解群は精神科対照群および健常者群と同水準の良好な成績を示した．第2水準では，統合失調症のすべての下位群と精神科対照群は，健常群より正答率が低かった．また行動徴候群と妄想群は，寛解群および精神科対照群より成績が低下していた．以上の結果から，行動徴候群と妄想群の統合失調症患者は，2次的信念の理解が困難であると推測される．これらの結果は，現実質問にすべて失敗した者は除外しているため，一般的認知能力の低下の影響は比較的少ないと考えられる．そして妄想群の成績の低下は，他者の心的状態を推測するという，心理化の特異的困難さを反映していると彼らは主張している．

5.　わが国での研究

症状の有無と「心の理論」

　幼児や自閉症児を対象にした「心の理論」の研究は，わが国でも比較的行なわれているが，統合失調症患者を対象とした研究はほとんどない．井村（2000b）は，サリーとアンの誤った信念課題とBaron-Cohen et al. (1986)を模した絵画配列課題（図8・3を参照）を，症状のある統合失調症患者と寛解期の患者に実施した．また対照群として平均年齢がほぼ一致した健常成人にも実施した．誤った信念課題の成績は，症状群の正答率は36％から45％程度であり，寛解群（92.8％）や健常群（100％）と比較して低下していた．また絵画配列の

成績は，症状群は全般的に低い得点で，特に心理的ストーリーでの成績が最も低くなっていた．その一方で寛解群の成績はほぼ健常群の成績に近似し良好であった（表8・5）．さらに絵画配列のストーリーの説明で，被験者の登場人物の心理的状態に関する発言（～が欲しい，～に驚いた，～と信じているなど）を得点化して心理化得点とした（表8・6）．心理的ストーリーにおいて，健常群の心理化得点が高くなるのに対し，症状群の心理化得点は低いままであった．寛解群の成績は両群の中間にあった．

　以上の2つの実験から統合失調症患者には，Corcoran et al.（1995）やFrith & Corcoran（1996）が指摘するように，「心の理論」の障害があることが示唆された．しかしその障害は症状群に特異的であり，寛解群ではほとんど見られなかった．また症状群の患者は現在入院中であるが，長期間閉鎖病棟に入院している重篤な患者ではなく，これから症状の回復にともなってデイケアや通院治療の対象になる人たちであった．つまり症状群は固定したグループでなく，症状の変化とともに寛解群に移行することになる．したがって自閉症児と違って，統合失調症患者の「心の理論」の障害は一時的な機能不全と考えるのが妥当であろう．事例②のBさんのように被害妄想を抱くには，その前提として他者に心があることを想定できる能力が必要である．一方，自閉症の子どもたちは妄想のような陽性症状をほとんど体験しないといわれている（Frith, 1992）．それは他者の心の状態を推測できないために，あるいは他者に心があると想定できないために，被害妄想や関係妄想をもち得ないことを意味するのであろう．しかしアスペルガー障害のような高機能広汎性発達障害では，被害妄想や幻聴のような統合失調症様症状を呈する者がいることが報告されている（杉山，2002）．この問題についてはさらに検討される必要がある．

「心の理論」と症状および社会機能

　野辺と井村（2002）は，症状を有する統合失調症患者を対象に「心の理論」の課題を実施し，彼らの症状および社会機能との関係を検討した．他者の心の状態を適切に想定できなければ，他者の意図や信念を適確に把握することができず，対人関係に破綻を来すだけでなく被害的感情を惹起させ妄想などの異常体験に至る可能性がある．したがって症状と社会機能について検討することは意義があろう．45名の統合失調症患者と11名の健常成人が研究に参加し

表8·5 絵画配列課題の成績の平均値とSD (得点0～6)

被験者群	機械的1	機械的2	行動的1	行動的2	心理的
症状群	3.67 (2.45)	3.91 (2.35)	3.27 (1.81)	3.33 (2.40)	2.58 (2.14)
寛解群	6.00 (0.00)	6.00 (0.00)	5.07 (0.92)	5.93 (0.02)	5.50 (0.96)
健常群	5.95 (0.22)	6.00 (0.00)	5.75 (0.62)	6.00 (0.00)	5.95 (0.22)

井村 (2000b) より改変

表8·6 心理化得点の平均値とSD

被験者群	機械的1	機械的2	行動的1	行動的2	心理的
症状群	0.00 (0.00)	0.23 (0.37)	0.20 (0.34)	0.22 (0.25)	0.19 (0.37)
寛解群	0.07 (0.26)	0.10 (0.20)	0.14 (0.21)	0.40 (0.66)	0.45 (0.53)
健常群	0.03 (0.15)	0.13 (0.19)	0.32 (0.85)	0.85 (1.35)	1.12 (1.62)

井村 (2000b) より改変

た．「心の理論」の課題はスマーティタイプ（図8·2）の自己信念変化課題であった（コーラのボトルに水を入れたものを使用）．幼児を対象とした研究では，誤信念の役割が与えられる対象として，ぬいぐるみの犬などの玩具が使用されることが多い．しかし予備的に行なった研究において，統合失調症患者の中には，「どうしてぬいぐるみがわかるの？」と問う者がいたため，ぬいぐるみを使用した被験者31名と実験協力者を使用した被験者14名の2群に分けた．実験手続きはスマーティ課題と同様であった．ただし「ぬいぐるみの犬あるいは人は何が入っていると思うか」という他者信念を問う質問の前に，被験者の誤信念に対する理解を確認するため，「ぬいぐるみの犬あるいは人はボトルの中身を知っているか」という状況質問を追加した．また症状の評価はBPRS（Brief Psychiatric Rating Scale）を，社会機能の評価は岩崎ら（1994）による，精神障害者社会生活評価尺度（LASMI）から対人関係に関する13項目を抜き出し実施した．

表8·7はそれぞれの質問に対する正答率を示している（統合失調症群はぬいぐるみ条件群と人条件群を合計）．健常群は他者信念で1名が失敗したほかは100％の正答率であった．統合失調症群は，自己信念で失敗する者が30％以上いることから，ボトルの形状から中身を予測できない者もいた．「ぬいぐるみや人（実験協力者）はボトルの中身を見ていないのだから知らない」と，状況質問に適切に答えられなかった者も同程度いた．しかしいちばん困難であった質問は，他者信念に関する質問であり，60％以上の被験者が失敗した．彼

表 8・7 健常群と臨床群の正答率の比較 (%)

質問	健常群	臨床群
自己信念	100.0	64.4
状況質問	100.0	64.4
他者信念	90.9	37.8
記憶質問	100.0	68.9
現実質問	100.0	91.1

野辺・井村 (2002) より改変

表 8・8 ぬいぐるみ条件と人間条件の正答率の比較 (%)

質問	ぬいぐるみ	人間
自己信念	64.5	64.3
状況質問	58.1	78.6
他者信念	35.5	42.9
記憶質問	71.0	42.9
現実質問	93.5	85.7

野辺・井村 (2002) より改変

らの多くは「水」と答えていたことから，他者の心の状態ではなく自己の体験にもとづいて判断していたものと推定される．表 8・8 は統合失調症群をぬいぐるみ条件群と人間条件群に分けて分析したものである．自己信念や他者信念の正答率はあまり変わらなかったが，状況質問の正答率は 20 ポイント程度向上していた．さらに他者信念について，説明理由も含めた完全正答率を算出すると，ぬいぐるみ条件群は 3.2%，人間条件群は 28.6% で違いが見られた．幼児ではぬいぐるみのような仮想的対象でも，人間のような実在的対象でも反応には違いがないといわれている（郷式，1999）．しかし本研究の統合失調症患者では異なった結果となった．統合失調症患者は他者信念の理解以前に，ぬいぐるみを認識の主体として仮想する能力，Leslie (1987) の言葉を借りるとするならば，1次的表象から切り離すデカップリング (decoupling) の能力に問題があることになる．さらに他者信念に対する質問への正誤と BPRS の関連を見ると，正答者の不安，緊張，総合精神病理の得点が有意に低かった．しかし他の項目では有意な差異は見られず，症状との関連は部分的であった．Frith (1992) によれば，他者信念の理解に失敗する者は，被害妄想のようなパラノイア的傾向が強いと予測される．したがって本研究では，他者信念を理解できる者とそうでない者とでは，BPRS の邪推項目の得点が異なることが期待されたが，明確な差異を確認することができなかった．しかし一方，状況質問に対する正誤と LASMI の関連は強く見られた（表 8・9）．状況質問の正答者ほど対人関係が良好であると考えられる．

他者視点取得能力

横田ら (1988) は，Piaget の 3 つ山課題を模した視点変換課題を作成し，統合失調症患者に実施した．彼らは対面からの見えを描画することが著しく困難であった．それで横田らは統合失調症患者には認知的固着があるのではないかと考えた．井村ら (1998) は横田らの追試を行ない，ほぼ同様の結果を得た．しかし課題の 2 次元図形への変更や人形による前後関係の明確化は，統合失調症患者の視点変換の成績を改善させた．このことから統合失調症患者は視点変換の困難さを示すが，基本的な視点変換能力は有しているものと推測された．しかしこれらの研究は，視覚的空間における他者視点取得の問題であり，他者の感情や信念を直接扱ったものではない．前述した「心の理論」の課題で統合失調症患者の多くは，他者の信念の"コーラ"ではなく自分の経験の"水"で応答した．また彼らの中には"犬だから知らない"と状況質問に答える者がいた．このような統合失調症患者の反応は，自己の視点から離れられない認知的固着や他者視点取得の困難さを窺わせる．そこで井村 (2002) は，統合失調症患者を対象に他者感情推測課題 (朝生, 1987) を実施し，他者の感情と自己の感情が異なるときの反応を検討した．課題 (ケーキ課題とカラオケ課題) の概要は以下のようである．

表 8・9　状況質問と対人的社会機能 (LASMI)

LASMI	正答	誤答	t 値
自発性	1.82	3.67	3.06**
判　断	1.91	4.00	7.34***
理解力	1.91	4.33	4.16***
主　張	1.55	3.00	2.61*
断　る	1.91	4.00	3.09**
応　答	2.09	3.33	2.40*
会　話	13.09	25.00	3.70**
協調性	1.91	4.00	3.36**
マナー	1.53	3.33	2.69*
集　団	3.55	7.33	3.21**
友　人	2.27	4.67	2.78*
付合い	8.27	14.33	2.39*

***$p<.001$，**$p<.01$，*$p<.05$．野辺・井村 (2002) より改変

(1) ケーキ課題の例

被験者にケーキの好悪について聞く．被験者が「好きだ」と答えれば，次に提示される例話の登場人物について「ケーキをいつも残している」という行動情報が与えられる．それからその登場人物に関して「ケーキが出された」という例話と「ケーキがいたんでいて食べられない」という 2 つの例話が紹介される．次に被験者はそれぞれの登場人物の気持ちについて質問される．また最初の質問で被験者が「嫌いだ」と答えれば，登場人物の行動情報は「ケーキをいつも買っている」となる．そしてケーキが出される場合といたんでいる場合の 2 つの例話が同様に示される．すなわち被験者は登場人物の行動情報を手がか

表8·10 他者視点取得の得点の成績とSD（得点0～4）

統合失調症	2.59 (1.07)
一過性精神病	3.00 (0.95)
健常者	3.85 (0.36)

井村 (2002) より改変

りに，自分の感情と反する例話の登場人物の気持ちを推測することが要求された．カラオケ課題も同様の手続きがとられた．したがって1人の被験者には4つの例話が提示された．また被験者の行動情報の理解を確認するために，登場人物のケーキやカラオケについての好悪について質問された．行動情報の理解と他者感情の推測が適切な場合を正答として1点を与えた．その他の反応は誤答として0点とした．得点の範囲は0～4点となる．

　上記のような課題を用い，統合失調症患者と一過性精神病患者，健常大学生を対象にして研究を行なった．表8·10は各群の他者視点取得の得点を示している．最も得点が高かったのは健常大学生であり，最も成績が低かったのは統合失調症患者であった．その中間に一過性精神病患者があった．しかし統計的に有意差が見られたのは，健常大学生と統合失調症患者，健常大学生と一過性精神病患者の間であり，一過性精神病患者と統合失調症患者の間には有意差が見られなかった．統合失調症患者と一過性精神病患者は，健常大学生と比較し他者感情の推測に失敗することが多いことが示唆された．次にどのように失敗したかを検討するために，4つの例話がすべて正答であった場合を他者準拠型，すべて失敗であった場合を自己準拠型，正答と誤答の混じったものを混合型として分類した．検定の結果，健常大学生では自己準拠が多く，統合失調症患者と一過性精神病患者では混合型が多いことがわかった．しかし自己準拠型を示した者はどの群にもいなかった．朝生 (1987) によると，4歳から5歳では自己準拠型が多く，6歳になると他者準拠型や混合型が増え自己準拠型が10%程度に減少すると述べている．以上の結果から，統合失調症患者と一過性精神病患者は，低年齢の幼児とは異なり自己準拠型は出現しないため，他者と自己が同じ状況でも異なる感情を持ち得ること，すなわち他者視点の取得の基本的能力を有していると推察される．しかし混合型の割合が高いことは，彼らが健常大学生のようには，一貫して他者視点を保持できない問題があるものと考えられる．与えられる行動情報や例話によって，反応の仕方が自己視点と他者視点で変動するのが，統合失調症患者と一過性精神病患者の特徴と考えられる．統合失調症と一過性精神病の異同については議論されているところだが (Marneros, 1999)，本研究で使用された課題の成績からは，他者感情の推測

において共通する認知的困難さの存在が示唆された．

　他者視点取得の研究は幼児の他者理解の文脈で行なわれてきた．したがって「心の理論」の研究とは必ずしも関連して検討されてきたわけではない．しかし他者の感情を理解するためには，自己の視点を離れ他者の心の状態を推測することが求められる．もし両課題を実施して相関を算出すれば有意な関連性が予想されよう．多少切り口は異なるものの共通する能力を測定している可能性がある．

研究の展開

　「心の理論」の視点から統合失調症の対人的認知過程を研究することは興味深い．ひとつには Frith（1992）が予測するように，症状や徴候の異常と関連したメタ表象の障害の部分である．すなわち脳の生理的・神経学的な障害→認知過程の障害→症状や徴候の異常という関連性が明確にされていけば，統合失調症の新たな分類や病理の解明がなされる可能性がある．そのためには統合失調症患者の多様な症状や徴候を適切に評価し，サブグループ内の等質性を高める作業が必須である．そしてそのようなサブグループ間の比較を通し，症状と「心の理論」の障害の関係が明らかにされるだろう．しかしまた治療のために使用されている薬物や年齢，知的能力や言語能力など統制されるべき変数も多い．残念ながらこれまでの研究では，すべての統制条件を満足させるような研究はなかった．統合失調症患者を対象とするため，研究方法や手続きに倫理的制約もあるが，被験者の人権を尊重しながら再現性のある実証的研究を進めていくことが望まれる．もうひとつの研究の方向性は，「心の理論」の障害と社会的機能の関連である．野辺と井村（2002）が指摘するように，適応的対人関係を維持するには，他者の心の状態を理解することが重要である．したがって「心の理論」の課題と対人関係能力の間には密接な関連が予測される．しかしその研究で最も関連が見られたのは状況質問であった．このような結果になったのは，「心の理論」の課題が幼児を対象としたものであり，統合失調症患者には適切でなかった可能性がある．少なくともこれまでの課題は，「心の理論」の獲得の有無を検証するものであり，「心の理論」の歪曲や障害を明らかにすることは困難であった．したがって統合失調症を対象とした「心の理論」の課題を開発する必要があろう．さらに症状の推移との関連を見るには縦断的研究

を実施しなければならない．

　統合失調症患者は「心の理論」の課題に困難さを示すが，自閉症児のように「心の理論」の欠損ではなく，一時的な機能不全であることが推定される．しかしまだ症状や社会的機能との関連は十分に解明されたとは言い難く，重度の障害を有する患者においては，欠損に近い状態を呈する可能性も残る．高機能広汎性発達障害との差異も検討しなければならない課題である．統合失調症患者の「心の理論」の研究は，彼らの対人関係能力を改善し，社会復帰を促進していくための貴重な基礎資料を提供するであろう．

引用文献

朝生あけみ　1987　幼児期における他者感情の推測能力の発達：利用情報の変化．教育心理学研究，**35**, 33-40.

Baron-Cohen, S., Leslie, A. M. & Frith, U. 1985 Does the autistic child have a "theory of mind"? *Cognition*, **21**, 37-46.

Baron-Cohen, S., Leslie, A. M. & Frith, U. 1986 Mechanical, behavioural and intentional understanding of picture stories in autistic children. *British Journal of Developmental Psychology*, **4**, 113-125.

Corcoran, R., Mercer, G. & Frith, C. D. 1995 Schizophrenia, symptomatology and social inference: Investigating "theory of mind" in people with schizophrenia. *Schizophrenia Research*, **17**, 5-13.

Corcoran, R. & Frith, C. D. 1996 Conversational conduct and the symptoms of schizophrenia. *Cognitive Neuropsychiatry*, **1**, 305-318.

Corcoran, R., Cahill, C. & Frith, C. D. 1997 The appreciation of visual jokes in people with schizophrenia: A study of the "mentalizing" ability. *Schizoprenia Research*, **24**, 319-327.

Frith, C. D. 1992 *The cognitive neuropsychology of schizophrenia*. Lawrence Erlbaum Associates Publishers.

Frith, C. D. & Corcoran, R. 1996 Exploring "theory of mind" in people with schizophrenia. *Psychological Medicine*, **26**, 521-530.

Frith, U. 1989 *Autism: Explaining the Enigma*. Basil Blackwell. 冨田真紀・清水康夫（訳）自閉症の謎を解き明かす．東京書籍．

郷式　徹　1999　幼児における自分の心と他者の心の理解――「心の理論」課題を用いて．教育心理学研究，**47**, 354-363.

井村　修・大嶺　歩・宮里好一　1998　精神分裂病患者の視点変換能力の心理学的研究．琉球大学法文学部人間科学科紀要，**1**, 9-23.

井村　修　2000a　精神分裂病とモニタリング障害．丹野義彦（編）　現代のエスプリ **392**：認知行動アプローチ――臨床心理学のニューウェーブ．pp. 136-144.

井村　修　2000b　精神分裂病患者の症状特性と「心の理論」．心理臨床学研究，**17**, 560-569.

井村　修　2002　統合失調症と視点取得能力——統合失調症患者と一過性精神病患者の比較を通して．心理学研究，**73**, 383-390.

岩崎晋也・宮内　勝・大島　巌・村田信夫・野中　猛・加藤春樹・上野容子・藤井克徳　1994　精神障害者社会生活評価尺度の開発（第1報）．精神医学，**36**, 1139-1151.

子安増生　1997　巻頭言：「心の理論」の特集にあたって．心理学評論，**40**, 3-7.

Leslie, A. M. 1987 Pretense and representation: The origins of 'theory of mind'. *Psychological Review*, **94**, 412-426.

Marneros, A. 1999 Schizophrenia spectrum: a "Terra Flexibilis". Maj, M. & Sartorius, N. (eds.), *Schizophrenia*. WPA Series Evidence and Experience in Psychiatry, Vol. 2. John Wiley & Sons.

Naito, M., Komatsu, S. & Fuke, T. 1994 Normal and autistic children's understanding of their own and other's false belief: A study from Japan. *British Journal of Developmental Psychology*, **12**, 403-416.

野辺久美子・井村　修　2002　精神分裂病患者の症状と他者信念の理解に関する研究．沖縄心理学研究，**25**, 7-8.

Perner, J. 1991 *Understanding the representational mind*. MIT Press.

Perner. J., Leekam, S. R. & Wimmer, H. 1987 Three-year-olds' difficulty with false belief. *British Journal of Developmental Psychology*, **5**, 125-137.

Perner, J., Frith, U., Leslie, A. M. & Leekam, S. R. 1989 Exploration of the autistic child's theory of mind: Knowledge, belief and communication. *Child Development*, **60**, 689-700.

Premack, D. 1988 "Does the chimpanzee have a theory of mind?" revisited. Byrne, R. & Whiten, A. (eds.), *Machiavellian intelligence: Social expertise and the evolution of intellect in monkeys, apes and humans*. Clarendon Press. pp. 160-179.

Premack, D. & Woodruff, G. 1978 Does the chimpanzee have a theory of mind? *The Behavioral and Brain Sciences*, **1**, 515-526.

Prior, M., Dahlstrom, B. & Squires, T. 1990 Autistic children's knowledge of thinking and feeling states in other people. *Journal of Child Psychology and Psychiatry*, **31**, 587-601.

杉山登士郎　2002　高機能広汎性発達障害における統合失調症様状態の病理．小児の精神と神経，**42**, 201-210.

東條吉邦　2002　高機能自閉症・アスペルガー症候群への特別支援教育に関する試論――脳の機能としての接近-回避判断の特異性の視点から教育的支援のあり方を考える．国立特殊教育総合研究所研究紀要，**29**, 167-176.

Wimmer, H. & Perner, J. 1983 Beliefs about beliefs: Representation and constraining function of wrong beliefs in young children's understanding deception. *Cognition*, **13**, 103-128.

Wing, J. K., Cooper, J. E. & Sartorius, N. 1974 *Measurement and classification of psychiatric symptoms. An instruction manual for the PSE and Catego Program.* Cambridge University Press.

横田正夫・高橋　滋・依田しなえ・岸　芳正・原　秀之・町山幸輝　1988　精神分裂病患者における認知的構えの固着．精神医学, **30**, 1007-1014.

Zaitchik, D.　1990　When representation conflict with reality: The preschooler's problem with false belief and "false" photographs. *Cognition*, **35**, 41-68.

第 9 章

心理物理学からのアプローチ

丹野義彦

1. はじめに——本章の結論

　統合失調症の障害は非常に複雑である．筆者はなんとかそれを構造的にとらえたいと考えてきた．筆者は，感覚といった情報処理の初期の過程から調べはじめ，次に，対人認知といった情報処理の後期の過程へと，つながりを保ちながら調べてきた．これによって，認知の障害が，パーソナリティや症状を形成していく構造がうまく整理できた．人間の感覚を数量的に調べる方法は心理物理学（psychophysics）と呼ばれる．本章では，筆者の行なった心理物理学による統合失調症研究をまとめてみたい．心理物理学の利点は，①刺激が単純で記述も容易であること，②反応が単純なので数量化が容易であること，③手続きが単純で客観的なので，人間の内的過程が解釈しやすいこと，などである．
　本章の結論を先にいうと，以下のようになる．
　第1に，統合失調症では，心理物理学の課題で判断が不正確となるが，これは感覚レベルの障害というよりも，判断レベルの偏りである．
　第2に，判断の偏りは，課題の困難度によって異なる．容易な課題においては，「等判断への偏好」という現象を示し，これは統合失調症の基本的な障害である能動性の低下を反映すると考えられる．一方，困難な課題においては，2つの判断スタイルに分かれるようになる．すなわち，「等判断」を多く示す群と，「逆転誤答」を多く示す群である．両群は感情認知スタイルも正反対である（叱責や批判への敏感さと鈍感さ）．2つの判断スタイルは，パーソナリティ（分裂気質とパラノイド的人格特徴）や症状（陰性症状と陽性症状）と対応する．
　第3に，結果を「処理の深さ」理論から解釈してみると，一定の治療的示唆が得られる．

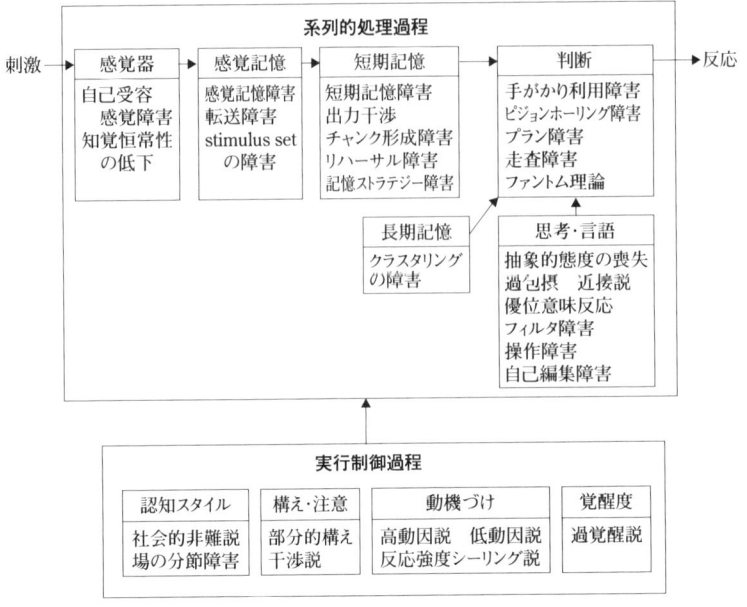

```
                         系列的処理過程
刺激→ ┌感覚器──┬感覚記憶──┬短期記憶──┬判断────┐→反応
      │自己受容 │感覚記憶障害│短期記憶障害│手がかり利用障害│
      │感覚障害 │転送障害  │出力干渉  │ビジョンホーリング障害│
      │知覚恒常性│stimulus set│チャンク形成障害│プラン障害│
      │の低下  │の障害   │リハーサル障害│走査障害│
      │     │      │記憶ストラテジー障害│ファントム理論│
      │           長期記憶──思考・言語│
      │           クラスタリング│抽象的態度の喪失│
      │           の障害   │過包摂 近接説│
      │                 │優位意味反応│
      │                 │フィルタ障害│
      │                 │操作障害│
      │                 │自己編集障害│
                        実行制御過程
       ┌認知スタイル─┬構え・注意─┬動機づけ────┬覚醒度┐
       │社会的非難説 │部分的構え │高動因説 低動因説│過覚醒説│
       │場の分節障害 │干渉説   │反応強度シーリング説│    │
```

図9・1 統合失調症の情報処理の障害 (丹野・町山, 1985)

第4に,判断の偏りは,強化的教示と認知的教示によって改善する.両者を比べると,認知的教示のほうが効果がある.心理学的介入によって改善するということは,上の第1の結論を確認するものである.

2. 認知障害をどのようにとらえるか──世界の研究動向

統合失調症の症状は多彩であるが,認知の障害はその中心的な位置を占めている.DSMでは,精神病の定義を「現実検討力の著しい障害」としている.陽性症状(幻覚・妄想・自我障害)はまさしく認知障害といえるし,陰性症状は知能面の障害と深いかかわりがある.

統合失調症の認知障害についてはこれまで多くの研究がある.図9・1は,情報処理のプロセスを枠組みとして,統合失調症の心理学的仮説をまとめたものである(丹野・町山,1985).これをみると,すべての認知過程の障害が報告されている.こうした仮説の氾濫といった状況においては,障害を1次的なものと,2次的なものに分けて整理する必要があるだろう.そのために,筆者ら

は，図9・1のような情報処理過程のなかで，まず最も初期の「感覚器」の障害から調べ，しだいにより後期の認知過程を調べるという研究方略をとった．もし，初期の過程に障害があれば，その段階で情報は歪んでしまい，その後の過程はすべて障害を示すことになるからである．この場合は，より初期の過程の障害が1次的であり，それ以後の障害は2次的なものということになる．

　認知の最も初期の段階は「感覚器」である．統合失調症の感覚器の障害については，これまで自己受容感覚障害や知覚恒常性の低下といった仮説が出されてきた．前者は，統合失調症を持つ人が独特の姿勢をしていたり，動作が鈍くなったりする場合があることが考えられたものである．後者は，急性期に「世界が平板に見える」「世界の生き生きとした立体感がなくなった」といった体験が報告されることから考えられた．そして，心理物理学の実験を行なって，こうした仮説を支持する研究も現れた．しかし，こうした先行研究には不満が残る．たとえば，刺激や反応の記述や分析が不十分であること，その障害がまさしく感覚レベルのものなのか，あるいは判断のレベルのものなのかを明らかにしていない（浜，1982）などの点である．そこで，筆者らは，方法論に十分な注意を払いながら，いろいろな心理物理学の実験を行なった．ここでは，布やすりのきめの粗さの弁別，おもりの重量の弁別，視覚的距離弁別の3つを中心に述べる．

3. きめ弁別障害は感覚レベルか判断レベルか——きめ弁別第1実験

　きめ弁別実験（丹野・椎原・町山，1985）は，いろいろな粗さの布やすりを用意し，2枚のやすりを実験参加者に提示する．一方を標準刺激と呼び，他方を比較刺激と呼ぶ．実験参加者は，指で布やすりに触れ，標準刺激に比べて，比較刺激のきめの粗さが「粗い」か「密」か「同じ」かを答える．以下，それぞれ粗判断，密判断，等判断と呼ぶことにする．この実験には，慢性の統合失調症を持つ人22名と，健常な病院職員26名（健常対照群）が参加した．

　結果は図9・2aに示すとおりである．矢印は弁別閾を示している．2本の矢印の幅が広いほど，弁別閾値が高く，弁別の精度が低いことを示している．図9・2aに示されるように，統合失調症群では健常対照群より，弁別閾値が高い．このように統合失調症群にはきめ弁別の障害がみられる．

a. 粗密等条件（第1実験）

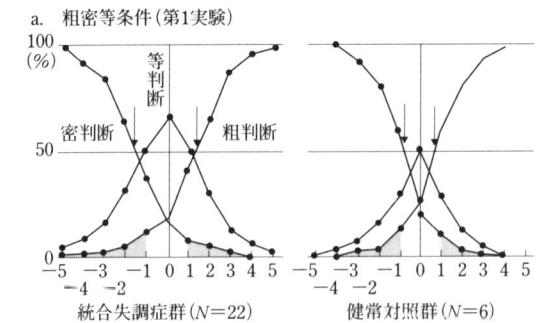

b. 粗密条件（第2実験）

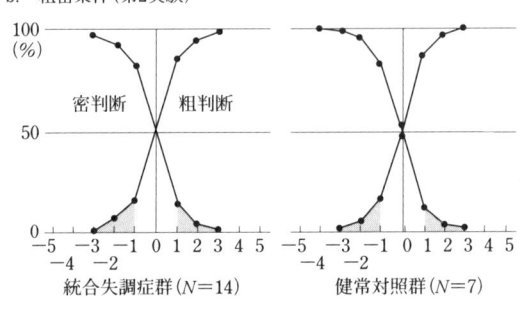

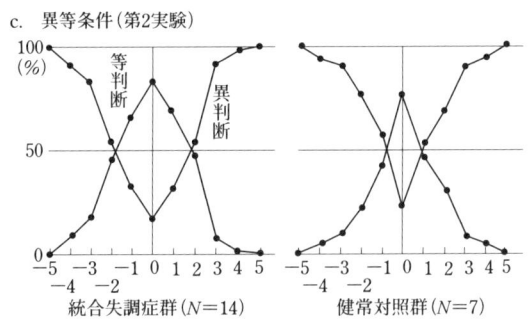

c. 異等条件（第2実験）

図9・2　きめ弁別実験の判断分布図（丹野・椎原・町山，1985）

横軸は比較刺激と標準刺激の差の段階．縦軸は判断の出現率（％）．網部分は逆転誤答の領域を示す．a における矢印は弁別閾値を示す．

表 9·1　きめ弁別実験における誤答数（平均値±標準偏差）

判断カテゴリー条件	誤答の種類	統合失調症群	健常対照群	t値
第1実験 粗密等条件		$N=22$	$N=26$	
	総誤答数	26.7±7.86	17.9±4.79	4.66**
	逆転誤答数	3.95±3.71	3.38±2.53	0.62
	不等誤答数	4.18±2.77	5.42±2.47	1.60
	等誤答数	18.6±11.3	9.08±6.40	3.56**
第2実験 粗密条件		$N=14$	$N=7$	
	総誤答数 （逆転誤答数）	4.29±2.13	3.00±1.63	1.34
第2実験 異等条件		$N=14$	$N=7$	
	総誤答数	27.1±8.10	18.9±5.45	2.30*
	不等誤答数	2.00±2.01	3.43±2.99	1.23
	等誤答数	25.1±8.59	15.4±5.62	2.56*

＊$p<0.05$, ＊＊$p<0.01$.

　このようなきめ弁別障害の原因は何なのだろうか．感覚精度の低下といった感覚レベルのものなのだろうか．それとも判断レベルのものなのだろうか．

　そこで，図9·2aをよくみると，興味深いことに気づく．統合失調症群では健常対照群より「等判断」が多いことである．このために弁別閾値が高くなっている．粗密を逆転した誤答（図9·2aの網部分）はそれほど多くない．

　そこで，誤答を分析してみた．誤答は，①逆転誤答，②不等誤答，③等誤答の3種類に分けられる．①逆転誤答とは，粗判断が正しいのに密判断をしてしまった誤答と，密判断が正しいのに粗判断をしてしまった誤答である（図9·2aの網部分）．②不等誤答とは，等判断が正しいのに，粗判断か密判断をしてしまった誤答である．③等誤答とは，粗判断か密判断が正しいのに，等判断をしてしまった誤答である．

　これらの種類別誤答数を表9·1に示す．両群を比べると，逆転誤答については差がない．不等誤答については，統合失調症群より健常対照群で多い．等誤答については，統合失調症群で有意に多かった．つまり，統合失調症群では，等誤答が選択的に増加しているのである．

　では，等判断が多くて誤答が多いのならば，等判断を禁じてみたらどうだろうか．もし，感覚レベルの障害がなければ，等判断を禁じたら統合失調症群の成績は改善するのではなかろうか．もし，感覚レベルの障害があれば，等判断

を禁じても誤答は多くなるはずである．そこで，第2実験では，等判断を禁じた実験を行なってみることにした．

4. きめ弁別障害は判断レベルである——きめ弁別第2実験

第2実験では，上と同じ参加者に対して，「粗密条件」と「異等条件」を行なった（丹野・椎原・町山，1985)．「粗密条件」においては，標準刺激に対する比較刺激のきめの粗さを「粗い」か「密」かで判断してもらった．結果は図9・2bと表9・1に示す．この条件では，両群の判断分布に大きな差はない．総誤答数すなわち逆転誤答数には，両群間に差はない．つまり，粗密条件においては，統合失調症群のきめ弁別は健常対照群とほぼ同じになったのである．こうしたドラマチックな改善は，筆者にとって非常に驚くべきことであった．条件しだいで成績が良くなるのだから，きめ弁別の障害は，感覚レベルのものではなく，判断レベルの特性によると考えられる．

一方，「異等条件」では，「異なる」か「同じ」かで判断してもらった．その結果，図9・2cと表9・1に示すように，統合失調症群では，また等判断がきわめて多くなってしまったのである．総誤答数は，統合失調症群のほうが健常対照群より有意に多い．種類別誤答数についてみると，両群に差があったのは等誤答だけである．

以上のように，等判断を許される条件（第1実験の粗密等条件と第2実験の異等条件）においては，等誤答の選択的増加がみられる．つまり，統合失調症を持つ人は，等判断に対して強い偏好がある．一方，等判断を禁じた条件（第2実験の粗密条件）においては，成績は良好となり，健常者と同じになる．

5. 等判断への偏好は重量弁別でもみられる——重量弁別実験

この結論をより明確にしたのが，次の重量弁別実験である（丹野・町山，1983)．まず，実験参加者の右手に，50gの標準刺激をのせる．次に，左手に比較刺激をのせる．比較刺激には，29, 36, 43, 50, 57, 64, 71gの7種がある．実験参加者は，標準刺激に比べて，比較刺激が重いか軽いかを答える．その際に，①重軽等，②重軽，③異等の条件，④重軽疑，⑤重軽等疑の5つの判断条

表 9·2　重量弁別実験における誤答数（平均値±標準偏差）

判断カテゴリー条件	誤答の種類	統合失調症群 ($N=16$)	健常対照群 ($N=16$)	t値
重軽等	総誤答数	13.4±3.90	9.60±2.70	3.10**
	逆転誤答数	1.44±1.84	0.87±0.88	1.06
	不等誤答数	2.38±1.27	2.73±1.12	0.80
	等誤答数	9.56±3.08	6.00±2.48	3.42**
重　軽	総誤答数（逆転誤答数）	4.25±2.33	3.20±2.32	1.22
異　等	総誤答数	14.3±3.20	9.07±2.40	4.87**
	不等誤答数	2.13±1.11	2.07±1.39	0.13
	等誤答数	12.1±3.37	7.00±1.83	3.58**
重軽疑	総誤答数	9.94±4.98	8.07±2.32	1.28
	逆転誤答数	2.31±2.11	1.13±1.13	1.83
	疑誤答数	7.63±4.79	6.93±2.93	0.47
重軽等疑	総誤答数	15.4±4.50	11.5±2.90	2.82*
	逆転誤答数	2.13±1.45	0.67±0.94	3.19**
	不等誤答数	2.50±1.12	2.73±1.48	0.48
	等誤答数	9.06±3.78	5.20±2.40	3.26**
	疑誤答数	1.75±1.92	2.93±2.93	1.29

*$p<0.05$,　**$p<0.01$.

件を設定した．ここでは，重判断，軽判断，等判断，異判断，疑判断の5つがある．これはそれぞれ「重い」「軽い」「同じ」「異なる」「わからない」という判断を示している．誤答は，逆転誤答，不等誤答，等誤答，疑誤答の4種に分けられる．この実験には，慢性の統合失調症を持つ人16名と，健常な病院職員16名（健常対照群）が参加した．

表9·2に示すように，①重軽等，②重軽，③異等の条件の結果は，きめ弁別実験の対応する条件とだいたい同じである．

④重軽疑の条件では，統合失調症群は健常対照群と同じ成績であった．疑誤答（疑判断による誤答）の増加は見られない．

⑤重軽等疑の条件では，統合失調症群の総誤答は健常対照群より有意に増加しているが，この増加は，ほとんどが等誤答の増加により，一部は逆転誤答の増加によるものである．不等誤答と疑誤答には両群間で差がない．

④と⑤の条件でわかったことは，等判断の増加が疑判断の増加によるのではないということである．

以上の5つの条件の結果は，非常に単純に整理できる．すなわち，等判断を

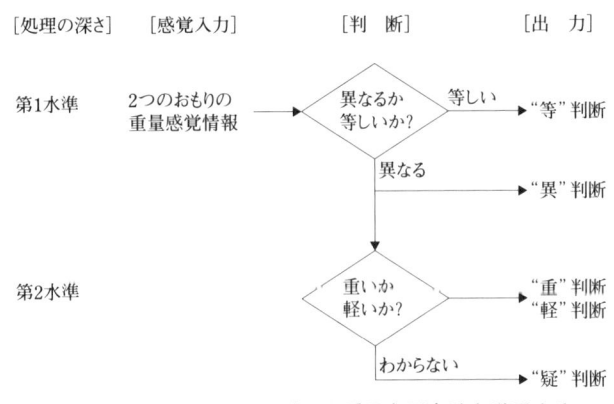

```
[処理の深さ]    [感覚入力]         [判　断]           [出　力]

第1水準        2つのおもりの    異なるか    等しい    "等"判断
              重量感覚情報    等しいか？
                                    ↓異なる
                                                       "異"判断

第2水準                          重いか              "重"判断
                                軽いか？            "軽"判断
                                    ↓わからない
                                                       "疑"判断
```

図9・3 「処理の深さ」理論から重量弁別実験を説明する

許される条件では，統合失調症群は健常対照群より常に不正確であり，この不正確さはもっぱら「等誤答の選択的増加」によっている．一方，等判断を禁じた条件では，統合失調症群の成績は良好となり，健常対照群と同じになる．

　ここで感覚器の障害説を再考してみよう．筆者の研究からは，感覚器の障害説を積極的に支持する結論は得られなかった．等判断を許されない条件では正確に判断できるのであるから，きめ弁別や重量弁別の感覚器に障害があるとは考えにくい．こうした結果は，円の大きさの弁別実験（丹野，1984）など，別の感覚モダリティでも共通してみられた．前述のように，感覚障害か判断障害かという問題は，統合失調症研究の難問のひとつであった（浜，1982）が，筆者らの研究はそれにひとつの解答を与える．すなわち，ここで見られたのは感覚障害ではなく判断障害である．先行研究は，方法論的な配慮が少なかったため，判断の障害を感覚器の障害と誤解していたと考えられる．

6.「処理の深さ」理論からモデル化する

　重量弁別の結果は，図9・3のような単純なモデルで説明できる．図9・3は，処理の深さ（levels of processing）理論（Craik & Lockhart, 1972）から判断をモデル化したものである．重量弁別課題において，人は2つの水準の判断をすると仮定する．第1水準は，標準刺激に比べて比較刺激の重さが「異なる」か「等しい」かという判断である．第2水準は，標準刺激に比べて比較刺

激が「重い」か「軽い」かという判断である．

　第1水準で，もし「等しい」と判断すれば，「等判断」が出力されて，処理は終わる．第1水準で，もし「異なる」と判断すれば，第2水準に進む．第2水準の結果として「重判断」か「軽判断」が出力される．第2水準で判断できない場合は「疑判断」が出力される．処理の深さ理論からすると，第1水準は大雑把な判断であり，「浅い」処理水準であると考えられる．これに対して第2水準は，より精緻な判断であり，「深い」処理水準である．

　等判断を許される条件（重軽等条件，異等条件，重軽等疑条件）では，等判断を出力してしまうと，第2水準の処理は必要でなくなる．浅い処理水準で済んでしまうのである．これに対して，等判断を許されない条件（重軽条件や，重軽疑条件）では，必ず第2水準の処理に進まなければならない．どうしても深い処理水準に進む必要があるのである．

　このモデルによれば，統合失調症を持つ人は，第1水準の浅い処理にとどまりやすいといえる．等判断を出してしまえば，第2水準の深い処理に進む必要がなくなる．このため等判断が増える．こうした判断パタンは，統合失調症の臨床でよくみられる回避的態度や，能動性の低下と対応するものかもしれない．これに対し，等判断が許されない条件では，第2水準へ進むことが強制される．第2水準に進めば，感覚器の障害はないので，正確な判断をすることができる．

　このようなモデルによって，重量弁別実験の結果を矛盾なく説明できる．ただ，これは結果を後追い的に説明しただけであり，反応時間を測定するなどして実証するのは今後の課題である．

7. 容易な課題における等判断への偏好──距離弁別実験（両眼視条件）

　きめ弁別や重量弁別の実験を行なう前から，筆者らは距離弁別実験を行なってきた（丹野・町山・町山，1984；丹野・町山，1984；丹野・町山，1986；丹野・町山・荒尾，1986）．これは，並んだ針を見て，その前後関係を判断する課題である．実験参加者は，標準刺激に比べて，比較刺激が「遠い」か「近い」か「等しい」かを答える．

　距離弁別においても，等判断の選択的増加はみられるのだろうか．以前の実

表 9・3 統合失調症における距離弁別と音調テストの特徴

	因子得点＋群	因子得点－群
距離弁別テスト		
両眼視（容易な課題）	等誤答優位	等誤答優位
単眼視（困難な課題）	等誤答優位	逆転誤答優位
病　型	解体型	妄想型
音調テスト		
「喜び」の認知	不正確	比較的正確
「叱りと怒り」の認知	比較的正確	不正確

験結果を調べてみることにした（丹野，1987）．すると，課題の困難度によって，結果は異なることがわかった．課題の困難度を左右するのは，両眼で見るか単眼でみるかという違いである．両眼視では，両眼視差手がかりを用いることができるので，判断は容易である．これに対して，単眼視では手がかりの種類が減少し，網膜像的手がかりしか用いることができないので，判断はきわめて困難となる．

　まず，容易な課題（両眼視条件）では，表9・3に示すように，等判断への偏好がみられた．統合失調症の人の判断は，常に等判断の選択的増加によって不正確であった．等判断への偏好は，身体感覚や視覚といった感覚モダリティを問わず共通して見られるわけである．また，解体型や妄想型などのいずれの病型にも共通して認められた（丹野・町山，1986）．さらに，両眼視条件での等判断への偏好は，統合失調症以外で精神科に入院している人（丹野・町山，1986）や，統合失調症の人の家族（丹野・町山・荒尾，1986）にはみられなかった．すなわち，統合失調症に特異的な現象である．以上の点から，等判断への偏好は，統合失調症の認知の基本的な特徴であると考えられる．前述のように，等判断への偏好は，あいまいな判断に回避する傾向や，能動性の低下を示すものと考えられる．

8. 困難な課題における2つの判断スタイル——距離弁別実験（単眼視条件）

　一方，困難な課題（単眼視条件）では，表9・3に示すように，2つの判断スタイル群に分かれた．すなわち，等判断を多く出す群と，逆転誤答を多く出す

群である．後者は，等判断をほとんど出さなくなるのである．また，病型をみると，前者は解体型に多く，後者は妄想型に多かった（丹野・町山，1986）．前者は，課題の困難度にかかわらず，判断回避の構えを崩さない群である．一方，後者は，困難度が高くなると，適度に判断を保留することができず，当てずっぽうの二者択一的・断定的な構えを示す群である．このために逆転誤答が増えるのである．

このように，課題が困難になると，等判断への偏好（判断回避傾向）だけでは説明できず，逆に過剰な二者択一的判断をしてしまう群が現れてくるのである．きめ弁別や重量弁別についても，困難度を高めれば統合失調症群は2つに分化する可能性もある．この点は今後の検討課題として残される．

この2群については，次の対人認知の研究によって，いっそう明らかになった．

9. 2つの対人認知スタイル──音調テスト

筆者らは，音調テストを用いて，統合失調症の対人認知について調べ，これと距離弁別の関係を調べた（丹野・町山・荒尾，1986）．音調テストとは，「喜び」「叱りと怒り」「危急と恐怖」などの感情をこめて女優が表現した「こっちへいらっしゃい」という音声を用いる．実験参加者はこれを聞いて，どんな感情かを当てる．

この結果をまとめると表9・3のようになる．因子分析を行なうと，統合失調症の人は，2つの群に分かれた．因子得点がプラスの群は，「喜び」の認知が不正確であり，「叱りと怒り」の認知が比較的正確であった．これに対し，因子得点がマイナスの群は，「喜び」の認知は比較的正確であったが，「叱りと怒り」の認知が不正確であった．このように，「喜び」と「叱りと怒り」の認知は正反対であった．

「喜び」の認知が不正確であるということは，統合失調症の感情障害のひとつの症状とされる無快感症（anhedonia）を反映すると解釈できる．自分の中で喜びの感情を体験しにくければ，他者の喜びに対しても感情移入しにくくなるであろう．一方，「叱りと怒り」の認知が不正確であることは，他者からの叱責や批判に鈍感であることを示すだろう．逆に，「叱りと怒り」の認知が正

確であることは，他者からの叱責や批判に敏感であることを示すだろう．

こう考えれば，因子得点がプラスの群は，無快感症を持ち，他者からの叱責や批判に敏感な人といえるであろう．これに対して，因子得点がマイナスの群は，無快感症はないが，他者からの叱責や批判に鈍感な人といえるであろう．

10. パーソナリティと症状を構造化する――音調テストと距離弁別

音調テストの結果をこのように解釈すると，距離弁別課題とのつながりが了解できるように思われる．

表9・3に示されるように，同時に行なった距離弁別の結果をみると，興味深いことに，前述の判断スタイルと音調テストの結果が重なるのである．すなわち，因子得点がプラスの群は，両眼視・単眼視とを問わず，一貫して等判断の増加により距離弁別が不正確であった．これに対し，因子得点がマイナスの群は，容易な両眼視では等判断の増加によって不正確となり，困難な単眼視では逆転判断の増加により不正確となった．

まず，因子得点がプラスの群を考えてみよう．この群の人は，無快感症を持ち，他者からの叱責や批判に敏感な人といえるであろう．この群は，等判断への偏好が強いが，これは，他者からの叱責を恐れて積極的な明言を避けるのだと考えられる．Kretchmer (1955) は，「分裂気質」の特徴として，外面の鈍感さと内面の敏感さが同時に存在すると述べている．因子得点がプラスの群は，こうした分裂気質の特徴と一致する．

一方，因子得点がマイナスの群は，他者からの叱責や批判に対して鈍感であり，他者への共感性に乏しいのではないかと考えられる．この群で逆転判断が多いのは，外界の事象のあいまいさを許容せず，二者択一的に当てずっぽうの判断をするためと考えられる．外界の事象に対する意味付けが過剰で，現実との対応を失いやすい認知傾向であるとも考えられる．こうした知覚判断の特徴が，妄想的傾向に発展すると考えることは容易である．臨床的にみて，妄想を持つ人は，他人の気持ちを誤解したり邪推したりしやすく，周囲の説得にも応じないことが多いが，こうした特徴と，音調テストにみられた共感性の乏しさや他者からの批判に鈍感という特徴はよく符合するように思われる．他者からの批判に鈍感であることは，他者の意見を採り入れない断定的態度と密接に関

連するだろう．全体として，パラノイド的な人格特徴としてまとめることができるだろう．

　これらの2群を，症状の面から考えると，前者は，感情鈍麻（無快感症）・自閉・引きこもりなど統合失調症の陰性症状と対応づけられ，後者は妄想・幻覚・自我障害など陽性症状と対応づけられる．実際，前に述べたように，前者は解体型に多く，後者は妄想型に多かった．判断や対人認知の障害のあり方は，統合失調症の症状を大きく左右していると考えられる．

　このようにみると，統合失調症のまとまったパーソナリティ像が2つ浮かび上がってくる．判断スタイル（等誤答優位群と逆転誤答優位群）や対人認知の障害（叱責や批判への敏感さと鈍感さ）が，パーソナリティ（分裂気質とパラノイド的人格特徴）や症状（陰性症状と陽性症状）を形成していく構造が整理できたように思われる．

11. 判断スタイルを「処理の深さ」理論から考える

　距離弁別の2つの判断スタイルについて，第6部で考えた「処理の深さ」モデルから考えてみよう．

　まず，容易な課題（両眼視条件）では，統合失調症の人には，一様に等判断への偏好がみられる．これは図9・3において，第1水準の浅い処理にとどまりやすいことを示すと考えられる．こうした判断パタンは，曖昧な判断に回避する傾向や，能動性の低下を反映するだろう．等判断への偏好が統合失調症に基本的にみられるということは，回避傾向や能動性低下がこの統合失調症の基本的な障害であることを示しているかもしれない．

　一方，困難な課題（単眼視条件）では，2つの判断スタイル群に分かれた．すなわち，等判断を多く出す群と，逆転誤答を多く出す群である．これを図9・3の「処理の深さ」モデルではどう考えたらよいだろうか．

　前者の等判断を多く出す群は，困難な課題でも，容易な課題と同じく，第1水準の浅い処理にとどまりやすいといえるだろう．課題の困難度にかかわらず，判断回避の構えを崩さないといえるだろう．

　これに対して，後者の逆転誤答を多く出す群は，困難な課題になると，第2水準の深い処理に入りすぎるといえよう．普通ならば適度に判断を留保して，

第1水準の判断でとどめておくべきところである．困難な課題では，むしろ，曖昧な判断にとどめておくほうが適応的であるのかもしれない．ところが，逆転誤答を多く出す群は，そうした曖昧な留保を許容できず，第1水準を通過してしまいやすい．だから等判断は減ってしまう．情報が少ないにもかかわらず，第2水準の深い処理にもぐり込んでしまうために，当てずっぽうの二者択一的な判断をしてしまう．だから逆転誤答が増える．最近の妄想性障害の研究では，性急な結論バイアス（jumping to conclusion）という判断傾向が注目されている（Garety & Freeman, 1999）．これは，少ない情報量から性急に結論を引き出し，自分の仮説に対して過剰な確信を持つという傾向のことである．こうした傾向も，「処理の深さ」モデルで説明できるのではないかと思われる．

　困難な課題（単眼視条件）で逆転誤答を多く出していた人も，容易な課題（両眼視条件）では等判断への偏好がみられた．これは一見矛盾するような結果であるが，この群には，根底には能動性低下がみられるのではないかと考えられる．能動性が下がるので，多くの情報を集めることができなくなる（たとえば，単眼視の距離弁別のように，判断手がかりが少ない状況において，有効な判断手がかりを探索しようとする能動性に欠けるなど），その結果として当てずっぽうの判断が出てきてしまうのではなかろうか．

12．「処理の深さ」理論から得られる治療的示唆

　「処理の深さ」モデルからは一定の治療的示唆が導かれる．
　まず，容易な課題においては，統合失調症を持つ人は，判断を回避しやすいが，一度深い水準の判断を強制されると，正確な判断をすることができる．したがって，単純な課題においては，統合失調症のクライエントに対して，セラピストは励まして積極的な判断を促していくことも大切であろう．群馬大学の生活臨床においては「治療者の曖昧な態度は，統合失調症の患者の破綻を促進する」という指針がある（臺，1978）が，本実験の結果と一致すると思われる．
　次に，困難な課題においては，2つの判断スタイルに応じた対応が必要になるだろう．等判断を多く出す群の場合は，励まして積極的な判断を促していく

方法が考えられる．

これに対して，逆転誤答を多く出す群の場合は，励まして積極的な判断を促していくと，当てずっぽうの誤答が増えてしまう．たとえば，次に述べるように，困難な課題で，動機づけを高める強化的教育を行なうと，等判断は減るものの，かわりに逆転誤答が増えてしまった．実生活でいえば，とりかえしのつかない重大なミスをしやすいということである．したがって，この群のクライエントには，適度に留保的な態度を勧めたり，有効な判断手がかりを探すように勧めたりする方法がよいと考えられる．

13. 判断の偏りは変わるか──改善実験

これまで述べた判断の偏りは，はたして変わるものだろうか．また，判断の偏りを変えるためにはどのような方法があるだろうか．これまでにわかったことは，きめ弁別や重量弁別でみられたように，等判断を禁じればよいということである．それによって，処理のレベルが深まり，明確な判断をするようになり，判断障害は改善する．

判断を改善する方法は，これ以外にも考えられる．第1は，社会的な強化である．判断の正誤をフィードバックする方法などは，受動的な判断回避傾向を積極的なものへと変えていく可能性がある．第2に，判断の手がかりを教えるという認知的な方法がある．たとえば，距離弁別では，有効な判断手がかりを教示すると，距離弁別が正確になることも知られている．

このような方法によって，判断はどの程度改善するだろうか．もし，判断レベルの障害ならば，心理学的な方法によって，健常対照群と同じ程度に改善すると予測できる．逆に，もし感覚レベルの障害であれば，心理学的な方法によって改善するのは難しいだろう．このような仮説を立てて，筆者らは改善実験を行なったのである（丹野・町山，1981；丹野，1990）．

この実験には，統合失調症を持つ人36名が参加した．課題は，標準刺激に比べて比較刺激が「遠い」か「近い」か「等しい」かを単眼視で答える距離弁別である．手続きは，ベースライン，訓練，フォローアップの3期からなる．まず，ベースラインを測定し，判断の不正確さを示す「誤差得点」を算出した．このベースライン得点が均等になるように，実験参加者を12人ずつの3

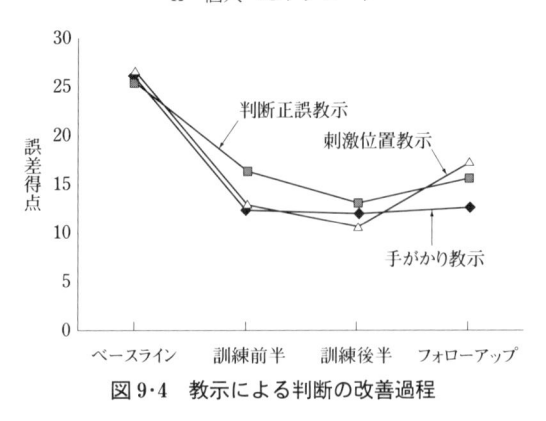

図9・4 教示による判断の改善過程

群に分け，それぞれ訓練を行なった．

第1の判断正誤教示群には，1回判断するごとに，それが合っていたか間違っていたかを教示した．

第2の刺激位置教示群には，1回判断するごとに，標準刺激に対する比較刺激の位置とその差（たとえば「近8 cm」）を教示した．この方法は，結果的に判断の正誤が明らかとなるので，判断正誤教示に準じた強化的方法といえるだろう．

第3の手がかり教示群には，針の太さの違いや見かけ上の濃淡の違いが有効な手がかりとなることを伝え，それを用いて答えるように教示した．

その結果を図9・4に示す．これをみると，3つの群とも，ベースラインに比べて，訓練前半・後半とも，判断は有意に改善した．健常対照群のベースライン平均得点は11.5であり，3群とも健常対照群のレベルまで下がっている．

このように，心理学的な教示によって，判断はたしかに改善した．したがって，障害が感覚レベルのものではなく，判断レベルのものであるという結論がここでも確認されたのである．

14. 強化的教育と認知的教育ではどちらが効果的か

ところで，図9・4において，3つの群を比べると，手がかり教示群が最も優れていることがわかる．

第1に，判断正誤教示群は，他の2群より，改善が遅れている．訓練の速さ

という点でみると，判断正誤教示群は，他の2群より劣る．

　第2はフォローアップである．フォローアップは，訓練から10日ほどたってから行なった．目的は訓練効果の保持をみることである．図9・4に示されるように，3群とも，フォローアップ得点は，ベースラインよりも有意に低かった．つまり，どの訓練も，その効果は10日以上保持されていたわけである．しかし，フォローアップでは，刺激位置教示群と判断正誤教示群の成績が悪い．つまり，訓練の保持という点では，刺激位置教示群と判断正誤教示群は，手がかり教示群より劣る．以上のように，訓練の速さと保持という点で，手がかり教示群が最も優れている．

　治療教育においては，強化的教育と認知的教育が対比されることがある．大雑把にいうと，前者はやる気を高める方法，後者はやり方を教える方法である．この実験では，手がかり教示のような認知的教育のほうが効果があるといえそうである．強化を用いる方法は，訓練の場では効果があるが，日がたつと薄れてしまう．これは一般に強化的教育法の欠点といわれていることであり，この実験にもそれがあらわれている．

　もっと詳しく調べると，手がかり教示と判断正誤教示の改善メカニズムは異なっていることがわかった（丹野・町山，1987）．それによると，判断正誤教示は，等判断の量を全体的に減らし，判断回避傾向を大きく改善していた．判断正誤教示は，積極的な判断を促すという動機的な効果を持っていた．しかし，等判断を減らすかわりに，逆転誤答を増やすというやっかいな副作用もみられたのである．これに対して，手がかり教示は，判断しずらいところへの選択的な注意を高めるという認知的な効果を持っていた．

　最近，統合失調症の認知機能を教示や強化などによって直接トレーニングする方法は認知的リハビリテーションとか認知的補償療法 (Cognitive Remediation Therapy) などと呼ばれ，注目を浴びている (Wykes et al., 1999)．ここで紹介した改善実験はそのような治療技法を生みだす手がかりを与えてくれる．

15. おわりに――臨床心理学における心理物理学の意義

　一般に，これまでの統合失調症の研究では，どの過程に障害があるかの特定が不十分であり，どの障害が1次的でどれが2次的かの検討がなされてこなかった．そして，2次的な障害までも同列に，互いに関連なく列挙してきたために，図9・1のような仮説の氾濫を招いたといえる．そこで筆者らは，1次的と考えられる判断の障害とのつながりを保ちながら，より後期の認知過程を調べ，障害を構造的にとらえようとした．これによって，判断や対人認知の障害が，パーソナリティや症状を形成していく構造が整理できたように思われる．

　心理物理学は，数量化が容易であり，心理的操作の透明性が高いという利点がある．これを利用して，治療場面をモデル化したり，その効果を数量的にとらえるといったことも可能である．それによって治療のメカニズムを推測する手段ともなりうる．臨床心理学における心理物理学の意義は高いものがあり，これからも使われてよい方法と思われる．

引用文献

Craik F. & Lockhart R. 1972 Levels of processing: A framework for memory research. *Journal of Verbal Learning Verbal Behavior*, **11**, 671–684.

Garety, P. & Freeman, D. 1999 Cognitive approaches to delusions: A critical review of theories and evidence. *British Journal of Clinical Psychology*, **38**, 113–154.

浜　治世　1982　行動異常者の知覚に関する仮説と問題．平井久（編）現代基礎心理学11，行動の異常．東京大学出版会．pp. 39–46.

Kretschmer, E. 1955 *Körperbau und Charakter* (22. Auflage). 相場　均（訳）体格と性格．文光堂．

丹野義彦　1984　円の大きさの弁別における精神分裂病患者の判断特性．日本教育心理学会第26回総会発表論文集．p. 760.

丹野義彦　1987　知覚課題からみた精神分裂病．異常行動研究会誌，**26**, 3–20.

丹野義彦　1990　認知的治療教育と強化的治療教育の比較：精神分裂病における距離弁別学習の分析．群馬大学医療技術短期大学部紀要，**11**, 19–23.

丹野義彦・町山幸輝　1981　精神分裂病患者における距離弁別の障害とその改善．日本心理学会第45回大会発表論文集．p. 674.

丹野義彦・町山幸輝　1983　重量弁別における精神分裂病患者の判断特性．日本心理学会第47回発表論文集．p. 709.

丹野義彦・町山幸輝　1984　精神分裂病患者における距離弁別障害：刺激提示方法と成

績評価方法の検討．臨床精神医学，**13**, 333-345.
丹野義彦・町山幸輝　1985　機能性精神病における認知障害説．臨床精神医学，**14**, 869-881.
丹野義彦・町山幸輝　1986　精神分裂病における認知障害の構造——距離弁別判断の偏りと臨床的要因の関連．日本心理学会第50回大会発表論文集．p. 719.
丹野義彦・町山幸輝　1987　精神分裂病における認知障害の改善過程——距離弁別課題における手がかり教示効果と強化効果の比較．日本心理学会第51回大会発表論文集．p. 725.
丹野義彦・町山幸輝・荒尾裕子　1986　精神分裂病における距離弁別と感情認知との関連．臨床精神医学，**15**, 243-254.
丹野義彦・町山るり子・町山幸輝　1984　精神分裂病患者および家族における距離弁別障害：既報研究の結果の再検討．臨床精神医学，**13**, 847-859.
丹野義彦・椎原康史・町山幸輝　1985　精神分裂病患者におけるきめ弁別障害．精神医学，**27**, 783-790.
臺　弘（編）　1978　分裂病の生活臨床．創造出版．
Wykes, T., Reeder, C., Corner, L., Williams, C. & Everitt, B. 1999 The effects of neurocognitive remediation on executive processing in patients with schizophrenia. *Schizophrenia Bulletin*, **25**, 291-307.

第 10 章

記憶と神経心理学からのアプローチ

松井三枝

1. はじめに

Kraepelin (1919) および Bleuler (1950) の臨床記述以来，注意，連合，意志といった認知過程の異常が統合失調症の中心的特徴とみなされてきた．さらに，過去80年にわたる心理査定の適用によって，そのような異常の存在が実際に示されてきた．約55年前，Rapaport, Gill & Schafer (1945/1946) は精神疾患への心理検査バッテリー適用のための著書 *Diagnostic Psychological Testing* を著した．その中で，慢性統合失調症患者は"判断，注意，集中，計画能力および予測"で最も大きな障害があることを記載した．1940年代のこのような経験による観察は現在の知見と一貫している．1970年代後期には，脳画像（コンピューター・トモグラフィ：CT）の登場とともに，統合失調症の神経心理学の新しい時代の幕開けが訪れた．1978年の3つの神経心理学的検査によるレビュー論文（Goldstein, 1978; Heaton et al., 1978; Malec, 1978）では，この時代，統合失調症と器質性疾患とを識別することに主眼がおかれていたことがうかがえる．脳磁気共鳴画像（MRI）など画像診断の進展とともに，ここ15年で，統合失調症の臨床神経心理学的アセスメントおよび実験心理学的認知研究のパラダイムはさらに新たな様相を呈しているといえる．ここでは，統合失調症の神経心理学的アプローチとこれまで多くの研究によって明らかにされてきた統合失調症患者の認知障害の特徴について概観する．

2. 統合失調症の認知障害のプロフィール

(1) 横断的研究

統合失調症の神経心理学的研究は，観察された認知・行動障害の背景に脳機

能障害があるという仮説によってすすめられてきた．この過程を理解するために，まず，統合失調症の神経心理学的障害ないしは神経心理学的プロフィールのパタンを確立することが必要である．そのうえで，局所脳機能障害や脳領域に関連する特定の認知・行動機能の側面を検討することに焦点があてられる．

　いくつかの神経心理学的バッテリーの導入により全般的な認知機能のプロフィールパタンを明らかにすることが必要である．この分野での重要な研究の先駆けとして，Kolb & Whishaw (1983) が前頭葉，側頭葉，頭頂葉機能障害に特徴的な検査バッテリーを施行し，行動障害の特徴を脳機能と関連づけようとした．彼らは，患者で広い範囲の障害を見出し，頭頂葉機能に比し，前頭－側頭葉は異なって影響を及ぼしていると結論した．一方，こういった器質性疾患に鋭敏な神経心理検査の利用の際に心理測定的な各検査の等価性を考慮する必要性が提唱された (Chapman & Chapman, 1978；1989)．すなわちその障害が疾患に特異的な障害であるか否かの問題は標準的神経心理学的バッテリーによるアプローチによって，決められなければならないということである．これらのバッテリーに含められる検査は典型的には信頼性や妥当性が検討されている．さらに，困難度や正答得点の差異については，統計的調整によって十分吟味される必要がある．Saykin et al. (1991) の報告は，神経心理学的検査の包括的バッテリーを用いた最初の研究である．これは，Chapman & Chapman の提起に答えており，心理測定として課題を統計的に調整した標準バッテリーを適用し，健常者群もよくマッチングされている．この研究で含められた神経心理機能の領域は，抽象・柔軟性，言語性知能，空間的体制，意味記憶，視覚性記憶，言語学習，言語，視覚運動処理と注意，聴覚処理と注意，および運動であり，各々の領域をカバーする検査が取り入れられている．その結果，患者の遂行成績はすべての領域で少なくとも健常者サンプルより1標準偏差下回っていた．しかし，プロフィール分析では，記憶機能でより強い障害が示された（図10・1）．したがって，広範な認知機能障害を背景に学習・記憶が特に障害されているということが明らかにされた．

（ 2 ）　縦断的研究

　Saykin et al. (1994) は，1991年の報告と同様の神経心理学的検査バッテリーで，初発エピソードの薬物治療が施されていない患者と以前に治療された

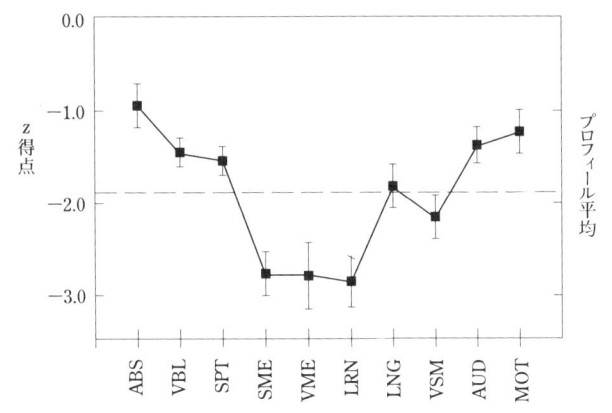

図10・1 健常者（成績は平均 0±1（SD）として示されている）と比較した統合失調症患者の神経心理学的プロフィール

ABS：抽象, VBL：言語認知, SPT：空間体制, SME：意味記憶, VME：視覚記憶, LRN：言語学習, LNG：言語, VSM：視運動処理と注意, AUD：聴覚処理と注意, MOT：運動スピード．Saykin et al. (1991).

ことのある患者で追試した．その結果，両者の神経心理学的プロフィールパタンが類似していることが示された．すなわち，全般的にどの認知機能領域でも標準値より低下しているが，特にその低下が言語記憶と学習で大きいというプロフィールを，初発エピソード患者でも薬物治療を施されたことのある患者でも認めたということである．さらに Censits et al. (1997) は 60 名の統合失調症患者と 38 名の健常者について，1.5 年後に神経心理学的検査バッテリーをフォローアップ研究した．その結果，1.5 年をおいて，患者群の症状改善はあったが，神経心理学的プロフィールパタンでほとんど変化がなかったことが示された（図10・2）．

Rund (1998) の縦断的研究のレビューによると，1 年から最高 16.6 年（15 研究のうち 11 研究は 2 年以内）のフォローアップの結果，全体としてみると，全研究において多くの神経心理学的機能は不変（安定している）であり，なかにはやや改善傾向があった．統合失調症の横断的研究から，全般的認知障害を背景にとくに，記憶障害が特徴であることが示されている．このことはさらに薬物治療の影響に関係なく，初発エピソード患者でも同様で，なおかつフォローアップ研究でも同様ということである．これらのことから少なくとも統合失調症の認知障害に関しては，神経変性障害仮説は支持されない．むしろ元来の

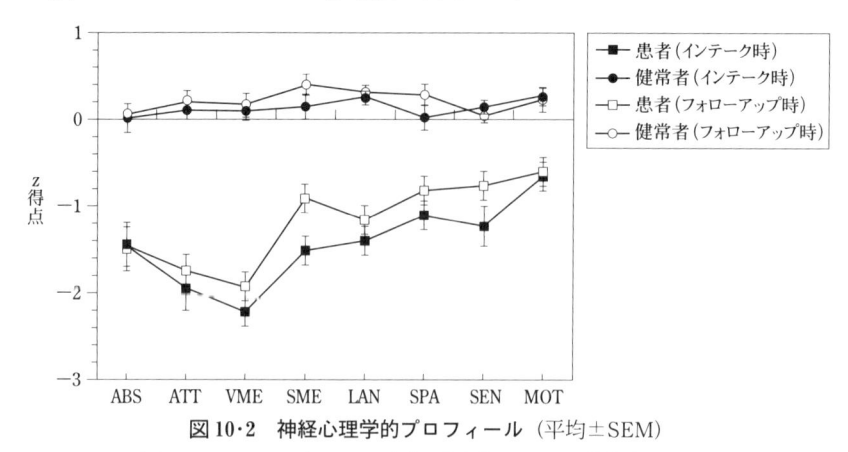

図10・2 神経心理学的プロフィール（平均±SEM）

インテーク時とフォローアップ時における患者と健常者についての検査結果のZ得点. ABS：抽象, ATT：注意, VME：言語記憶, SME：空間記憶, LAN：言語能力, SPA：空間能力, SEN：感覚機能, MOT：運動機能. Censits et al. (1997).

遺伝的な素因ないしは病前の発達過程がかかわっているといえ，神経発達障害仮説を支持することになる．さらに認知障害が改善しても認知障害プロフィールパタンには変化がみられないということから，それは安定しており，症状とは別の次元の問題があり得ることが考えられる．さらに症状や治療との関係の詳細な吟味，特に最近の非定型抗精神病薬や認知リハビリテーションの意義を明らかにしていくためにも基礎研究が必要である．その際，認知機能を個別に取り上げ，詳細に検討していくことも必要である．

3. 特殊な認知機能の探求の必要性と検査バッテリーの精練

Heinrichs & Zakzanis (1998) は1980年から1997年までに報告された統合失調症についての204の神経心理学的研究のメタ分析を行なった．このレビューから種々の神経心理学的機能のなかで，適切な研究数があって効果のサイズの大きいテストないしは機能は，全般性言語記憶，動作性IQ, 注意持続 (Continuous Performance)，ついで語流暢性などが導き出され，これらが統合失調症患者で問題となることが多いことが明らかとなった．逆に，効果のサイズの小さいテストおよび機能は積木模様 (WAIS-R)，単語 (WAIS-R) およびIQ (WAIS-R以外で測定された) などであり，これらは統合失調症患者で

は比較的保たれていると考えられる．これらのことから，統合失調症に特異的な認知障害がかなり明らかになってきたといえる．しかしながら，これまでの研究は既存の標準化テストによって測られたものであり，さらに厳密にいえば，これらは可能性として統合失調症に真に主要な機能をとらえていないかもしれない．さらに，メタ分析から神経心理学的機能は正常か異常かというように明白に2分できるものではないことが示されている．量的には健常者との重なりも認められている．健常者における機能と連続的であるか否か，あるいは健常者と統合失調症患者とで2峰性の山があるのか否かを明らかにしていくには，さらに，認知障害の質的吟味が必要と考えられる．たとえば，われわれは記憶機能に関して，記憶の組織化と意味記憶構造の問題に着目し，統合失調症と健常者とは質的に異なることをそれぞれ見出した（Sumiyoshi et al., 2001; Matsui et al., 2002）．これらの検討事項を神経心理学的検査バッテリーに組み入れるというような，さらにその障害をより適確にとらえられるよう，常に検査そのものを精練する努力を積み重ねていく必要がある．また，神経心理学的プロフィールからとらえられた特異的な認知障害のメカニズムを明らかにするためには実験心理学的なアプローチを取り入れて深めていくことも重要である．すなわち，全体を神経心理学的プロフィールによってとらえつつ，実験心理学的認知研究によって深めていくこの両輪が統合失調症の認知障害の理解に不可欠である．

以下に，記憶機能について概観する．統合失調症の記憶研究でおもに検討されてきた顕在記憶研究と，潜在記憶のなかではプライミング研究がいくつか報告されてきたので，それらをみていくことにする．

4. 記憶のどの側面が障害されているか？

（1） 顕在記憶

特に統合失調症で障害されている記憶のなかで特定の側面，情報処理の段階およびそれに関連ある神経ネットワークを同定しようとする試みがなされてきた．顕在記憶研究では，神経心理学的には健忘症や痴呆のような器質性脳疾患とくらべて考察されることが多い．

健忘症患者のような忘却のはやさが中核的な症状ではなく，検索および符号

化の問題が顕著であるという証拠が多い．さらに，符号化後，長期記憶貯蔵の問題の関与も考えられる．符号化後の再認の障害は慢性化の度合いや疾患の重篤度と関与してくるかもしれないとする報告もある（Calev et al., 1983; Paulsen et al., 1995）．

Paulsen et al. (1995) は統合失調症では著しい検索障害（総再生数の減少）があることを示した．これら顕著な検索障害によって特徴づけられる皮質下障害群は50%あり，前頭葉-線条体系の機能障害が示唆された．しかしながら，意味的クラスタリングの乏しさ，自由再生中の侵入率の多さ，および再認中の誤再認（フォールス・ポジティブ・エラー）の多さを含む符号化の障害も示された．これらの反応は学習すべき材料の体制化（組織化）の乏しさを示唆している．学習や検索を促進するために情報を意味的にまとめたり，組織化することの失敗は Kareken et al. (1996) によっても示された．彼らは，この原因は順行抑制の減少にもとづくとした．Gold et al. (1992) および Nohara et al. (2000) も，組織化に着目して，符号化の障害を示している．なお，符号化の障害は，作業記憶のうちの実行部の障害とも関連してくると考えられる．

Stone et al. (1998) は，即時記憶の指標として順唱を，作業記憶の実行部の指標としてリスニングスパン，計算スパンと逆唱を用いた．ストラテジーを使用する記憶（自由再生，時間的順序，および自己順序付け）とストラテジーを要しない記憶（再認）の各検査で患者と健常者との差異を説明しえるかどうかを検討した．結果，順唱（即時記憶）は患者では障害されておらず，かつ他の課題の遂行成績を説明しなかった．逆に，作業記憶の実行部の測度では障害が認められ，ストラテジーを要する記憶で群間差が説明された．一方，ストラテジーを要しない記憶（再認）では群間差が説明されなかった．この結果から，作業記憶の実行部の障害は自己生成的な組織化ストラテジーの乏しさと関連しており，そのことは統合失調症の自由再生障害に影響をもたらしていると考えられた．またこの点から，統合失調症患者は前頭葉-線条体系に病理のある患者と類似点があると考えられた．しかしながら，患者では再認も障害されており，側頭葉-海馬系ネットワークも同様に問題があるかもしれないと彼らは結論づけている．

Iddon et al. (1998) は視空間系列生成および言語リスト学習課題中の記憶ストラテジーのプロセスを研究し，同様の結論に達した．課題は，組織化スト

ラテジーを患者に教示した訓練セッション前，最中および後に施行された．コントロール被験者も2つの課題を同様に施行され，訓練の効果を示した．患者では訓練の効果が認められず，2つの課題で障害されていた．その際，特に，言語課題での成績がより強く障害されていた．患者はまた，保続的誤り（すでに表出した反応をくりかえす誤り）を多く示した．このことは自らの行為や心的活動の監視（モニタリング）の失敗を示唆している（Frith & Done, 1989）．Iddon et al. (1998) は Stone et al. (1998) と同様，即時記憶の指標には問題を見出さなかった．この研究の患者はパーキンソン病患者（Buytenhuijs et al., 1994）と類似していると判断された．すなわち，統合失調症患者では，より効率的で，内的に生成される意味的クラスタリングにもとづくストラテジーよりもむしろ外的に提示された系列順序にもとづくストラテジーを用いたということである．意味的クラスタリングを共分散として分析すると，訓練セッション後のリスト学習に群間差がなくなった．しかしながら，訓練前の言語学習の群間差に関しては，意味的クラスタリングで十分説明されなかった．この残る符号化後の障害の証拠から，言語学習障害は符号化と貯蔵ないしは検索の問題双方によることが示唆された．Stone et al. (1998) と Iddon et al. (1998) はともにストラテジーとして組織化を生成したり使用することの失敗が，符号化および検索の問題の主たる要因であるとしている．双方の研究はまた，符号化後の障害の証拠も提示し，統合失調症の学習・記憶の問題は前頭葉−線条体系と側頭葉−海馬系の両方の機能障害と関係している可能性を示唆した．

　組織化ストラテジーの利用の失敗は意味システムの機能の途絶と密接に結びついていると考えられる．実際，統合失調症の意味システムの問題の証拠がいくつか示されてきている（McKay et al., 1996; Aloia et al., 1998; Feinstein et al., 1998; Goldberg et al., 1998; Moelter et al., 2001; Sumiyoshi et al., 2001）．McKay et al. (1996) は特に意味記憶システム（単語についての知識，単語の意味，一般的知識，事物間の関係など）に焦点をあて，アルツハイマー型痴呆患者でみられる障害のレベルに近い意味記憶障害の証拠を見出した．そして，保たれている全般的知的機能に応じて患者を分けても，意味記憶は一貫して障害されていたため，意味記憶は，特異的な障害のひとつであるかもしれないことが示唆された．さらに，意味記憶は左側頭葉の関与が大きいことが指摘されている．

最近，語流暢性課題から意味システムについて検討した研究が報告されている（Goldberg et al., 1998; Moelter et al., 2001; Sumiyoshi et al., 2001）．語流暢性課題には1文字からはじまる言葉（たとえば，「あ」のつく言葉）をできるだけたくさん述べてもらうものと，あるカテゴリー（たとえば，動物）に属するものをできるだけたくさん挙げてもらう課題の2タイプがあるが，いずれにおいても検索ストラテジーを含む多面的認知プロセスが要求される．Goldberg et al. (1998) は，臨床評価による思考障害が文字による語流暢性とカテゴリーによる語流暢性のデスクレパンシー（両者の差）得点によって識別されることを見出した．この研究では，文字よりもカテゴリーでの語の産出数が多いことが健常者と思考障害のない患者に認められた．しかし，思考障害のある患者では，このパタンは逆であり，カテゴリーよりも文字における語の産出数が多かった．さらに，Feinstein et al. (1998) は，検索を促進することを意図した手がかりを与えても，患者の遂行成績は改善されなかったことから，カテゴリーにおける語流暢性の障害は単に検索の失敗としては説明できないことを指摘した．そして，彼らは，側頭-頭頂葉領域における意味記憶貯蔵の衰退によるかもしれないと考察した．

（2） 潜在記憶

Bleuler (1950) の記述以来，統合失調症患者の連合過程の変化は言語や思考の障害にもとづくと仮定されてきた．連合過程の研究はしばしばプライミングの検討と関係してくる．プライミングとは，先行刺激の受容が後続刺激の処理に促進効果を及ぼすことをいう．ただし，後続刺激の処理の際には，先行刺激の処理を伴わない場合に限る（太田，1992）．これまでの健常者の研究（Neely, 1991）から，プライム（先行刺激）とプローブ（後続刺激）の間が500 msより短いSOA (stimulus onset asynchrony) では，プライミング効果は主として自動的活性化拡散の結果であると考えられる．一方，より長いSOAでは注意の容量や方略要因を含むコントロール過程が正のプライミング効果に貢献している．

統合失調症の意味プライミングの研究では，思考障害のある統合失調症患者では，特に短いSOAで語彙判断決定課題での潜時に強い意味プライミング効果が生じることが報告された（Manschreck et al., 1988; Spitzer et al.,

1994).すなわち,統合失調症の思考障害は,自動的に活性化された意味ユニットの抑制の欠陥から生じているかもしれないということである.Henik et al. (1995) は,慢性統合失調症患者は短いSOA (240 ms) と長いSOA (1840 ms) 双方で過剰プライミングがあることを示した.Kwapil et al. (1990) は通院中の統合失調症患者では思考障害の有無に関係なく,SOA500 ms条件で過剰プライミングがあることを示した.一方,統合失調症患者で意味プライミングの増大を見出していない報告もある (Kerns & Berenbaum, 2002).

まとめると,統合失調症患者の意味プライミングは,短いSOAが用いられたときにより強い障害があらわれ,500 ms以上のより長いSOAではあらわれにくいことになる.情報処理理論では短いSOAはより自動的過程と,長いSOAはより制御的過程と関連しているとされている (Collaway & Naghdi, 1982).

(3) 記憶の組織化とスキーマのモデル

以下に,これまでの記憶研究から考えられる心理学モデルについてふれる.Nohara et al. (2000) は,Gold et al. (1992) を参照し,松井が日本人用に考案した意味的組織化のレベルの異なる3種の20単語リスト,すなわちrandomリスト(互いに無関連な単語),semiblockedリスト(カテゴリー化されているが提示順序はランダム)およびblockedリスト(カテゴリー化され各カテゴリー内の単語がまとまって提示される)で検討した.この結果,図10・3に示したように,統合失調症患者ではどのリストでも健常者より再生が少なかった.また,健常者ではrandomリスト,semiblockedリスト,blockedリストの順にだんだん成績が良くなるのに対し統合失調症患者ではblockedリストでやや成績が上昇するのみであり,semiblockedリストとrandomリストの再生には差異が認められなかった.これらのことから,統合失調症では,自発的に潜在的カテゴリー情報を利用して記憶することが乏しく,カテゴリー情報であることが明白に提示されてはじめて刺激のまとまりが利用できることが示された.このことから,統合失調症では情報の組織化が健常者と異なることが考えられる.組織化の問題に関して,高田 (1988) は記憶の組織化とスキーマ(長期記憶内の知識構造)を含めたモデルを提示している.これにも

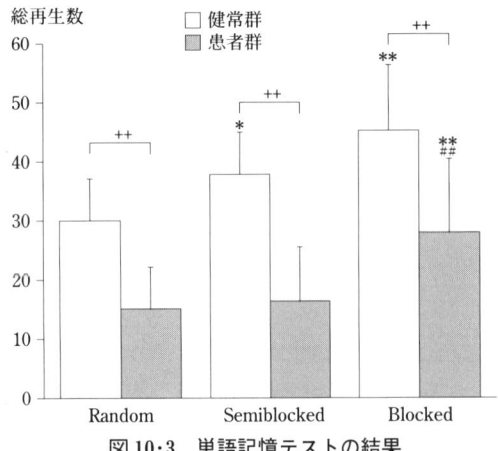

図 10・3 単語記憶テストの結果

Random：互いに無関連な単語のリスト，Semiblocked：カテゴリー化されているが提示順序はランダムな単語のリスト，Blocked：カテゴリー化され各カテゴリー内の単語がまとまって提示されるリスト．Nohara et al.（2000）.

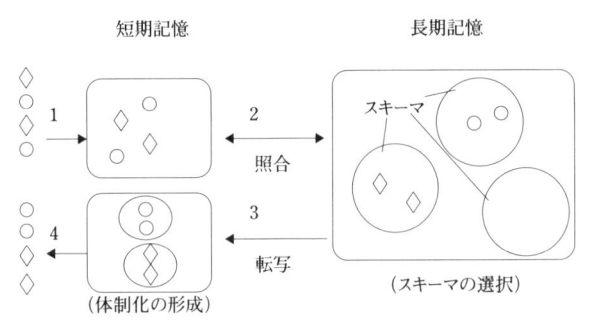

図 10・4 体制化とスキーマのモデル

高田（1988）を参考に単語記憶学習状況で筆者が修正した．

とづいて，単語記憶学習状況を考えると，図10・4のように整理できる．すなわち，第1段階で単語刺激が短期記憶に入り，第2段階で入力情報と長期記憶内のスキーマとの照合が行なわれ，それに適合したスキーマの選択が行なわれる．第3段階でそのスキーマが短期記憶に転写され，情報はスキーマにあわせてグルーピングされ，最後に再生課題として出力される．統合失調症ではこれらのいずれかの段階で障害があるのかも知れない．つまり，照合がうまくいか

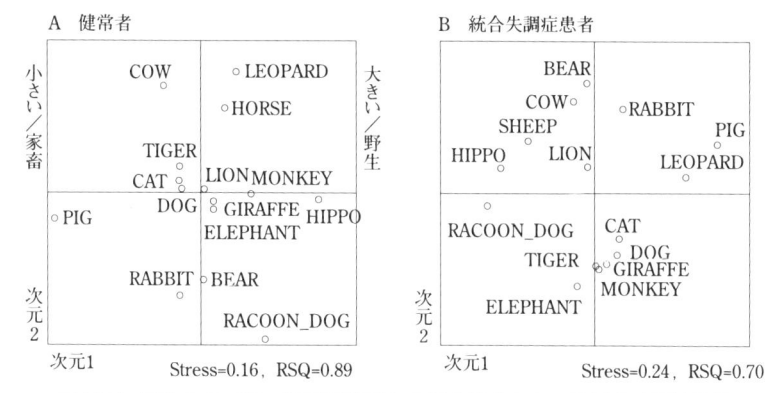

図10・5 動物カテゴリー流暢性検査から導き出された2次元意味記憶構造
A：健常者，B：統合失調症患者．Sumiyoshi et al. (2001).

ないのか，転写がなされないのか，あるいは長期記憶内のスキーマそのものが健常者と異なる構造をもっている可能性もある．

Sumiyoshi et al. (2001) は語流暢性課題のなかの動物カテゴリーで解答された内容を多次元尺度構成法（MDS）を用いて，動物カテゴリーにおける意味構造を検討した．その結果，図10・5に示したように健常者では「小さい-大きい」および「野生-家畜」といった布置のもつ意味構造が見出されたが，統合失調症の布置の意味は不明確なものであることが明らかとなった．

Chan et al. (1999) はSchank & Abelson (1977) が提唱したスクリプト，すなわち，特定の状況とそれに伴うルーチン化された行動系列に関する一般的知識が統合失調症ではどうなのかを検討した．彼女らはBower et al. (1979) が用いた「レストランに行く」という状況を用いて検討を行なった．レストランに行くときに起こり得るさまざまな出来事の典型性の判断を求める課題を行なった結果では，図10・6に示したように，高頻度（席に案内される，メニューを見る，支払いをする，食事を注文する）と低頻度（自分の車を洗う，木を切る，手紙をタイプする，バッテリーが切れる）の判断の正答率については健常者と統合失調症患者では有意な差異がなかった．一方，中頻度（ウェイターが違うものを持ってくる，テーブルにつくのに45分待つ，友達と会う，ウェイターにどなる，など）の判断の正答率は有意に健常者より統合失調症患者で低かった．日常よくある状況において，統合失調症患者では，特に，明白な出

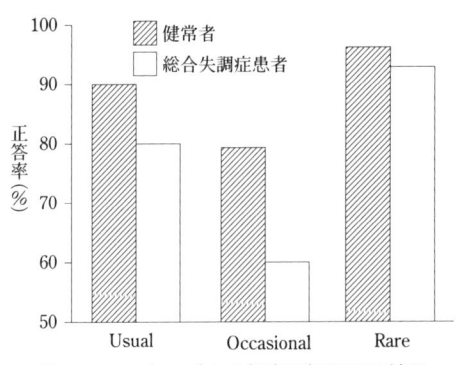

図10·6 スクリプトの頻度評価課題の結果

縦軸は正答率．Usual：高頻度の事象，Occasional：中頻度の事象，Rare：低頻度の事象．中頻度の事象のみで，有意に健常者より，統合失調症患者の成績が低かった．Chan et al. (1999).

来事でない場合の判断がよくなく，健常者とは異なる知識構造を持っている可能性が示唆されたことになる．

これらのことから，統合失調症患者では，長期記憶内のスキーマそのものが健常者のスキーマとは異なっているという仮説がたてられる．このことに関して，他の課題においても検討を進めて，検証していくことが必要と思われる．さらに，統合失調症患者の特徴は自発的なカテゴリー利用が行なわれないことであり，記憶のストラテジーの問題があることも考えられる．このことは，実行機能や作業記憶の問題も関与することが示唆される．

5. 脳画像と神経心理学的機能

(1) 脳画像について

精神疾患の脳画像は，形態画像（脳解剖学的画像）と機能画像に大別される．コンピューター断層法（CT）や磁気共鳴画像（MRI）のような形態画像は，生体の脳の構造の詳細を見ることを可能にした点で，その臨床診断に果たした役割は計り知れないものがある．これに対して脳の機能を画像化したり，あるいは計測する方法（機能画像 functional imaging）は，シングルフォトン断層法（single photon emission computed tomography：SPECT）およ

びポジトロン断層法（positron emission tomography：PET）による局所脳血流・代謝の画像化と計測法の発達によって，飛躍的に進歩した．これに加えて，高磁場MRI装置の導入と超高速撮像法の開発によってMRIを用いる脳賦活検査が登場し，機能的MRI（functional MRI：fMRI）として注目されている．さらに，1995年に，近赤外線分光法（near infrared spectroscopy：NIRS）での光トポグラフィによる人間の高次脳機能イメージングの方法と機能画像がはじめて提示され臨床応用が期待されつつあるところである．いずれも脳機能の賦活に伴う脳血流を全脳にわたって観察できるという共通の特徴があるが，測定環境や得られる信号の性質が異なっており，画像診断や脳科学研究においても画像技術の使い分けが必要である．

統合失調症の脳形態画像については，1976年にJohnstoneらがCTで脳室の軽度の拡大を報告して以来，詳細な報告がなされており，形態学的変化の特徴がしだいに明らかになってきた．Shenton et al.（2001）は，過去12年間のMRI研究を概観した．有意な変化を認めた報告の比率は，脳室拡大が80％，第3脳室の拡大が73％，内側側頭葉の減少が74％，上側頭回の減少が67％，前頭葉の異常が59％，基底核の異常が68％，小脳の異常が31％あった．これら軽度の脳実質の減少や異常が発病前から認められるのか否かは，診断，治療にかかわる大きな焦点である．そのために，統合失調症の前駆期や統合失調型人格障害の検討も今後の課題である．

PETおよびSPECTによる統合失調症の脳血流代謝研究では前頭活性低下（hypofrontality）が陰性症状と関連しているという多くの報告がある．また，左言語領域や辺縁系の高活性と幻聴との関連を示唆した報告もある．さらに症候に対応して異なる脳部位の血流の増加あるいは減少が観察されており，異なる症候の発現に異なる神経回路網が関与していると考えられる．

神経心理学的アセスメントと脳画像データを組み合わせることにより，より適切な診断のための資料を得ることが可能になると考えられる．また，疾患を特徴づける心理課題を用いて脳賦活検査を実施することにより，さらに脳機能異常のメカニズムが明らかになるものと思われる．今後この分野での臨床心理学者や神経心理学者の貢献が期待されるところである．以下にそのような視点にたった研究について紹介する．

（2） 脳形態画像

　脳損傷患者の脳画像および神経心理学的研究から，人間の記憶のシステムは内側側頭葉（海馬など）や間脳（視床，視床下部）および前頭葉が役割を担っているということが示されてきた（Squire & Zola, 1996; Gabrieli, 1998）．このアプローチと一貫して，統合失調症患者において側頭葉（Arnold, 1997）と前頭葉（Goldman-Rakic & Selemon, 1997）構造の異常が明らかにされてきた．MRIによる脳体積測定においても側頭葉と前頭葉体積減少が報告されてきた（Shenton et al., 2001）．

　いくつかの研究は健常者と統合失調症患者双方において神経心理学的課題の遂行成績と脳体積との関連を示してきた（Andreasen et al., 1993; Kareken et al., 1995; Turetsky et al., 1995; Gur et al., 1998; Gur et al., 1999）．多くの研究は側頭葉-辺縁系領域（Hoff et al., 1992; Di Michele et al., 1992; Nestor et al., 1993; Goldberg et al., 1994; Bilder et al., 1995; Krabbedam et al., 2000），前頭前野領域（Maher et al., 1995; Baare et al., 1999; Szeszko et al., 2000），線条体（Stratta et al., 1997），全脳灰白質（Sullivan et al., 1996; Gur et al.,1999）ないしは全脳体積（Kareken et al., 1995）のような脳の特定領域と認知機能の遂行成績の関連を検討している．さらに，Gur et al.（1998）は体積変化と神経心理学的課題遂行成績との関連を検討し，前頭葉と側頭葉の体積減少は，特に記憶成績の低下と関連があることを報告した．また，Gur et al.（2000）は統合失調症と健常者双方で海馬体積が大きいほど記憶得点が有意に高いということを見出している．しかしながら，海馬体積と記憶成績との関連を検討した報告のなかには，否定的な結果を示すものもある（Bilder et al., 1995）．Baare et al.（1999）は，前頭前野体積の大きさと記憶機能と正の相関があることを示した．このように，脳形態学的検討から，統合失調症において，前頭-側頭葉記憶ネットワークの障害仮説が考えられよう．今後，記憶課題による差異も含めた詳細な検討が望まれる．

（3） 脳機能画像

　ここでは，記憶の問題に焦点をあてて，統合失調症の脳機能画像研究をみていくことにする．まず，Mozley et al.（1996）はウエクスラー記憶尺度の論理的記憶の成績にもとづき，統合失調症を再生良好群と不良群に分けて，

PETを施行し，両者の安静時脳グルコース代謝について比較検討した．その結果，記憶不良群は，良好群よりも上・中・下側頭葉および下前頭葉のラテラリティ指標（左半球と右半球の差）が有意に上昇していた．すなわち，このことは統合失調症の記憶障害が，前頭-側頭葉の左半球の過活性と関連していることを示唆している．

　Andreasenらは前頭前野-小脳-視床回路の機能不全を評価するために記憶課題中の機能画像を用いた（Andreasen et al.,1996; Wiser et al., 1998; Crespo-Facorro et al., 1999）．この一連の研究は，統合失調症において単語ないしは物語再生課題施行中，この回路の領野の脳血流が相対的に低下していることを示唆した．

　前頭-側頭領野の活性不全は脳血流を測定したいくつかの研究で報告されてきた．統合失調症では記憶課題施行中これらの領野で異常な賦活があるという一貫した結果が ^{133}Xeクリアランス（Gur et al., 1994）および ^{15}OH$_2$PET（Friston et al., 1992; Heckers et al., 1998; Ragland et al., 1998）を用いて報告された．再生中の海馬賦活低下と努力を要する検索中の背外側前頭前野の賦活化も観察された（Heckers et al., 1998）．記憶遂行中の前頭前野の役割は複雑であり，課題の難易度や再生を促進するための方略の使用に依存してくると思われる（Fletcher et al., 1998）．Fletcherらは，健常者では記憶課題が難しくなるにつれて前頭前野の賦活が増大するのに対して，統合失調症患者では逆に低下することを示した．Jennings et al.（1998）はPETを用いて，意味的情報の検索を要求する課題中，統合失調症では前頭-側頭葉連絡の機能不全となることを考察した．さらに，最近，記憶の体制化（組織化）に着目し，単語記憶課題施行中の局所脳血流が検討した研究がある（Nohara et al., 2000; Ragland et al., 2001）．その結果，健常者では，記憶課題中，左の下前頭回と前部帯状回で賦活が認められ，記憶の組織化の度合いと下前頭回の局所脳血流とは正に相関していた．一方，統合失調症患者では，記憶の組織化は乏しく，下前頭回の活性化は認められなかった．

6. 認知リハビリテーション

　統合失調症の現在の治療は症状軽減に焦点があてられている．定型的抗精神

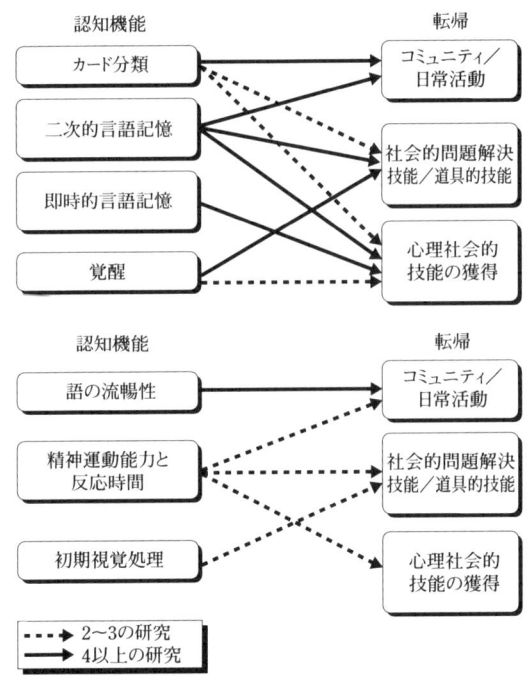

図10・7 神経心理学的機能（認知機能）と機能的な転帰との関連 Green et al.（2000）.

病薬は幻覚，妄想などの陽性症状の軽減に最もよくはたらく．最近開発され使用されるようになってきた非定型抗精神病薬（クロザピンやリスペリドンなど）は陰性症状にもはたらく．しかしながら，薬物療法の進歩があってさえも，この疾患に関連した罹患率の高さ（120名に1人くらい）は変わらない．統合失調症患者の伝統的な精神科のリハビリテーションとして，心理社会的介入，すなわち，社会技能訓練や作業療法が行なわれてきた．しかしながら，認知障害のある患者においては，これらの介入のみでは限界があるものと思われる．注意ないし言語記憶などの障害が持続してある場合，心理社会的介入の有効性が期待されにくいかもしれない．さらに，Green et al.（2000）が統合失調症患者の認知障害と機能的な転帰との関連を検討した文献レビューを行なったところ，図10・7のように，日常活動，社会的問題解決技能や心理社会的技能の獲得能力の背景にはさまざまな認知機能の影響があることが推測されてい

る．したがって，薬物療法と心理社会的介入のほかに，認知障害に焦点をあてた介入，すなわち認知リハビリテーションも必要となってくると思われる．

　精神疾患に対するリハビリテーションは脳損傷患者の認知障害の治療にもとづいた技法を参照しながら，着目されてきている (Kurtz et al., 2001)．しかし，まだ統合失調症患者への系統立てた認知リハビリテーションプログラムについては開発途上といえよう．これまでの神経心理学的機能研究から明らかになってきた記憶，注意および実行機能における統合失調症患者の特徴を加味した認知リハビリテーション技法の開発が望まれる．

7. おわりに

　これまでの神経心理学的研究から，統合失調症では広範な認知機能障害を背景に記憶・学習，さらに注意や実行機能の障害が特異的であることが示唆されてきた．さらに，考慮すべき点は統合失調症患者の異種性の問題である．すなわち，臨床症状や経過，予後などの点において患者にはさまざまなタイプがあることが知られている．臨床症状による分類もあるが，認知機能にもとづいて患者を下位群に分ける方法もありうる．こうした方法は，統合失調症の異種性をよりよく理解することにつながると考えられる．このようなアプローチからクラスター分析などの統計手法を用いて，認知機能から患者の分類を試みた研究がある（松井ら，1991; Heinrichs & Award, 1993; Paulsen et al., 1995; Turetsky et al., 2002）．最近のフォローアップ研究 (Rund, 1998) から，臨床症状は経過によって変化することが多いが，認知機能は不変の場合が多いことがわかってきた．したがって神経心理学的機能（認知機能）は，臨床症状よりも，潜在的ないしは根本的であり，生物学的水準と臨床症状水準の中間的な水準にあると考えられる．一連の神経心理学的検査を行ない，そのデータを統計的手法で分類することは統合失調症の異種性を考えるうえで，意味があると考えられる．

　今後の課題としては，統合失調症の症状ないしは症候群 (Liddle, 1987) と神経心理学的機能との関連を詳細にみていくことがあげられる．陽性症状が改善しても認知障害が残存するという報告もあり，認知障害を治療のターゲットとすることは注目すべきであると考えられる．また，社会的機能や対人機能と

の関連をみていくことにより,社会的不適応の原因や予後の予測に有用となろう.さらに,認知リハビリテーションの導入のために,神経心理学的検査バッテリーを活用することも望ましい.欧米に比してわが国では標準化された神経心理学的検査が非常に少なく,日本人患者を対象とした神経心理学的研究は多くない.今後,この分野における臨床心理士,認知心理学者や神経心理学者の貢献が望まれる.

引用文献

Aloia, M. S., Gourovitch, M. L., Missar, D., Pickar, D., Weinberger, D. R. & Goldberg, T. E. 1998 Cognitive substrates of thought disorder, II: Specifying a candidate cognitive mechanism. *American Journal of Psychiatry*, **155**, 1677–1684.

Andreasen, N. C., Flaum, M., Swayze, V. 2nd, O'Leary, D. S., Alliger, R., Cohen, G., Ehrhardt, J. & Yuh, W. T. 1993 Intelligence and brain structure in normal individuals. *American Journal of Psychiatry*, **150**, 130–134.

Andreasen, N. C., O'Leary, D. S., Cizadlo, T., Arndt, S., Rezai, K., Ponto, L. L., Watkins, G. L. & Hichwa, R. D. 1996 Schizophrenia and cognitive dysmetria: A positron-emission tomography study of dysfunctional prefrontal-thalamic-cerebellar circuitry. *Proceedings of the National Academy of Sciences of the United States of America*, **93**, 9985–9990.

Arnold, S. E. 1997 The medial temporal lobe in schizophrenia. *Journal of Neuropsychiatry and Clinical Neurosciences*, **9**, 460–470.

Baare, W. F., Hulshoff Pol, H. E., Hijman, R., Mali, W. P., Viergever, M. A. & Kahn R. S. 1999 Volumetric analysis of frontal lobe regions in schizophrenia: Relation to cognitive function and symptomatology. *Biological Psychiatry*, **45**, 1597–1605.

Bilder, R. M., Bogerts, B., Ashtari, M., Wu, H., Alvir, J. M., Jody, D., Reiter, G., Bell, L. & Lieberman, J. A. 1995 Anterior hippocampal volume reductions predict frontal lobe dysfunction in first episode schizophrenia. *Schizophrenia Research*, **17**, 47–58.

Bleuler, E. 1950 *Dementia praecox or the group of schizophrenia*. International Universities Press.

Bower, G. H., Black, J. B. & Turner, T. J. 1979 Scripts in memory for text. *Cognitive Psychology*, **11**, 177–220.

Buytenhuijs, E. L., Berger, H. J., Van Spaendonck, K. P., Horstink, M. W., Borm, G. F. & Cools, A. R. 1994 Memory and learning strategies in patients with Parkinson's disease. *Neuropsychologia*, **32**, 335–342.

Calev, A., Venables, P. H. & Monk, A. F. 1983 Evidence for distinct verbal memory pathologies in severely and mildly disturbed schizophrenics. *Schizophrenia Bulletin*, **9**, 247-264.

Censits, D. M., Ragland, J. D., Gur, R. C. & Gur, R. E. 1997 Neuropsychological evidence supporting a neurodevelopmental model of schizophrenia; a longitudinal study. *Schizophrenia Research*, **24**, 289-298.

Chan, A. S., Chiu, H., Lam, L., Pang, A. & Chow, L. Y. 1999 A breakdown of event schemas in patients with schizophrenia: An examination of their script for dining at restaurants. *Psychiatry Research*, **87**, 169-181.

Chapman, L. J. & Chapman, J. P. 1978 The measurement of differential deficits. *Journal of Psychiatric Research*, **14**, 303-311.

Chapman, L. J. & Chapman, J. P. 1989 Strategies for resolving the heterogeneity of schizophrenics and their relatives using cognitive measures. *Journal of Abnormal Psychology*, **98**, 357-366.

Collaway, E. & Naghdi, S. 1982 An information processing model for schizophrenia. *Archives of General Psychiatry*, **39**, 339-347.

Crespo-Facorro, B., Paradiso, S., Andreasen, N. C., O'Leary, D. S., Watkins, G. L., Boles Ponto, L. L. & Hichwa, R. D. 1999 Recalling word lists reveals "cognitive dysmetria" in schizophrenia: A positron emission tomography study. *American Journal of Psychiatry*, **156**, 386-392.

Di Michele, V., Rossi, A., Stratta, P., Schiazza, G., Bolino, F., Giordano, L. & Casacchia, M. 1992 Neuropsychological and clinical correlates of temporal lobe anatomy in schizophrenia. *Acta Psychiatrica Scandinavica*, **85**, 484-488.

Feinstein, A., Goldberg, T. E., Nowlin, B. & Weinberger, D. R. 1998 Types and characteristics of remote memory impairment in schizophrenia. *Schizophrenia Research*, **30**, 155-163.

Fletcher, P. C., McKenna, P. J., Frith, C. D., Grasby, P. M., Friston, K. J. & Dolan, R. J. 1998 Brain activations in schizophrenia during a graded memory task studied with functional neuroimaging. *Archives of General Psychiatry*, **55**, 1001-1008.

Friston, K. J., Liddle, P. F., Frith, C. D., Hirsch, S. R. & Frackowiak, R. S. 1992 The left medial temporal region and schizophrenia: A PET study. *Brain*, **115**, 367-382.

Frith, C. D. & Done, D. J. 1989 Experiences of alien control in schizophrenia reflect a disorder in the central monitoring of action. *Psychological Medicine*, **19**, 359-363.

Gabrieli, J. D. E. 1998 Cognitive neuroscience of human memory. *Annual Review of Psychology*, **49**, 87-115.

Gold, J. M., Randolph, C., Carpenter, C. J., Goldberg T. E. & Weinberger, D. R. 1992 Forms of memory failure in schizophrenia. *Journal of Abnormal Psychology*, **101**, 487-494.

Goldberg, T. E., Torrey, E. F., Berman K. F. & Weinberger, D. R. 1994 Relations between neuropsychological performance and brain morphological and physiological measures in monozygotic twins discordant for schizophrenia. *Psychiatry Research*, **55**, 51-61.

Goldberg, T. E., Aloia, M. S., Gourovitch, M. L., Missar, D., Pickar D. & Weinberger, D. R. 1998 Cognitive substrates of thought disorder, I: The semantic system. *American Journal of Psychiatry*, **155**, 1671-1676.

Goldman-Rakic, P. S. & Selemon, L. D. 1997 Functional and anatomical aspects of prefrontal pathology in schizophrenia. *Schizophrenia Bulletin*, **23**, 437-458.

Goldstein, G. 1978 Cognitive and perceptual differences between schizophrenics and organics. *Schizophrenia Bulletin*, **4**, 160-185.

Green, M. F., Kern, R. S., Braff, D. L. & Mintz, J. 2000 Neurocognitive deficits and functional outcome in schizophrenia: Are we measuring the "right stuff"? *Schizophrenia Bulletin*, **26**, 119-136.

Gur, R. C., Turetsky, B. I., Matsui, M., Yan, M., Bilker, W., Hughett, P. & Gur, R. E. 1999 Sex differences in brain gray and white matter in healthy young adults: Correlations with cognitive performance. *Journal of Neuroscience*, **19**, 4065-4072.

Gur, R. E., Cowell, P., Turetsky, B. I., Gallacher, F., Cannon, T., Bilker, W. & Gur, R. C. 1998 A follow-up magnetic resonance imaging study of schizophrenia. Relationship of neuroanatomical changes to clinical and neurobehavioral measures. *Archives of General Psychiatry*, **55**, 145-152.

Gur, R. E., Jaggi, J. L., Shtasel, D. L., Ragland, J. D. & Gur, R. C. 1994 Cerebral blood flow in schizophrenia: Effects of memory processing on regional activation. *Biological Psychiatry*, **35**, 3-15.

Gur, R. E., Turetsky, B. I., Cowell, P. E., Finkelman, C., Maany, V., Grossman, R. I., Arnold, S. E., Bilker, W. B. & Gur, R. C. 2000 Temporolimbic volume reductions in schizophrenia. *Archives of General Psychiatry*, **57**, 769-775.

Heaton, R. K., Baade, L. E. & Johnson, K. L. 1978 Neuropsychological test results associated with psychiatric disorders in adults. *Psychological Bulletin*, **85**, 141-162.

Heckers, S., Rauch, S. L., Goff, D., Savage, C. R., Schacter, D. L., Fischman, A. J. & Alpert, N. M. 1998 Impaired recruitment of the hippocampus during conscious recollection in schizophrenia. *Nature Neuroscience*, **1**, 318-323.

Heinrichs, R. W. & Award, A. G. 1993 Neurocognitive subtypes of chronic schizophrenia. *Schizophrenia Research*, **9**, 49-58.

Heinrichs, R. W. & Zakzanis, K. K. 1998 Neurocognitive deficit in schizophrenia: A quantitative review of the evidence. *Neuropsychology*, **12**, 426-445.

Henik, A., Nissimov, E., Priel, B. & Umansky, R. 1995 Effects of cognitive load on semantic priming in patients with schizophrenia. *Journal of Abnormal Psychology*, **104**, 576-584.

Hoff, A. L., Riordan, H., O'Donnell, D., Stritzke, P., Neale, C., Boccio, A., Anand, A. K. & De Lisi, L. E. 1992 Anomalous lateral sulcus asymmetry and cognitive function in first-episode schizophrenia. *Schizophrenia Bulletin*, **18**, 257-272.

Iddon, J. L., McKenna, P. J., Sahakian, B. J. & Robbins, T. W. 1998 Impaired generation and use of strategy in schizophrenia: Evidence from visuospatial and verbal tasks. *Psychological Medicine*, **28**, 1049-1062.

Jennings, J. M., McIntosh, A. R., Kapur, S., Zipursky, R. B. & Houle, S. 1998 Functional network differences in schizophrenia: A rCBF study of semantic processing. *Neuroreport*, **9**, 1697-1700.

Johnston, E. C., Crow, T. J., Frith, C. D., Husband, J. & Kreel, L. 1976 Cerebral ventricular size and cognitive impairment in chronic schizophrenia. *Lancet*, **2**, 924-926.

Kareken, D. A., Gur, R. C., Mozley, P. D., Mozley, L. H., Saykin, A. J., Shatasel, D. L. & Gur, R. E. 1995 Cognitive functioning and neuroanatomic volume measures in schizophrenia. *Neuropsychology*, **9**, 211-219.

Kareken, D. A., Moberg, P. J. & Gur, R. C. 1996 Proactive inhibition and semantic organization: Relationship with verbal memory in patients with schizophrenia. *Journal of the International Neuropsychological Society*, **2**, 486-493.

Kerns, J. G. & Berenbaum, H. 2002 Cognitive impairments associated with formal thought disorder in people with schizophrenia. *Journal of Abnormal Psychology*, **111**, 211-224.

Kolb, B. & Whishaw, I. Q. 1983 Performance of schizophrenic patients on tests sensitive to left or right frontal temporal, and parietal function in neurologic patients. *Journal of Nervous and Mental Disease*, **171**, 435-443.

Krabbendam, L., Derix, M. M., Honig, A., Vuurman, E., Havermans, R., Wilmink, J. T. & Jolles, J. 2000 Cognitive performance in relation to MRI temporal lobe volume in schizophrenic patients and healthy control subjects. *Journal of Neuropsychiatry and Clinical Neurosciences*, **12**, 251-256.

Kreapelin, E. 1919 *Dementia praecox and paraphrenia*. Translated by Barclay, R. M. & Krieger, R. E., 1971, Huntington.

Kurtz, M. M., Moberg, P. J., Gur, R. E. & Gur, R. C. 2001 Approaches to cognitive remediation of neuropsychological deficits in schizophrenia: A review and meta-analysis. *Neuropsychology Review*, **11**, 197-210.

Kwapil, T. R., Hegley, D. C., Chapman, L. J. & Chapman, J. P. 1990 Facilitation of word recognition by semantic priming in schizophrenia. *Journal of Abnormal Psychology*, **99**, 215-221.

Liddle, P. F. 1987 Schizophrenic syndromes, cognitive performance and neurological dysfunction. *Psychological Medicine*, **17**, 49-57.

Maher, B. A., Manschreck, T. C., Woods, B. T., Yurgelun-Todd, D. A. & Tsuang, M. T. 1995 Frontal brain volume and context effects in short-term recall in schizophrenia. *Biological Psychiatry*, **37**, 144-150.

Malec, J. 1978 Neuropsychological assessment of schizophrenia versus brain damage: A review. *Journal of Nervous and Mental Disease*, **166**, 507-517.

Manschreck, T. C., Maher, B. A., Milavetz, J. J., Ames, D., Weisstein, C. C. &

Schneyer, M. L. 1988 Semantic priming in thought disordered schizophrenic patients. *Schizophrenia Research*, **1**, 61-66.

松井三枝・倉知正佳・葛野洋一・角田雅彦・河合義治・藤井　勉・谷口保子・舟坂雅春　1991　精神分裂病患者の臨床症状とWAIS所見との関連について．精神医学，**33**, 705-712.

Matsui, M., Sumiyoshi, T., Kato, K., Sumiyoshi, S., Kikura, Y. & Kurachi, M. 2002 Impairment of story memory organization in patients with schizophrenia. *Journal of the International Neuropsychological Society*, **8**, 500 (Abstract).

McKay, A. P., McKenna, P. J., Bentham, P., Mortimer, A. M., Holbery, A. & Hodges, J. R. 1996 Semantic memory is impaired in schizophrenia. *Biological Psychiatry*, **39**, 929-937.

Moelter, S. T., Hill, S. K., Ragland, J. D., Lunardelli, A., Gur, R. C., Gur, R. E. & Moberg, P. J. 2001 Controlled and automatic processing during animal word list generation in schizophrenia. *Neuropsychology*, **15**, 502-509.

Mozley, L. H., Gur, R. C., Gur, R. E., Mozley, P. D. & Alavi, A. 1996 Relationships between verbal memory performance and the cerebral distribution of fluorodeoxyglucose in patients with schizophrenia. *Biological Psychiatry*, **40**, 443-451.

Neely, J. H. 1991 Semantic priming effects in visual word recognition: A selective review of current findings and theories. D. Besner & G. Humphreys (eds.), *Basic processes in reading: Visual word recognition*. Erlbaum. pp. 264-336.

Nestor, P. G., Shenton, M. E., McCarley, R. W., Haimson, J., Smith, R. S., O'Donnell, B., Kimble, M., Kikinis, R. & Jolesz, F. A. 1993 Neuropsychological correlates of MRI temporal lobe abnormalities in schizophrenia. *American Journal of Psychiatry*, **150**, 1849-1855.

Nohara, S., Suzuki, M., Kurachi, M., Yamashita, I., Matsui, M., Seto, H. & Saitoh, O. 2000 Neural correlates of memory organization deficits in schizophrenia —A single photon emission computed tomography study with 99m Tc-ECD during a verbal learning task. *Schizophrenia Research*, **42**, 209-222.

太田信夫　1992　手続記憶．箱田裕司（編）認知科学のフロンテイアⅡ．サイエンス社．pp. 92-119.

Paulsen, J. S., Heaton, R. K., Sadek, J. R., Perry, W., Delis, D. C., Braff, D., Kuck, J., Zisook, S. & Jeste, D. V. 1995 The nature of learning and memory impairments in schizophrenia. *Journal of the International Neuropsychological Society*, **1**, 88-99.

Ragland, J. D., Gur, R. C., Glahn, D. C., Censits, D. M., Smith, R. J., Lazarev, M. G., Alavi, A. & Gur, R. E. 1998 Frontotemporal cerebral blood flow change during executive and declarative memory tasks in schizophrenia: A positron emission tomography study. *Neuropsychology*, **12**, 399-413.

Ragland, J. D., Gur, R. C., Raz, J., Schroeder, L., Kohler, C. G., Smith, R. J., Alavi, A.

& Gur, R. E. 2001 Effect of schizophrenia on frontotemporal activity during word encoding and recognition: A PET cerebral blood flow study. *American Journal of Psychiatry*, **158**, 1114-1125.

Rapaport, D., Gill, M. & Schafer, R. 1945/1946 *Diagnostic psychological testing*. Year Book Publishers.

Rund, B. R. 1998 A review of longitudinal studies of cognitie functions in schizophrenia patients. *Schizophrenia Bulletin*, **24**, 425-435.

Saykin, A. J., Gur, R. C., Gur, R. E., Mozley, P. D., Mozley, L. H., Resnick, S. M., Kester, B. & Stafiniak, P. 1991 Neuropsychological function in schizophrenia; Selective impairment in memory and learning. *Archives of General Psychiatry*, **48**, 618-624.

Saykin, A. J., Shtasel, D. J., Gur, R. E., Kester, D. B., Mozley, L. H., Stafiniak, P. & Gur, R. C. 1994 Neuropsychological deficits in neuroleptic naïve patients with first-episode schizophrenia. *Archives of General Psychiatry*, **51**, 124-131.

Schank, R. C. & Abelson, R. P. 1977 *Script, plans, goals and understanding: An inquiry into human knowledge structures*. Lawrence Erlbaum Associates.

Shenton, M. E., Dickey, C. C., Frumin, M. & McCarley, R. W. 2001 A review of MRI findings in schizophrenia. *Schizophrenia Research*, **49**, 1-52.

Spitzer, M., Weisker, I., Winter, M., Maier, S., Hermle, L. & Maher, B. A. 1994 Semantic and phonological priming in schizophrenia. *Journal of Abnormal Psychology*, **103**, 485-494.

Squire, L. R. & Zola, S. M. 1996 Structure and function of declarative and nondeclarative memory systems. *Proceedings of the National Academy of Sciences of the United States of America*, **93**, 13515-13522.

Stone, M., Gabrieli, J. D., Stebbins, G. T. & Sullivan, E. V. 1998 Working and strategic memory deficits in schizophrenia. *Neuropsychology*, **12**, 278-288.

Stratta, P., Mancini, F., Mattei, P., Daneluzzo, E., Casacchia, M. & Rossi, A. 1997 Association between striatal reduction and poor Wisconsin card sorting test performance in patients with schizophrenia. *Biological Psychiatry*, **42**, 816-820.

Sullivan, E. V., Shear, P. K., Lim, K. O., Zipursky, R. B. & Pfefferbaum, A. 1996 Cognitive and motor impairments are related to gray matter volume deficits in schizophrenia. *Biological Psychiatry*, **39**, 234-240.

Sumiyoshi, C., Matsui, M., Sumiyoshi, T., Yamashita, I., Sumiyoshi, S. & Kurachi, M. 2001 Semantic structure in schizophrenia as assessed by the category fluency test: Effect of verbal intelligence and age of onset. *Psychiatry Research*, **105**, 187-199.

Szeszko, P. R., Bilder, R. M., Lencz, T., Ashtari, M., Goldman, R. S., Reiter, G., Wu, H. & Lieberman, J. A. 2000 Reduced anterior cingulate gyrus volume correlates with executive dysfunction in men with first-episode schizophrenia. *Schizophrenia Research*, **43**, 97-108.

高田理孝 1988 体制化とスキーマ. 太田信夫(編) エピソード記憶論. 誠信書房.

pp. 75-98.
Turetsky, B I., Cowell, P. E., Gur, R. C., Grossman, R. I., Shtasel, D. L. & Gur, R. E. 1995 Frontal and temporal lobe brain volumes in schizophrenia: Relationship to symptoms and clinical subtype. *Archives of General Psychiatry*, **52**, 1061-1070.
Turetsky, B. I., Moberg, P. J., Mozley, L. H., Moelter, S. T., Agrin, R. N., Gur, R. C. & Gur, R. E. 2002 Memory-delineated subtypes of schizophrenia: Relationship to clinical, neuroanatomical, and neurophysiological measures. *Neuropsychology*, **16**, 481-490.
Wiser, A. K., Andreasen, N. C., O'Leary, D. S., Watkins, G. L., Boles Ponto, L. L. & Hichwa, R. D. 1998 Dysfunctional cortico-cerebellar circuits cause 'cognitive dysmetria' in schizophrenia. *Neuroreport*, **9**, 1895-1899.

あとがき
統合失調症研究の活性化をはかるために

　第1章でも述べたように，世界の臨床心理学は，実証にもとづく（エビデンス・ベーストの）臨床心理学への志向を強めつつある．心理臨床にはサイエンスとアートの両面があるが，1990年代から，欧米では，サイエンスの部分が強化され，実証にもとづいた臨床心理学が構築されつつある．ひるがえってわが国の臨床心理学研究の実状を見ると，アートの側面が強調されすぎ，サイエンスの側面は忘れられ，世界的な動向から取り残される形になっている．スクールカウンセラー制度など，臨床心理士の社会的な責任は強まり，臨床心理学をこころざす大学生や大学院生も増えているが，日本の臨床心理学研究はこうした状況に対応できているとは言いがたい．こうした状況を打開するためには，臨床心理学の国際化と現代化をはかり，基礎心理学とのインターフェースを密にし，日本の研究成果を世界に向けて発信する体制を作る必要がある．

　本書の編者たちが，こうした日本の臨床心理学についての危機意識を共有するようになったのは，1999年の日本心理学会（中京大学）においてであった．統合失調症の研究発表を終えた編者らが集まり，日本の臨床心理学についての危機を共有し，研究の活性化をはかる必要があることを熱く語りあったのである．それ以来，学会シンポジウムやワークショップを毎年開くなど，長期的な統合失調症研究プロジェクトをたてて活動してきた．翌年の日本心理学会（京都大学）では，「精神分裂病の認知障害の臨床」と題するワークショップを企画した．

　2001年には，横田が大会委員長となった日本心理臨床学会（日本大学）において，「精神分裂病の臨床心理学」と題する大会企画シンポジウムをおこなった（丹野・横田企画，『心理臨床学会第20回大会発表論文集』，p. 72）．このシンポジウムでは，わが国の統合失調症の心理的治療介入や心理学的研究について最前線で取り組んできた研究者が集まり，これまでの研究をふりかえりつつ，今後の研究の発展に向けて必要なことについて議論した．この心理臨床学会の大会においては，世界最先端の研究をしているバーミンガム大学のバーチウッド教授が講演をおこない，東京大学駒場キャンパスで臨床ワークショップをおこなった．バーチウッド教授来日の記録は，金子書房より『認知行動療法ワークショップ』(2001年) として出版された．また，2001年には，東京大学出版会の「講座 臨床心理学」第4巻『異常心理学Ⅱ』の中で，「統合失調症（精神分裂病）の臨床」についてまとめることができた．さらに，「実証にもとづく臨床心理学をわが国に定着させるプログラムづくり」というテーマで文部科学省の科学研究補助金を得て，編者らは臨床心理学の国際学会に参加する機会を得た．2002年には，日本心理臨床学会（中京大学）で，「精神分裂病の心理臨床」と題する自主シンポジウムを企画した．

2003年には，日本心理学会（東京大学）におけるワークショップを企画しており，この大会に，ロンドン大学のガレティ教授を呼んで，妄想の認知行動療法についての講演と臨床ワークショップをおこなう予定である．2004年には，国際心理学会（北京）や国際認知行動療法学会（神戸）において，統合失調症に関する国際シンポジウムを企画している．

こうした長期的な研究活性化プロジェクトの一環として，本書は生まれた．

本書のきっかけになったのは，横田が中心となった前述の2001年の日本心理臨床学会の大会企画シンポジウムである．このシンポジウムに対する聴講者の興味は強く，大教室が超満員となり，立ち見があふれ，廊下で聴いて熱心にメモをとっていた人もいたほどである．このような熱心な聴講者の要望に応えて，ぜひともこのシンポジウムを記録しようと考えた．また，シンポジウムだけでは時間が足りず，シンポジストも話し足りなかった部分があるので，ぜひともそれを補いたいと考えたのである．

こうして，編者たちの活動の起点となった上の1999年の中京大学の日本心理学会以来，このシンポジウムを経て，書籍の刊行を検討してきたが，本書の構成と内容については，横田・丹野・石垣の3人で何度も議論した．2002年には，丹野がロンドン大学精神医学研究所に留学した．統合失調症に対する英国の取り組みを観察できたことは大きな収穫であったが，その反面，本書の編集は遅れてしまった．そこで，そうした遅れを少しでも取りもどすために，横田と石垣が研究のため渡英した機会を利用して，本書の編集会議をおこなった．日中は，モーズレイ病院やベスレム王立病院を訪れて研究システムを学ぶハードな日程であったが，幸いにも，夜に精神医学研究所の一室を借りて会議をおこなうことができた．このロンドン会議では，本書の内容について議論しながら，日本の統合失調症研究の現状に対する危機感を改めて共有した．そして，これからは，日本の統合失調症の研究を世界に発信していかなければならないという決意を新たにすることができた．その一室にはアイゼンクとシャピロの肖像画が飾ってあった．統合失調症研究の世界的中心の地でおこなったささやかな会議は，3人にとってたいへん懐かしい思い出である．

本書の編者らは，東京大学出版会から統合失調症に関連する一連の本を出してきた．
　ドライデン・レントゥル（編）丹野義彦（監訳）『認知臨床心理学入門』（1996年）
　石垣琢磨『幻聴と妄想の認知臨床心理学』（2001年）
　丹野義彦・坂本真士『自分のこころからよむ臨床心理学入門』（2001年）
　下山晴彦・丹野義彦（編）『講座 臨床心理学4：異常心理学II』（2002年）
本書はこれらに続いて5冊目になる．さらには，6冊目として，バーチウッドとジャクソンの『統合失調症：生物・心理・社会的アプローチ（仮題）』の翻訳を近々出版する予定である．

これらの6冊の本は，教科書から専門書まで出版の目的も違い，初心者から専門家まで想定する読者もさまざまである．このため，これらをあわせてみれば，統合失調症について総合的な紹介ができたのではないかと思う．これらを同じ出版社から発行できた

あとがき

ということは意義が大きい．

東京大学出版会には，『分裂病の精神病理』というシリーズがある．1972 年に第 1 巻が出て，第 16 巻まで続いた研究書である．このシリーズは名著であり，これによって統合失調症という世界の奥行きの深さを知り，精神病理学に目を開かれた研究者は多い．編者たちもまたそうである．このシリーズは 2001 年に復刻された．『分裂病の精神病理』は，精神医学からの統合失調症へのアプローチの古典といえるであろう．このシリーズの土台の上に，本書のような臨床心理学からの新しいアプローチが花開いたといえる．『分裂病の精神病理』と本書を比べると，改めて「分裂病」から「統合失調症」へと名称が変わったことの意味も明確になる．2002 年の呼称変更とともに，精神科医療関係者が統合失調症に対して取り組む意識は大きく変わったと言われる．本書が，そうした新しい取り組みを促進する起爆剤となることを期待したいものである．

なお本書は，「実証にもとづく臨床心理学」という叢書の最初の書籍となる．今後この叢書にはサイエンスとしての臨床心理学のさまざまな研究がまとめられてゆくだろう．

本書は，横田と丹野の共通の師である町山幸輝先生（前群馬大学医学部精神神経科教授，現厩橋病院院長）に捧げたい．心理学に対する町山先生の暖かい理解によって，横田と丹野は統合失調症の研究と臨床に進むことになり，先生の研究室でわれわれは出会った．また，町山先生の厳しいきめ細かな指導を通じて，研究スキルを身につけ，臨床研究の本質を学び，互いに切磋琢磨しながら，みずからの研究スタイルを確立することができた．先生の理解と指導がなければそもそも本書は生まれなかったであろう．この場を借りて町山幸輝先生に感謝したい．

最後になったが，1996 年の『認知臨床心理学入門』以来，一貫してわれわれの仕事を支えてくれている東京大学出版会編集部の後藤健介さんに深く感謝したい．

2003 年 8 月　編　者　横田正夫
丹野義彦
石垣琢麿

索　引

あ　行

I 式（茨木式）心理劇評価表　51
秋谷たつ子　10
上里一郎　6
誤った信念　86
誤った信念課題　156
安全感　64
石垣琢磨　1, 11, 85
異種性　211
異常言語表現（Deviant Verbalization）　113
異常心理学　4
一過性精神病患者　170
逸脱　116
茨木博子　11, 41
意味記憶　201
意味的クラスタリング　201
意味プライミング　202
井村修　11, 155, 165
陰性症状　85
ウォーミング・アップ　20, 42
内田勇三郎　110
横断的検討　131
岡部慶三　110
音調テスト　185

か　行

ガー（Gur, R. E.）　208
介入　66
回復段階同定用具　68
家屋画　127
科学者-実践家モデル　5, 9
鏡　42
家族介入（法）　4, 30, 31
活動性　141
関係づけ表現　137
感情認知スタイル　175

感情表出　32
間接的直面法　99
監督　42
記憶　195
記憶障害　197
記憶ストラテジー　200
記憶の組織化　203
基礎ロールシャッハ得点（BRS）　120
期待役割　43
機能障害　1
基本訓練モデル　19
きめ弁別　177
強化的教示（教育）　176, 190
協働　65
距離の概念　114
距離弁別　183, 184
草むらテスト　131
グループの場の質　66
クレペリン（Kraepelin, E.）　110
クレペリン精神作業検査　122
芸術的退行　132
慶大式精神症状評価尺度　51
顕在記憶　199
幻声　91
幻聴　85
厳密な実験条件　110
高機能広汎性発達障害　166
攻撃的感情表出　77
行動特徴　131
コーコラン（Corcoran, R.）　163
心の理論　12, 155
個性記述式（idiographic）　112
語流暢性課題　202

さ　行

再発防止　85
再発率　32, 33
佐藤忠司　7

皿田洋子　11, 17
シェアリング　42
思考変化記録　98
志向役割　43
自己受容感覚障害　177
自己信念変化課題　156
篠原睦治　111
自分の表現　135
自閉的行動化　77
下山晴彦　112
社会学的問題設定　80
社会機能　166
社会生活技能評価尺度　29
社会的不利　1
写実性　141
修正BRS　120
集団精神療法治療仮説　68
縦断的検討　131
集団発達　69
集団療法　12, 64
集団療法実態調査　66
重量弁別　180
宿題　20, 22, 24, 31
受信技能　19, 26
樹木彩色画　131
状態の把握　131
状態予測　149
初回入院　148
処理技能　19, 26
処理の深さ　175, 182, 187, 188
神経心理学　12, 195
神経心理検査　196
神経発達障害仮説　198
人物画　128
心理化　163
心理教育　85
心理劇　11, 41
心理劇的原則　41
心理検査法　109
心理物理学　12, 175, 192
スキーマ　203
杉山恵理子　11, 63
ストレス−脆弱性−対処技能モデル　18

スマーティ課題　157
生活技能　33
生活技能訓練（SST）　17, 18, 24, 25, 26, 30, 32
生活モデル　79
生活臨床　188
性急な結論バイアス　188
セイキン（Saykin, A. J.）　196
整合性　141
精神障害者社会生活評価尺度（LASMI）　167
精神分裂病　1
生物−心理−社会モデル　1
接触過剰型（C型）　44
接触稀薄型（W型）　44
接触防御型（D型）　44
前駆期　94
全体的表現　137
前頭活性低下　207
前頭葉　208
早期介入　93
送信技能　19
側頭葉　208
空井健三　10, 109

た　行

対処行動　86
対人接触様式　44
他者感情推測課題　169
他者視点取得　169
丹野義彦　1, 11, 113, 175
地域　63
知覚恒常性の低下　177
チャドウィック（Chadwick, P.）　87
治療的体験　66
治療的変化　66
治療メカニズム　66
治療要因　71
治療要因調査用具　72
辻悟　94
DSM−IV　1
デカップリング　168
適切な距離　115

索　引

デビアント・バーバライゼーション　113
テレ　41
統合失調症の治療原理　74
等判断への偏好　175, 184, 185
ドラマ　42

な 行

中井久夫　67
成瀬悟策　6
二重自我　42
入院治療効果　118
認知行動療法　4, 12, 18, 85
認知障害　17, 18, 19, 22, 29, 131
認知的教育　190
認知的教示　176
認知的補償療法　191
認知（的）リハビリテーション　12, 191, 209
脳機能画像　208
脳形態画像　207
脳賦活検査　207
能力低下　1

は 行

バーチウッド（Birchwood, M.）　90
浜治世　10
場面認知　44
原田誠一　87
パラノイド　175, 187
針塚進　11
バロン・コーエン（Baron-Cohen, S.）　159
判断スタイル　185
PSE　163
BPRS　167
描画　12, 131
描画課題　131
病態　66
フィードバック　19, 21, 25, 26
フォナギー（Fonagy, P.）　4
藤掛永良　8
部分的表現　135
フリス（Frith, C. D.）　159

分裂気質　175, 186
ベック（Beck, A）　85
変化の把握　131
法則定立的（nomothetic）　112
補助自我　41
細木照敏　10

ま 行

前田重治　112
町沢静夫　95
町山幸輝　177
松井三枝　11, 195
慢性化　67
水原泰介　110
見立て　57
無快感症　185
村山正治　6
メタ表象　162
妄想　85
妄想形式　89
妄想主題　89
モジュール　19
モデリング　22
モレノ（Moreno, J. L.）　41
問題解決技能訓練　19

や 行

ヤロム（Yalom, I. D.）　59, 71
役割演技　43
役割交換　42
役割知覚　44
役割理論　43
山下恒男　111
陽性症状　85
横田正夫　1, 11, 131
予後予測　140
余剰現実　41

ら 行

ラパポート（Rapaport, D.）　113
リーバーマン（Liberman, R. P.）　18
リハビリテーション　17
臨界期　93

類型化　58
練習問題　20

ロールプレイ　20, 29, 31
ロス（Roth, A.）　4

[編者紹介]

横田正夫（よこた・まさお）　日本大学文理学部教授．主要論文に「精神分裂病患者の描画特徴による予後予測の試み」（共著，『精神医学』44巻8号，2002年），Declining of memory functions of normal elderly persons（共著，*Psychiatry and Clinical Neurosciences*, **54**(2), 2000）ほか．

丹野義彦（たんの・よしひこ）　東京大学大学院総合文化研究科助教授．主要著書に『講座　臨床心理学』（全6巻，共編著，東京大学出版会，2001～2002年），『自分のこころからよむ臨床心理学入門』（共著，東京大学出版会，2001年）ほか．

石垣琢麿（いしがき・たくま）　横浜国立大学教育人間科学部助教授．主要著書・論文に『幻聴と妄想の認知臨床心理学──精神疾患への症状別アプローチ』（東京大学出版会，2001年），The signal detection ability of patients with auditory hallucination: Analysis using the continuous performance test（共著，*Psychiatry and Clinical Neurosciences*, **53**(4), 1999）ほか．

[著者紹介]

石垣琢麿　→編者

茨木博子（いばらぎ・ひろこ）　駒澤大学文学部助教授．主要著書に『心理劇の実際』（共著，金剛出版，1986年），『芸術療法2──実践編』（共著，岩崎学術出版社，1998年）ほか．

井村　修（いむら・おさむ）　琉球大学法文学部教授．主要論文に「精神分裂病患者の症状特性と「心の理論」」（『心理臨床学研究』17巻6号，2000年），「統合失調症と視点取得能力──統合失調症患者と一過性精神病患者の比較を通して」（『心理学研究』73巻5号，2002年）ほか．

皿田洋子（さらだ・ようこ）　福岡大学人文学部助教授．主要著書・論文に『事例で学ぶSST』（共著，日総研，1999年），「精神分裂病を対象とした生活技能訓練とその効果」（『精神神経学雑誌』94号，1992年）ほか．

杉山恵理子（すぎやま・えりこ）　四国学院大学社会学部教授．主要論文に，「分裂病集団精神療法の一治療過程仮説」（『集団精神療法』10号，1994年），「集団精神療法の開始期における精神分裂病者の安全感の体験と技法の関係」（国際基督教大学大学院教育学研究科提出博士論文，1996年）ほか．

空井健三（そらい・けんぞう）　中京大学心理学部長・同大学大学院心理学研究科教授．主要著書に『小児の臨床心理検査法』（共編著，医学書院，1973年），『臨床心理学の発想──アセスメントの効用から諸領域へ』（誠信書房，1991年）ほか．

丹野義彦　→編者

松井三枝（まつい・みえ）　富山医科薬科大学医学部助教授．主要著書に『認知機能からみた精神分裂病』（分担執筆，学会出版センター，1993年），『神経心理学と精神医学』（分担執筆，学会出版センター，1996年）ほか．

横田正夫　→編者

[叢書 実証にもとづく臨床心理学]
統合失調症の臨床心理学

2003年9月12日 初 版

［検印廃止］

編　者　横田正夫・丹野義彦・石垣琢麿

発行所　財団法人　東京大学出版会

代 表 者　五味文彦
113-8654 東京都文京区本郷 7-3-1 東大構内
電話 03-3811-8814　Fax 03-3812-6958
振替 00160-6-59964

印刷所　株式会社理想社
製本所　有限会社永澤製本所

Ⓒ2003 Yokota, Tanno & Ishigaki, editors
ISBN 4-13-011113-2　Printed in Japan

Ⓡ〈日本複写権センター委託出版物〉
本書の全部または一部を無断で複写複製（コピー）することは，著作権法上での例外を除き，禁じられています．本書からの複写を希望される場合は，日本複写権センター(03-3401-2382)にご連絡ください．

自分のこころからよむ臨床心理学入門	丹野・坂本著	Ａ５・2400円
幻聴と妄想の認知臨床心理学	石垣琢麿著	Ａ５・4400円
認知臨床心理学入門	ドライデン・レントゥル編著／丹野義彦監訳	Ａ５・4000円
心理臨床への手びき	田中千穂子著	Ａ５・2400円
カウンセリングを学ぶ	佐治守夫・岡村達也・保坂亨著	Ａ５・2800円
自己注目と抑うつの社会心理学	坂本真士著	Ａ５・3500円
教師と子どもの関係づくり	近藤邦夫著	４６・2500円
子どもの成長　教師の成長	近藤・岡村・保坂編	４６・2700円
教育心理学Ⅰ　―発達と学習指導の心理学	大村彰道編	Ａ５・2500円
教育心理学Ⅱ　―発達と臨床援助の心理学	下山晴彦編	Ａ５・2900円
臨床心理学研究の理論と実際	下山晴彦著	Ａ５・6800円
教育臨床心理学	横湯園子著	Ａ５・2900円

講座　臨床心理学　下山晴彦・丹野義彦編　　　各Ａ５・3500円
1巻　臨床心理学とは何か
2巻　臨床心理学研究
3巻　異常心理学Ⅰ
4巻　異常心理学Ⅱ
5巻　発達臨床心理学
6巻　社会臨床心理学

ここに表示された価格は本体価格です．御購入の際には消費税が加算されますので御了承下さい．